DR. MARTIN MARIANOWICZ

Aufs Kreuz gelegt

W0055594

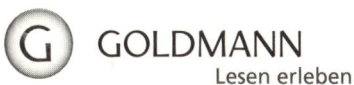

GOLDMANN
Lesen erleben

Buch

Wer einmal die Schmerzen eines Bandscheibenvorfalls erlebt hat, ist bereit, alles dafür zu tun, um sie wieder loszuwerden. In vielen Fällen wird heute jedoch zu schnell operiert – ohne zum erwünschten Erfolg zu führen. Aus jahrzehntelanger Erfahrung weiß der renommierte Wirbelsäulenspezialist Dr. Marianowicz: 80 % aller Rückenschmerzen klingen durch sanftes Muskeltraining und effiziente Schmerztherapie von allein wieder ab. Hier zeigt er allen Betroffenen, dass der Weg zur Schmerzfreiheit meist ohne Operation möglich ist.

Autor

Dr. Martin Marianowicz, geboren 1955, ist seit 1986 Facharzt für Orthopädie, Chirotherapie und Sportmedizin in München. Er ist Präsident der Deutschen Gesellschaft für Wirbelsäulenendoskopie und hat sich als einer der führenden Wirbelsäulen-Spezialisten in Deutschland einen Namen gemacht. In München betreibt er vier eng vernetzte Orthopädie-Kompetenz-Zentren. Er gilt als Wegbereiter der modernen orthopädischen Schmerztherapie und der minimalinvasiven Wirbelsäulen- und Bandscheibenbehandlung.

Dr. Martin Marianowicz
unter Mitarbeit von Silke Amthor

Aufs Kreuz gelegt

*Warum 80 % der Rückenoperationen
überflüssig sind*

GOLDMANN

Die deutsche Originalausgabe erschien 2010 bei Arkana, München.

Bildnachweis: Schema und Tabellen von S. 76, 189, 195, 285, 286: Privatarchiv; Illustrationen von S. 162–178: Südwest Verlag, München/Veronika Moga; Fotos/Graphiken: doc-stock, Stuttgart: S. 71 (N. N.); Getty Images, München: S. 63 (Shelby Ross); Privatarchiv: S. 28, 30, 46, 62, 65, 70, 143, 186, 199, 200, 207, 213, 220; Südwest Verlag, München: S. 22, 25, 26, 112, 202 (Nada Gotovac), 81 (Getty/photodisc/Mel Yates/lizenzfrei), 85 (Getty/stockbyte/N. N./lizenzfrei), 182 (Reinhard Rohner); www.orthokin.de: S. 262

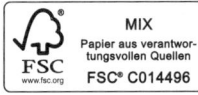

MIX
Papier aus verantwor-
tungsvollen Quellen
FSC® C014496

Verlagsgruppe Random House FSC-DEU-0100
Das für dieses Buch verwendete FSC®-zertifizierte Papier
Lux Cream liefert Stora Enso, Finnland.

1. Auflage
Vollständige Taschenbuchausgabe März 2012
© 2012 Wilhelm Goldmann Verlag, München,
in der Verlagsgruppe Random House GmbH
© 2010 Arkana, München,
in der Verlagsgruppe Random House GmbH
Umschlaggestaltung: UNO Werbeagentur, München
Umschlagmotiv: Dr. Martin Marianowicz, © privat
Lektorat: Daniela Weise
SB · Herstellung: cb
Satz: Barbara Rabus
Druck: GGP Media GmbH, Pößneck
Printed in Germany
ISBN 978-3-442-21976-6

www.goldmann-verlag.de

Inhalt

3. TEIL

Was Sie für einen gesunden Rücken tun können

Keine Angst vor dem Bandscheibenvorfall

Rückenschmerzen sind eine Volkskrankheit. 85 Prozent aller Deutschen haben irgendwann im Leben Rückenbeschwerden. Millionen von Rückenpatienten sind auf der Suche nach der Therapie, die ihr Leiden beendet. Die Behandlungen kosten die Krankenkassen in Deutschland rund 40 Milliarden Euro jährlich. Das Kreuz mit dem Kreuz: Für etwa 60 Prozent aller Schmerzen gibt es keine fundierte Diagnose. Um die zu bekommen, müsste man den Patienten zuhören. Doch das erlaubt unser Gesundheitssystem aus Kostengründen nicht. Also frustrierte Ärzte auf der einen Seite und leidgeprüfte Patienten auf der anderen, die sich zudem im Therapie-Dschungel schnell verloren fühlen.

Auf der Suche nach schneller Hilfe bei starken Schmerzen wird, gerade nach einem Bandscheibenvorfall, häufig das Hauruckverfahren angewandt: die große Operation. Und das oft aufgrund von Röntgen- oder Kernspinaufnahmen, von denen wir wissen, dass sie nur bedingt aussagekräftig hinsichtlich Beschwerden und Ursachen der Schmerzen sind. Manchmal wird sogar präventiv operiert. Fast 230 000 Wirbelsäulenoperationen finden pro Jahr in Deutschland statt! Das sind viel zu viele. Dabei wird billigend in Kauf genommen, dass ein Drittel nicht den gewünschten Erfolg bringt – eine unvorstellbare Relation bei Knie- oder Hüftgelenksoperationen. Denn: 90 Prozent aller durch Bandscheibenvorfälle und Ähnliches hervorgerufenen Schmerzen klingen durch eine konservative Behandlung, also ohne Operation, eventuell in Verbindung mit einer Schmerz-therapie, innerhalb von sechs bis zwölf Wochen ab.

Keinem Patienten sollte bei einem Bandscheibenvorfall oder bei Rückenbeschwerden Angst gemacht werden, denn sie sind niemals lebensbedrohlich und heilen durch die Natur, wie alle Statistiken zeigen, oft besser ab als durch einen großen operativen Eingriff. Die Natur und die Zeit sind die größten Freunde des Patienten und die größten Feinde der Operation. Man kann zwar nicht jede Operation verhindern, aber es muss unser Ziel sein, sie auf das wirklich notwendige Minimum zu reduzieren. Ich möchte hier keine bestimmte Ärztegruppe angreifen, aber letztlich bin ich nur dem Wohl meiner Patienten verpflichtet. Deshalb möchte ich auf einige Missstände hinweisen, die nicht nur dem Einzelnen, sondern auch der Gemeinschaft der Versicherten durch die so entstehenden Kosten großen Schaden zufügen können.

Gemeinsam mit meinem hoch motivierten Team habe ich auf der Grundlage der Erfahrung von 25 Jahren Praxis mit Tausenden von Patienten, weltweitem Austausch mit Kollegen und der Auswertung internationaler Studien ein Konzept entwickelt: unseren sogenannten 5-Stufen-Plan zur Behandlung, bei dem erst ganz zuletzt die Operation steht. Und die versuche ich unter allen Umständen zu vermeiden. Manchmal ist sie natürlich unumgänglich – etwa bei schwersten Verformungen oder schweren Stenosen (Verengungen des Wirbelkanals). Dass unser Konzept funktioniert, zeigt die Tatsache, dass 80 Prozent unserer Patienten mit einer Therapie auf Stufe 1 und 2 bleiben – mit Schmerzmitteln, Physiotherapie, anderen präventiven, schmerztherapeutischen und minimalinvasiven Maßnahmen – und nach kurzer Zeit wieder schmerzfrei sind. Wie, das verrate ich Ihnen in diesem Buch. Dabei steht mein Credo »Was heilt, hat Recht« immer im Vordergrund, gefolgt von dem

Motto unserer Praxis »So wenig wie möglich, so viel wie nötig«. Das großartige Team dieser Praxis hat erst unseren Erfolg möglich gemacht, und ich möchte mich an dieser Stelle sehr herzlich bei allen Beteiligten bedanken. Meine Kollegen im Münchner Team und in meiner Rückenklinik Jägerwinkel in Bad Wiessee am Tegernsee sind exzellente Schmerztherapeuten, Wirbelsäulenspezialisten, Akupunkteure, Psychosomatiker, Internisten oder Alternativmediziner. Dazu kommt eine wunderbare, zuverlässige, immer gut gelaunte Mannschaft von langjährigen Mitarbeiterinnen und Mitarbeitern: Arzthelferinnen, Physiotherapeuten und Osteopathen, die teilweise schon seit 17 Jahren bei mir sind. Inzwischen arbeiten nicht nur in Deutschland zahlreiche Zentren und Kliniken nach unserem Konzept, sondern es sind mit unserer Hilfe und Ausbildung Einrichtungen in Indien, Jordanien, Kroatien, Russland, Polen und der Ukraine entstanden. Besonders erwähnen möchte ich auch Silke Amthor, die mir dabei geholfen hat, die medizinischen Sachverhalte in eine verständliche Sprache zu bringen. Die Zusammenarbeit mit ihr war wunderbar, und ich danke ihr ganz herzlich für ihre Geduld, Hartnäckigkeit und ihre professionelle Unterstützung.

Noch ein Wort zum sprachlichen Ausdruck: Der Einfachheit und besseren Lesbarkeit halber habe ich bei Begriffen wie Arzt, Patient etc. im Folgenden stets die männliche Form gewählt. Selbstverständlich sind immer sowohl Frauen wie auch Männer gemeint.

Mein persönlicher Weg

Mein beruflicher Werdegang ist eng mit meiner ganz persönlichen Rückengeschichte verknüpft, denn mein eigenes Rückenleiden führte mich zwangsläufig zu meinen heutigen Therapiemethoden.

Ich hatte gerade mit meinem Medizinstudium begonnen, als ich eines Morgens kurz vor Weihnachten aufstand und einen peitschenden Schlag im Rücken spürte. Im ersten Moment wusste ich gar nicht, was das war. Innerhalb von wenigen Tagen entwickelte sich zudem ein starker Schmerz im Bein, und ich konnte mich kaum mehr bewegen. Als junger Medizinstudent stellte ich mir dann selbst die Verdachtsdiagnose eines Bandscheibenvorfalls und begab mich in die Hände eines befreundeten Neurologen. Damals gab es die heutigen Therapiemethoden noch nicht, und mein Schmerz konnte zunächst auch nicht gelindert werden. Ich wurde dann zu einer Myelographie, also einer Kontrastmitteldarstellung meiner Wirbelsäule, in eine Münchner Klinik geschickt. Die Myelographie zeigte einen großen Bandscheibenvorfall im Bereich des 4. und 5. Lendenwirbels auf der rechten Seite – und das mit 21! Für mich als durchtrainierten Fußballer und Leichtathleten war das schier unbegreiflich.

In der Klinik wurde mir in drastischer Weise geschildert, welche Risiken mir blühen würden, wenn ich mich nicht operieren ließe. Von Lähmungen, absterbenden Nerven bis hin zur Invalidität war die Rede – für mich als jungen Menschen natürlich eine Horrorvorstellung. Der Rat des Arztes war eindeutig:

Operation, und das möglichst sofort. Daher kann ich sehr gut verstehen, dass sich viele Patienten in eine Operation hineintreiben lassen. Naiv und auch überängstlich, wie ich damals war, vertraute ich dem Chefarzt und begab mich unters Messer. Damit begann mein 25-jähriger Leidensweg. Kurz vor Weihnachten wurde ich operiert und fand mich dann an Heiligabend in einer Reha-Klinik in den bayerischen Bergen wieder. Schon diese Rehabilitationsphase war sehr mühsam. Danach ging es mir richtig schlecht. Ich litt jahrelang unter permanenten Schmerzen, Sport konnte ich nur noch mit starken Schmerzmitteln ausüben. Wenn es mir gutging, war der Schmerz »nur« im Rücken zu spüren, wenn ich mich anstrengte, taten mir zusätzlich die Beine weh. Ich war richtig verzweifelt. Wenn mir ein Stück Seife in der Dusche runterfiel, hatte ich Probleme, mich danach zu bücken. Morgens nach dem Aufstehen brauchte ich fast eine halbe Stunde, um überhaupt gerade stehen zu können. Schmerzmittel waren damals meine Dauerbegleiter, und ich lebte in ständiger Angst, dass ich davon abhängig werden könnte.

Vier Jahre nach dem ersten hatte ich erneut einen Bandscheibenvorfall, der konservativ, also ohne Operation, behandelt wurde. Die Schmerzen waren allerdings so extrem, dass normale Schmerzmittel keine Wirkung mehr zeigten. Stattdessen bekam ich Opioide. Teilweise hatte ich so starke Schmerzen, dass einfach die Tränen flossen, ohne dass ich etwas daran ändern konnte. Langes Sitzen war besonders schwierig. Ich erinnere mich an eine Begebenheit am Ende meiner Studienzeit in einem Lokal im Münchner Univiertel. Ich saß dort mit zwei Freunden zusammen. Als ich nach zwei Stunden aufstehen wollte, war ich nicht in der Lage, mich aufzurichten. Die beiden Freunde mussten mich schließlich nach draußen auf die Straße tragen.

Mein beruflicher Weg führte mich nach meiner Chirurgiezeit in eine große Wirbelsäulenklinik in der Nähe von Stuttgart, in der rund 2000 Operationen pro Jahr durchgeführt werden, von kleinen Bandscheibeneingriffen bis hin zu großen Wirbelsäulenoperationen. Damals war Schmerztherapie überhaupt kein Thema. Wenn man als gestandener Operateur so etwas ansprach, wurde man quasi als »Weichei« angesehen. Schmerztherapie bedeutete damals, dass man dem Patienten über vier Tage lang Diclofenac gab. Wenn er danach nicht schmerzfrei war, galt er als therapieresistent und wurde operiert.

Typischerweise wurden die kleinen Bandscheibenvorfälle am Anfang des Tagesprogramms operiert, damit wir jungen Assistenzärzte auch einmal üben konnten. Im Laufe der Jahre durften wir dann auch die Ambulanz übernehmen und waren dort oft konfrontiert mit frustrierten, immer noch schmerzgeplagten Patienten, die zu Nachuntersuchungen kamen. Alle mit mir zusammenarbeitenden jungen Ärzte entwickelten sich in dieser Zeit von Wirbelsäulenoperateuren zu vehementen Gegnern dieser großen Eingriffe, da wir immer weniger von dem Erfolg der operativen Eingriffe überzeugt waren. Und das, obwohl bei uns in der Klinik unter modernsten Bedingungen und im Vergleich zu anderen Krankenhäusern in Deutschland schon mit Mikroskop schonend operiert wurde.

Irgendwann wollte ich wieder in meine Heimatstadt zurück, und ich erhielt auch eine Stelle in der Nähe von München. Zwei Wochen vor dem Ende meiner Arbeit bei Stuttgart bekam ich plötzlich erneut einen Bandscheibenvorfall, diesmal im Bereich zwischen unterstem Lendenwirbel und Kreuzbein. Es war wieder ein großer Vorfall mit schrecklichen Schmerzen, die kaum auszuhalten waren. Wir saßen im Besprechungszimmer der Ambulanz und studierten meine CT-Bilder, und sowohl der

Chefarzt als auch der Oberarzt empfahlen mir, mich wieder operieren zu lassen. Doch die Chefin der Anästhesie riet mir hinter vorgehaltener Hand vehement ab – genauso wie meine übrigen Kollegen auch. Diese Ärztin empfahl mir einen befreundeten Orthopäden einer Reha-Klinik auf der Schwäbischen Alb.

Ich fuhr hin, und er erklärte mir, was man tun könne, um die Bandscheiben auch ohne Operation zu behandeln. Ich muss gestehen, dass ich ihn damals nicht ernst nahm und nicht so recht an sein Therapiekonzept glaubte. Doch aus meiner Not, meiner Angst und den schmerzhaften Erfahrungen nach meiner früheren Operation heraus willigte ich ein und wurde dort für drei Wochen schmerztherapeutisch und mit physikalischen Therapien behandelt.

Das Wunder trat ein: Ich überstand den Bandscheibenvorfall samt Schmerzen ohne Operation. Das änderte meine gesamte Einstellung zur Therapie von Bandscheibenvorfällen und Rückenleiden. Daraufhin begann ich mich kundig zu machen, welche Therapien es zur Schmerzlinderung gibt. Bald reiste ich viel umher, um diese Therapien entweder direkt bei den Erfindern oder bei denen, die sie schon lange anwendeten, zu erlernen. Als ich mich schließlich in München niederließ, begann ich mit der konservativen und schmerztherapeutischen Behandlung von Wirbelsäulenerkrankungen und Bandscheibenvorfällen.

Dann kam eine ungarischstämmige Patientin mit einem Bandscheibenvorfall zu mir. Ich schaffte es leider nicht, sie in kurzer Zeit schmerzfrei zu bekommen. Diese Patientin erzählte mir von einem Schmerztherapeuten in den USA, der eine sensationelle neue Methode mit einem Katheter entwickelt und damit schon ihre Mutter erfolgreich behandelt habe. Sie wollte dort hinreisen und bot mir an mitzukommen. Leider war mir das aus Zeitgründen nicht möglich, doch ich telefonierte mit dem Arzt. Die Patientin kam nach zehn Tagen aus den USA zurück und war völlig schmerzfrei. Das begeisterte mich dermaßen, dass ich spontan beschloss, zu diesem Professor Gabor Racz nach Lubbock/Texas an die Texas-Tech-Universität zu fahren. Ich blieb einige Zeit und lernte sehr viele Kollegen von renommierten Universitäten wie Harvard oder Stanford kennen, die dort eine »residency«, also eine Art Spezialisierung in Sachen hochwertiger Schmerztherapie machten. Die Arbeit dort hat mein Leben geprägt, denn Medizin ist ja eine Erfahrungswissenschaft. Was man erlebt und sieht, ist mehr wert als das Wissen aus Büchern.

Vor sieben Jahren, am Tag bevor ich mit einem Freund zum Skifahren aufbrechen wollte, hatte ich einen riesigen Bandscheibenvorfall im Bereich von 3. und 4. Lendenwirbel. Das waren die schlimmsten Schmerzen, die ich je erlebt habe! Hinzu kamen Lähmungen und Gefühle von Pelzigkeit am Oberschenkel und am Fuß. Ich wollte mich jedoch keinesfalls wieder auf den Operationstisch legen. So kontrollierte ich jeden dritten Tag mit einem befreundeten Neurologen meinen Befund und ließ mich von meinen Kollegen in der Praxis über drei Wochen nach unserem Stufenplan schmerztherapeutisch behandeln. Drei Wochen lang konnte ich nicht arbeiten, nach vier Wochen waren die Schmerzen allerdings deutlich gemildert. Und das Beste: Ich bin seit dieser Zeit schmerzfrei! Ich treibe wieder Sport, kann mich im Liegen drehen, über lange Strecken Auto fahren und sogar Koffer für die gesamte Familie schleppen. Wenn Sie dazu allerdings Kernspin-Bilder meines Rückens sehen, ist das unerklärlich. Dort sieht es aus wie auf einem Autofriedhof.

Sie sehen: Ich weiß, wovon ich rede, denn ich habe am eigenen Leib erfahren, was es heißt, Rückenschmerzen zu haben, auch über längere Zeit. Aber ich sage immer: Die Natur legt in den meisten Fällen irgendwann den Hebel um, bei mir hat sie es auch getan. Deswegen braucht niemand mit akuten oder chronischen Schmerzen zu befürchten, dass es immer so bleiben muss oder er gar im Rollstuhl endet. Die Zeit und die Natur sind auf unserer Seite.

Mit diesem Buch möchte ich keineswegs nur Missstände aufzeigen, sondern auch Wege zu einem gesunden Rücken weisen. Mit Hilfe des Tests und der Checklisten im Anhang können Sie sich über den Zustand Ihres eigenen Rückens Klarheit verschaffen.

1. TEIL

8
Wahrheiten über den Rücken

Wer die Wahrheit nicht kennt,
ist nur ein Dummkopf.
Wer sie aber kennt
und sie eine Lüge nennt,
ist ein Verbrecher.

Galileo Galilei (1564–1642)

Die Wirbelsäule ist gutmütig und genial

Man liest es leider immer wieder: Der aufrechte Gang sei schuld an Rückenschmerzen. Ein Mythos, der nicht auszurotten ist – und schlichtweg nicht stimmt. Denn beim aufrechten Gehen fühlt sich die Wirbelsäule recht wohl und ist ein perfektes Beispiel dafür, wie die Evolution funktioniert. Das geniale System aus Wirbelkörpern, Wirbelgelenken, Bändern, Bandscheiben und kleinen Muskeln gibt dem Körper gleichzeitig Stabilität und verleiht uns größtmögliche Mobilität. Denken Sie einfach mal kurz darüber nach, was wir alles können: Wir springen, wir tanzen, wir schwimmen, wir klettern, wir gehen, und wir laufen.

Die Wirbelsäule verzeiht unter normalen Umständen unendlich viel: schweres Heben genauso wie ruckartige Drehungen. Vor Verschleiß schützt sie sich aus sich selbst heraus. Was sie allerdings gar nicht mag, ist Passivität. Sitzen, noch dazu in nach vorne gebeugter Haltung oder nachlässig hingelümmelt, führt zu schwachen Muskeln. Und diese wiederum sind die beste Voraussetzung für degenerative Erkrankungen wie Bandscheibenvorwölbungen, verengte Wirbelkanäle, Verspannungen oder Blockaden. Und dann ist er plötzlich da, der Schmerz. Manchmal so stark, dass wir am liebsten die Wände hochgehen würden. Damit der Schmerz nicht chronisch wird und sich in unser Gedächtnis regelrecht einbrennt, braucht es Soforthilfe.

Um all das noch besser zu verstehen, lade ich Sie ein, erst einmal einen Blick auf das Wunderwerk Wirbelsäule zu werfen.

Ein Wunderwerk in 33 Teilen

Von hinten betrachtet ist sie im Idealfall gerade, von der Seite gesehen ist sie zweimal s-förmig gebogen: unsere Wirbelsäule. Im Bereich der Halswirbelsäule und der Lendenwirbelsäule hat sie eine konkave Krümmung (Lordose), im Bereich von Brustwirbelsäule und Kreuzbein eine konvexe Krümmung (Kyphose). Ist die Lordose im Lendenwirbelbereich extrem stark ausgeprägt, ergibt sich das sogenannte Hohlkreuz.

Die s-förmige Krümmung hat durchaus einen Sinn. Wäre die Wirbelsäule gerade, so wäre die Erschütterung des Gehirns bei jedem Schritt enorm. Die Krümmung hat dagegen eine abfedernde Wirkung. Die Wirbelsäule ist das zentrale Element des Skeletts. Sie trägt den Kopf und sorgt für die Flexibilität des Körpers in alle Richtungen. An ihr sind zudem Muskeln und Bänder festgemacht, die den Körper stützen und ihm Kraft geben.

Clevere Basis: Die Wirbel

Aufgeteilt ist die Wirbelsäule in fünf Abschnitte. Ganz unten befinden sich das Steiß- und das Kreuzbein. Beide sind stark verknöchert und fast unbeweglich. Die Steißbeinwirbel waren vor Urzeiten übrigens einmal unser Schwanz. Darüber liegt der bewegliche Teil unseres Rückens, zunächst die Lendenwirbelsäule, dann die Brustwirbelsäule und schließlich die Halswirbelsäule. Alle zusammen bestehen aus 33 Wirbeln (abhängig von der Zählweise auch 34), die von oben nach unten gezählt werden. Die 7 Halswirbel werden mit C1 bis C7 (C = Cervix, lateinisch: Nacken, Hals) bezeichnet, die 12 Brustwirbel mit Th1 bis Th12 (Th = Thorax, lateinisch: Brustkorb), die 5 Lendenwirbel mit L1 bis L5. Die fünf im Laufe der Evolution miteinander verschmol-

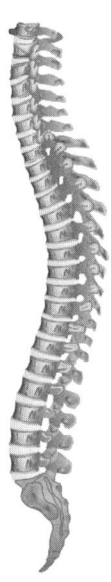

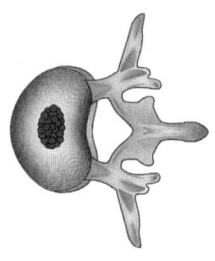

◄ Die Wirbelsäule besteht aus 33 einzelnen Wirbeln. Und so sieht ein Wirbel von oben ▲ und von der Seite ▼ aus.

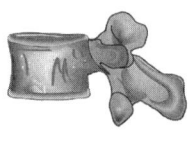

zenen Wirbel des Kreuzbeins heißen S1 bis S5 (S = Sacrum, lateinisch: Kreuzbein), die ebenfalls verschmolzenen 4 bis 5 Wirbel des Steißbeins werden mit Co1 bis Co4 bzw. Co5 (Co = Os coccygis, lateinisch: Steißbein) bezeichnet. Jetzt können Sie die Sprache der Ärzte schon ein bisschen besser entziffern.

20 Prozent aller Bandscheibenvorfälle treten übrigens im Halswirbelsäulenbereich auf, davon wiederum die meisten zwischen 5. und 6. bzw. 6. und 7. Halswirbel. In der Lendenwirbelsäule liegen die meisten Vorfälle im Bereich zwischen 4. und 5. Lendenwirbel sowie zwischen 5. Lendenwirbel und Kreuzbein, seltener zwischen 3. und 4. Lendenwirbel. An der Brustwirbelsäule treten Bandscheibenvorfälle sehr selten auf, weil sie durch den Brustkorb ganz anderen Dreh- und Scherbewegungen ausgesetzt und deshalb stabiler ist.

Unsere 33 beweglichen Wirbel (Hals-, Brust- und Lendenwirbel) unterscheiden sich zwar in der Größe, sind aber ähnlich im Aufbau. Von oben betrachtet bestehen sie aus einem halbrunden Wirbelkörper, der in Richtung Bauch zeigt, zwei Querfortsätzen und einem mittig angeordneten Dornfortsatz. In der Mitte des Wirbels ist ein Loch. Dieses Loch ist der Wirbelkanal, durch den das Rückenmark mit seinen Nervenbahnen gut geschützt verläuft. Durch je zwei Zwischenwirbellöcher treten die Äste (Nervenwurzeln) der Spinalnerven nach außen, um sämtliche Regionen des Körpers zu versorgen. Die einzelnen Wirbel sind über kleine Facettengelenke flexibel miteinander verbunden. Das macht die Wirbelsäule äußerst beweglich und ermöglicht es uns, beispielsweise beim Yoga in die Rückbeuge zu gehen oder beim Golf einen Abschlag mit einer extremen Drehung ohne Schaden zu überstehen.

Ideale Stoßdämpfer: Die Bandscheiben

Zwischen den einzelnen Wirbeln liegen die Bandscheiben als eine Art Puffer. Diese Aufgabe übernehmen sie allerdings nicht alleine, die doppelte S-Form der Wirbelsäule hat ebenfalls eine Stoßdämpferfunktion. Die einzelnen Bandscheiben bestehen aus einem ziemlich festen, aber elastischen äußeren Faserring und einem weichen, dickflüssigen Gallertkern, der selber nicht durchblutet ist. Dieser Gallertkern besteht je nach Alter und Zustand der Bandscheibe bis zu 90 Prozent aus Wasser, und seine Fasern können bis zum 1000-fachen ihrer Masse an Feuchtigkeit wie ein Schwamm speichern. Der Druck dieses Kerns hält die einzelnen Wirbel auf Abstand. Wenn wir uns bewegen, verlagert sich der Gallertkern ein wenig. Beugen wir uns vor, geht er nach hinten, beugen wir uns nach hinten, geht er ein Stückchen nach vorne, und beugen wir uns zur Seite, strebt er in Richtung der gedehnten Seite.

Normalerweise ist so eine Bandscheibe schön elastisch. Da sie selber keine Blutgefäße besitzt, wird sie einzig und alleine durch die Bewegung ernährt. Denn in Bewegung werden die Bandscheiben be- und entlastet und saugen sich dabei mit Nährflüssigkeit aus dem Wirbelkörper voll. Das macht die Bandscheiben so schön prall. Durch Belastung im Laufe des Tages wird ein Teil dieser Flüssigkeit wieder aus den Bandscheiben herausgepresst, der Kern schrumpft ein wenig zusammen, die Wirbel nähern sich einander an. Das ist übrigens auch der Grund, warum man am Abend bis zu zwei Zentimeter kleiner sein kann als morgens. Nachts im Liegen saugen die Bandscheiben dann wieder Flüssigkeit auf, regenerieren sich und bilden morgens wieder die prallgefüllten Stoßdämpfer für die Wirbelsäule. Doch je älter man wird, und je weniger man sich bewegt, umso mehr nehmen die Regenerationsfähigkeit und der Wassergehalt der Bandscheiben ab. Manchmal verknöchern sie im Alter völlig. Das erklärt auch die Tatsache, dass die Zahl der Rückenschmerzgeplagten im Alter wieder abnimmt.

Perfekter Zusammenhalt: Die Bänder

Nicht die Wirbel und die Bandscheiben alleine sind es, die die Wirbelsäule stabil und beweglich halten. Eine ganz entscheidende Funktion haben auch die kräftigen Bänder, die sich über die gesamte Länge der Wirbelsäule erstrecken. Ingesamt sind es sechs Bandsysteme. Das vordere Längsband zieht sich über die Vorderseite der Wirbelkörper. Es stabilisiert die Wirbelsäule in Richtung Bauchraum. Das hintere Längsband verläuft hinten über die Wirbelkörper und bildet die Grenze zum vorderen Bereich des Wirbelkanals. Die sogenannten gelben Bänder verbinden die einzelnen Wirbelbögen miteinander. Auf der ande-

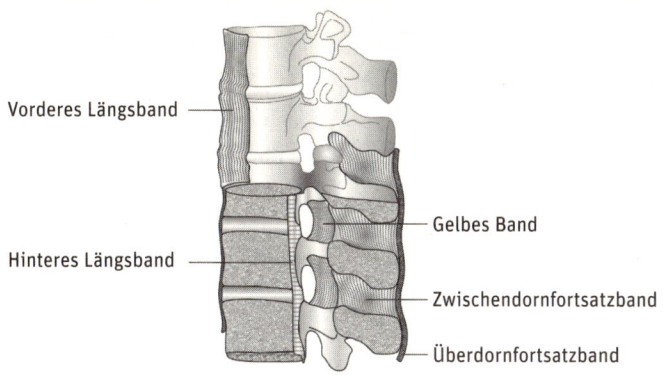

Vorderes Längsband

Hinteres Längsband

Gelbes Band

Zwischendornfortsatzband

Überdornfortsatzband

Diverse Bandsysteme ziehen sich über die gesamte Wirbelsäule und sorgen so für Halt, Stabilität und Beweglichkeit.

ren Seite des Wirbels, an den Dornfortsätzen, die am Rücken nach außen zeigen, liegt das Überdornfortsatzband, unterstützt von den sogenannten Zwischendornfortsatzbändern, die jeweils von Dornfortsatz zu Dornfortsatz laufen. Und schließlich gibt es auch noch Bänder, die die Querfortsätze der Wirbel miteinander verbinden.

Alles in allem also ein hoch effizientes und gut durchdachtes System. Wir können uns damit in alle Richtungen drehen, biegen und beugen, gleichzeitig ist aber dafür gesorgt, dass diese Bewegungen begrenzt bleiben und wir uns – normalerweise – nicht überdehnen. Wenn das in seltenen Fällen passiert, schmerzen die Bänder, denn sie werden von vielen Nerven versorgt.

Unterstützt werden die Bänder in ihrer Arbeit durch die Rücken- und Bauchmuskulatur. Ist sie durch regelmäßige Bewegung und moderates Training stark, bekommen auch die Bänder nicht so schnell einen Durchhänger. Ein wahres Wunderwerk ist dabei übrigens die kleine, tiefe, sogenannte autochthone Rückenmuskulatur, die erst den aufrechten Gang ermöglicht und die Mittelpunkt eines sinnvollen Muskeltrainings sein sollte.

Sicher verpackt: Der Wirbelkanal

Die Wirbel umschließen den Rückenmarkskanal. Er beherbergt einen besonders wichtigen Teil unseres Körpers, nämlich das 45 cm lange Rückenmark. Von hier aus werden Impulse in den gesamten Körper ausgesendet und empfangen. Das Rückenmark ist von einer äußeren Hülle umgeben, die jedoch nicht mit dem knöchernen Wirbelkanal verwachsen ist. Die äußerste Schicht ist sehr zäh und kann so das empfindliche Rückenmark gut gegen äußere Einflüsse schützen. Zwischen Knochen und Hülle liegt ein mit Binde- und Fettgewebe gefüllter Raum (Epiduralraum), in den sich verschiedene Medikamente wie etwa Lokalanästhetika oder Entzündungshemmer injizieren lassen, ohne das Rückenmark zu verletzen. Sie schalten dann beispielsweise die austretenden Nervenäste eines Spinalnervs aus und damit in Verbindung stehende Rückenschmerzen. Auch die Narkose zur Schmerzerleichterung während der Geburt, die sogenannte Peridural-Anästhesie, mit der sogar ein Kaiserschnitt bei vollem Bewusstsein möglich ist, wird in diesem Bereich vorgenommen.

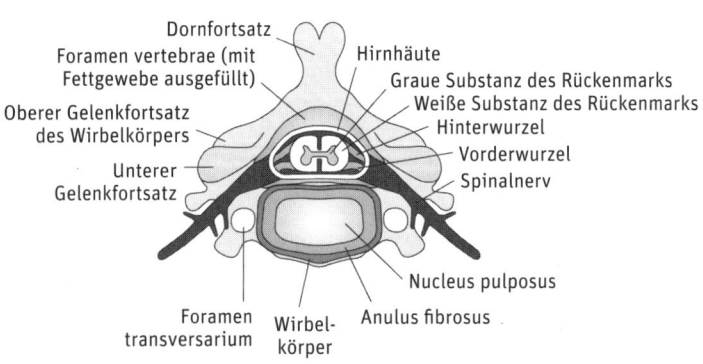

Ein Querschnitt durch die Wirbelsäule

Kleine Sensibelchen: Die Nerven

Sicher im Wirbelkanal eingebettet liegt einer der größten und wichtigsten Schätze unseres Körpers: das Rückenmark. Zusammen mit dem Gehirn bildet es das zentrale Nervensystem. Es steuert quasi jede Partie unseres Körpers und schickt Nachrichten mit blitzartiger Geschwindigkeit weiter. Das Rückenmark beginnt am verlängerten Mark des Gehirns und läuft weiter hinunter bis auf Höhe des zweiten Lendenwirbels. 31 Spinalnervenwurzeln verlassen das Rückenmark jeweils rechts und links in regelmäßigen Abständen und führen von dort in alle Bereiche des Körpers. Im Hals- und Lendenwirbelbereich ist das Rückenmark stark verdickt. Der Grund: Hier treten besonders viele Nervenfasern für die Versorgung der Arme und Beine aus.

Würde man das Rückenmark im Querschnitt betrachten, hätte man eine Art dunklen Schmetterling mit weißem Rand vor sich. Die dunklere, graue Substanz besteht aus Nervenzellkörpern, die weiße, umliegende Masse sind Nervenfasern. Von diesem Schmetterling gehen auf jeder Seite zwei Nervenwurzeln ab, die hintere und die vordere. Die hintere Nervenwurzel enthält das sensible Neuron, das Gefühlsimpulse aus dem Körper zur grauen Substanz des Rückenmarks sendet. Die vordere Nervenwurzel enthält das motorische Neuron, das Bewegungsimpulse aus dem Rückenmark an die Muskeln des Körpers leitet. Beide Nervenwurzeln vereinigen sich wenige Millimeter, nachdem sie das Rückenmark verlassen haben, zum sogenannten Spinalnerv, der dann in unzähligen feinsten Verästelungen zu den verschiedenen Organen führt.

So wichtig dieses Wunderwerk der Nerven auch ist – es kann uns ganz schöne Probleme bereiten. Wenn zum Beispiel eine vorgewölbte Bandscheibe auf den Nerv drückt oder ihn auch nur berührt und dadurch eine Entzündung mit Schwellung

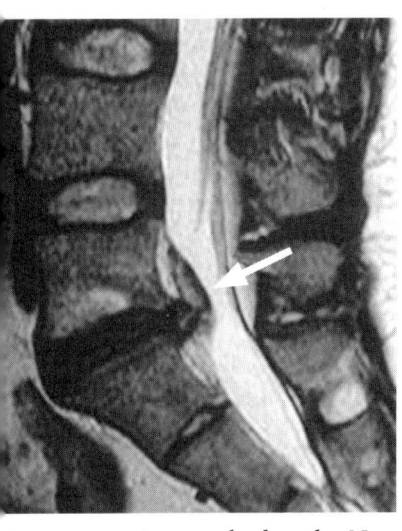

und Rötung ausgelöst wird. Oder wenn der Nerv durch Einengungen im Spinalkanal oder am Nervenaustrittspunkt gequetscht wird. Oder wenn einfach der Muskelnerv durch permanente Anspannung gereizt ist. Dann meldet er sich mehr oder weniger lautstark zu Wort: mit Schmerzen. Und von denen sollten Sie sich nicht gleich in Panik versetzen lassen. Denn sie zeigen auch, dass der Nerv lebt! Taubkeitsgefühle, Lähmungen oder Muskelschwäche sind da schon dramatischer. Sie können ein Signal dafür sein, dass der Nerv gerade zugrunde geht oder auch nur seine Leitfähigkeit durch eine Entzündung gestört ist, was weniger schlimm ist. Ich sage immer: »Der Nerv hat keine Augen.« Deshalb ist es für ihn egal, ob es sich um eine knöcherne Einengung, eine Vorwölbung oder einen großen Bandscheibenvorfall handelt. Entscheidend alleine ist die Stärke der Entzündung, ausgelöst durch Berührung und Irritation. Dabei ist nicht nur die Größe der reizenden Struktur erheblich, sondern die Weite des Wirbelsäulenkanals oder die Größe der Nervenaustrittspunkte, der sogenannte Reserveraum. Und die variiert von Mensch zu Mensch. Manche werden mit einem kleinen und engen Wirbelsäulenkanal geboren, manche mit viel Raum darin. Dann haben die Nerven viel Platz, um störenden Strukturen wie etwa einer vorgewölbten Bandscheibe auszuweichen.

Wenn das Gerüst aus dem Gleichgewicht gerät

Nicht nur die viel beschworenen Bandscheiben, auch die Wirbel können ganz schön Ärger machen. Etwa wenn sie sich so langsam aus dem Staub machen. Dieses Schwinden von Wirbel-sprich: Knochenmasse nennt man Osteoporose (Seite 138ff.). Normalerweise ist so ein Wirbelkörper ständigen Auf- und Abbauprozessen unterworfen. Dabei besteht ein Gleichgewicht. Denn er lebt, ist reich an Zellen, sehr gut durchblutet und wird mit Nährstoffen versorgt, genau wie der restliche Körper. Wenn man sich zu wenig bewegt, zu viel Junkfood isst, Dauerdiäten

WUSSTEN SIE EIGENTLICH ...

... dass nicht jede Bewegung vom Gehirn gesteuert wird?

Wenn wir ein Glas zum Mund führen, ist unser Gehirn an der Steuerung dieser Aktion beteiligt. Denn wir überlegen uns, wenn auch in Bruchteilen von Sekunden, diese Handlung im Vorfeld und treffen eine Entscheidung. Wenn wir allerdings mit der Hand auf eine heiße Herdplatte fassen und sie blitz-schnell zurückziehen, bleibt das Gehirn bei dieser Handlung einfach außen vor. Weil es viel zu lange dauern würde, wenn die Nachricht »Autsch!« zunächst von der Hand zum Hirn und dann wieder zurück laufen müsste. In diesem Fall läuft ein sogenannter Reflex ab, der über das Rückenmark gesteuert wird. Der Impuls geht dann direkt in die motorischen Nerven der grauen Substanz des Rückenmarks, die Hand bekommt in Sekundenbruchteilen das Signal »Zurückziehen«. Reflexartig laufen übrigens auch andere muskuläre Vorgänge im Körper ab, etwa das Atmen, Schlucken oder Würgen.

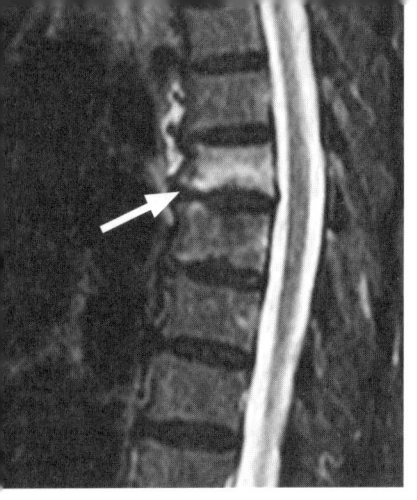

macht, aber auch für Frauen jenseits der Menopause besteht ein deutlich erhöhtes Risiko, an Knochenschwund zu erkranken. Die Knochen fressenden Osteoklasten knabbern dann leider auch an der Wirbelsäule, machen die Wirbelkörper dünner, bis diese schließlich brechen können.

Gelenkverschleiß

Ähnlich wie das Knie- oder Hüftgelenk kann sich auch ein kleines Wirbelgelenk abnutzen. Dann schwindet der Knorpelbelag, der normalerweise die Gleitfläche zwischen den Knochen bildet. Reibt Knochen auf Knochen, ist das eine Wirbelgelenkarthrose, auch Facettensyndrom (Seite 150ff.) genannt. Das führt auch bei anderen Gelenken zu Entzündungen mit Anlauf-, Bewegungs- und teilweise Ruheschmerz.

Kleine Auswüchse – große Wirkung

Problematisch kann es auch werden, wenn die Wirbel plötzlich ihre Form verändern. Das passiert meist, wenn die Bandscheiben schrumpfen oder austreten. Dann nämlich werden die Abstände zwischen den einzelnen Wirbeln geringer, und die Bänder, die die Wirbel miteinander verbinden, sind dadurch nicht

... dass man den Rücken auch positiv spüren kann?

Viele Menschen bekommen erst ein Gefühl für ihren Rücken, wenn er schmerzt. Schade eigentlich. Viel sinnvoller ist es, ihn schon in guten Zeiten kennenzulernen und sich auch ein wenig über das Wunderwerk zu freuen, das uns da so aufrecht durchs Leben trägt. Probieren Sie doch mal folgende Übungen, um dem Rücken näherzukommen:

- Setzen Sie sich gerade hin und drücken Sie mit den Fingerspitzen leicht auf ihre Wirbelsäule. Die kleinen Knubbel, die sich da durch die Haut drücken, sind die Dornfortsätze der einzelnen Wirbel. Beugen Sie sich dann vor und lassen Sie die Finger dabei auf den Dornfortsätzen liegen. Sie werden spüren, wie sie deutlicher hervortreten. Beugen Sie sich dann zur Seite und tasten Sie, wie die Dornfortsätze erneut ihre Lage verändern. Spannend, nicht wahr?

- Eine weitere Rückenspür-Übung funktioniert am besten mit einem Partner. Bitten Sie ihn, mit seinen Daumen nach den unteren beiden Ecken Ihrer Schulterblätter zu tasten. Versuchen Sie dann, die Daumen des Partners zusammenzuschieben, indem Sie Ihre Schulterblätter sanft in Richtung Wirbelsäule ziehen.

mehr schön straff, sondern hängen plötzlich durch. Um das zu kompensieren, schickt der Körper »Bauarbeitertrupps« aus, die Osteoblasten, die für den Aufbau von Knochensubstanz zuständig sind. Sie arbeiten nun daran, als Ausgleich für die dünner gewordenen Bandscheiben und die schlaffen Bänder Knochensubstanz an den Kanten der Wirbel aufzubauen. Oder ganz einfach das ausgetretene Bandscheibengewebe abzustützen, damit es nicht abbrechen kann. Das muss man sich in etwa so vorstellen, als ob man versucht, einen morschen Balkon mit Holzpfeilern zu stützen, damit er nicht komplett einbricht. Diese knöchernen Auswüchse heißen im Bereich der Wirbelsäule Spondylophyten. Sie können schließlich eine neue Verbindung zwischen den einzelnen Wirbeln bilden, allerdings ist diese relativ steif und unelastisch. Gleichzeitig übernehmen andere Teile der Wirbelsäule die elastische Arbeit. Mit der Folge, dass diese Segmente überlastet sein können und sich die Muskulatur verspannt. Dieses Phänomen nennt man Spondylosis deformans (Seite 135).

Die knöchernen Auswüchse können auch in den Wirbelkanal oder in die kleinen Zwischenwirbellöcher drücken, in denen das Rückenmark und der Spinalnerv verlaufen. Es kommt dann zu einer Spinalstenose oder Foramenstenose (Seiten 146ff. und 118).

Rückenleiden nehmen deutlich zu

42 Prozent aller Deutschen leiden unter Rückenschmerzen. 85 Prozent von ihnen haben irgendwann im Leben Rückenbeschwerden. Befragt man heute die Bevölkerung, so hatten 50 Prozent der Männer und 61 Prozent der Frauen in den vergangenen 12 Monaten Rückenschmerzen. Hierbei handelt es sich nicht nur um kurzzeitige Schmerzen, die kommen und wieder gehen. Laut einer Befragung der Deutschen Angestellten-Krankenkasse (DAK) litten 17 Prozent der Frauen und 11 Prozent der Männer mehr als drei Monate unter permanenten Schmerzen. Rund 13 Prozent der Rückenpatienten konnten deshalb nicht arbeiten. Mit einem Anteil von 23,5 Prozent sind diese Leiden der häufigste Grund für Krankmeldungen beim Arbeitgeber. Durchschnittlich 19,7 Tage fehlte ein Rückenpatient laut einem aktuellen Gesundheitsreport der Barmer Ersatzkasse im Jahr 2008. Das sind 10 Prozent mehr als 2006!

Länger krank sind nur Krebspatienten (40 Tage) und Menschen mit psychischen Problemen (35 Tage). Besonders betroffen sind 45- bis 59-jährige Arbeitnehmer. In dieser Altersgruppe sind 60 Prozent der Arbeitsausfälle durch Muskel- und Skeletterkrankungen bedingt. Bei den Berufstätigen bis 29 Jahren sind es nur 5,1 Prozent, bei den 30- bis 44-Jährigen aber bereits 22,5 Prozent. Interessant dabei ist: Der psychische Stress in bestimmten Berufen scheint eine große Rolle bei der Entstehung von Rückenproblemen zu spielen, denn bei rund der Hälfte der Muskel- und Skeletterkrankungen ließ sich laut Gesundheitsreport keine organische Ursache finden.

Der Rücken kommt Deutschland richtig teuer

600 000 Erwerbstätigkeitsjahre gehen durch krankgeschriebene Wirbelsäulenpatienten pro Jahr verloren. Das verursacht Kosten in Höhe von rund 15,5 Milliarden Euro für die Volkswirtschaft jährlich. Dazu kommen 24 Milliarden Euro an Behandlungskosten. Das macht knapp 40 Milliarden Euro jährlich. Eine gewaltige Summe. Bei der medizinischen Rehabilitation sind Krankheiten des Rückens mit 30 Prozent am häufigsten Grund für Leistungen der Krankenkassen. Und bei der Frühberentung liegen Rückenleiden mit 11,1 Prozent bei Frauen und mit 14,5 Prozent bei Männern ganz weit vorne.

Mein Fazit lautet: Rückenschmerzen kommen Deutschland am teuersten zu stehen. Das ließe sich leicht ändern – mit einer besseren Prävention, einer exakteren Diagnostik und mehr konservativen Behandlungsmethoden, die nicht nur kostengünstiger, sondern letztlich auch erfolgreicher als große Rückenoperationen sind. Mein bekannter Kollege Professor Dietrich Grönemeyer aus Bochum brachte es mit seiner Aussage besonders gut auf den Punkt: Wenn es 100 Zentren wie unseres in Deutschland gäbe, könnten wir das Gesundheitssystem um 10 Milliarden Euro entlasten.

Aber wie soll das gehen in einem System, das immer operationslastiger wird? Nach der neuen Facharztausbildungsordnung verschwindet eigentlich der klassische, zu konservativen Behandlungsmethoden neigende Orthopäde und wird ersetzt durch den Facharzt für Orthopädie und Unfallchirurgie, der in seinem Ausbildungskatalog noch mehr Operationen aufweisen muss. Schon vom Namen her ist klar, dass das Ganze mehr in die operative als in die konservative Richtung geht. Zudem werden die Krankenhäuser immer mehr aufgesplittert. Ein junger Arzt in der Fachausbildung für Orthopädie und Unfall-

... dass Frauenwirbelsäulen anders leiden als diejenigen von Männern?

Frauen kommen häufiger mit Problemen der Halswirbelsäule zum Arzt, während bei Männern die Schmerzen oft weiter unten, im Lendenwirbelbereich, sitzen. Das liegt allerdings nicht an den Genen, sondern an unterschiedlichen Alltagsbedingungen. So üben viele Frauen immer noch einen der klassischen weiblichen Berufe wie Verkäuferin, Kassiererin oder Friseurin aus. Diese sind entweder gekennzeichnet durch langes Stehen, häufiges Bücken oder auch langes Sitzen auf nicht immer ergonomisch einwandfreien Stühlen. Das führt oft zu Schäden im Schulter- und Nackenbereich – von Verspannungen bis hin zu dauerhaften, schmerzhaften Abnutzungserscheinungen.

Aber auch klassische Männerberufe mit starker körperlicher Belastung wie Bauarbeiter und Handwerker können zu Rückenproblemen führen. Durch den Kraftaufwand und die einseitige Beanspruchung kommt es bei Männern jedoch, wie gesagt, eher zu Beschwerden im Bereich der Lendenwirbelsäule.

Zudem gehen Männer und Frauen unterschiedlich mit Schmerzen um. Während Männer lieber eine Zeit lang die Zähne zusammenbeißen und den Schmerz ertragen, bevor sie endlich zum Arzt gehen, horchen Frauen eher in sich hinein und suchen bei Schmerzen früher einen Arzt auf. Dadurch lassen sich übrigens auch Folgeschäden besser vermeiden.

chirurgie an einer Klinik sieht also in seiner täglichen Praxis, vereinfacht gesagt, nur noch Hüft-, Knie- und traumatologische Verletzungen, da die Wirbelsäulenfälle durch den Sichtungsarzt in der Unfallambulanz meist gleich an die Neurochirurgen verwiesen werden. Und das in einem Fach, in dem fast die Hälfte seiner Patienten, die er später behandeln muss, Wirbelsäulenpatienten sind. Das heißt, die Ärzte werden in den Krankenhäusern nicht für ihre zukünftige Tätigkeit in den Praxen ausgebildet, sondern eigentlich nur dafür, einmal als Oberärzte in den Kliniken die operative Versorgung aufrechtzuerhalten.

Patienten verfügen über ein gutes Gespür

In einer Forsa-Umfrage mit 1000 Teilnehmern im Auftrag der DAK zeigte sich, dass von Rückenschmerz geplagte Patienten die häufigsten Ursachen für Rückenerkrankungen ziemlich genau kennen und auch gut wissen, was ihnen am besten dagegen hilft. So nannten 88 Prozent Fehl- oder einseitige Belastungen als häufigste Ursache, 78 Prozent bezeichneten Bewegungsmangel und falsche Sitzmöbel sowie Matratzen als Grund für Rückenschmerzen. Falscher Ernährung und Übergewicht gaben 68 Prozent die Schuld. Und fast die Hälfte, nämlich 46 Prozent sahen einen direkten Zusammenhang zwischen psychischen Belastungen und Rückenschmerzen. Auf die Frage, welche Behandlungen gegen ihre Beschwerden am besten geholfen hätten, ergab sich ein klares Votum in Richtung konservativer Therapien. Wärmebehandlungen und Ruhe lagen mit 50 bzw. 49 Prozent ganz oben, gefolgt von Massagen mit 46 Prozent. Für spezielle Rückengymnastik, Physiotherapie und Fitnesstraining sprachen sich zwischen 36 und 38 Prozent aller Rückenleidenden aus. Schmerzmittel und Spritzen favorisierten 30 Prozent. Auf alternative Methoden wie Yoga, Akupunktur oder Homöopathie setzten 16 Prozent. Aber: Nur 4 Prozent gaben an, dass ihnen eine Operation bisher am besten geholfen habe.

Weshalb nehmen Rückenleiden so zu?

Bandscheibenvorfälle und andere Rückenleiden gibt es nicht erst seit wenigen Jahrzehnten. Was denken Sie, wie viele Bandscheibenvorfälle es beispielsweise in der Zeit des Zweiten Weltkrieges und in der Nachkriegszeit gegeben hat, die nicht nur aus Gründen der fehlenden diagnostischen Möglichkeiten unbehandelt geblieben sind?! Und doch sind diese Menschen nicht im Rollstuhl gelandet oder haben sonstige bleibende Rückenschäden davongetragen. In den 80er-Jahren des 20. Jahrhunderts nahm die Zahl der Rückenpatienten und der Operationen dennoch plötzlich rapide zu. Warum ist das so? Neben der veränderten Lebensweise sind neue Verfahren wie die Computer- und Magnetresonanztomographie, die seit dieser Zeit eingesetzt wurden, der Grund. Denn wo es ein eindrucksvolles Bild gibt, da sind natürlich plötzlich auch mehr therapiebedürftige Rückenpatienten.

Verstehen Sie mich nicht falsch: Natürlich sind solche modernen bildgebenden Verfahren ein Segen, zum Beispiel auch für das Aufspüren von inneren Erkrankungen oder Tumoren, aber für die Therapie von Wirbelsäulenschäden haben sie sich insofern als kontraproduktiv erwiesen, als sie leider oft zu einer vorschnellen operativen Überversorgung führen.

Was unsere Wirbelsäule alles leisten muss

Es soll hier gar nicht in Abrede gestellt werden, dass unsere moderne Lebensweise einem gesunden Rücken nicht eben förderlich ist, sei es aufgrund einer vorwiegend sitzenden Tätigkeit oder ganz allgemein aufgrund von Bewegungsmangel bzw. für den Rücken ungünstigen Bewegungen. Auf die Notwendigkeit, selber etwas für den Rücken zu tun, weise ich in diesem Buch immer wieder hin.

Sogar wenn wir ganz normalen Alltagstätigkeiten nachgehen, muss unsere Wirbelsäule einiges aushalten. Dazu im Folgenden ein paar interessante Informationen:

Sicher kennen Sie den verblüffenden Trick des Fakirs, der ganz entspannt auf seinem Nagelbrett liegt. Die Erklärung hinter der mutigen Vorführung: Aufgrund der Gewichtsverteilung ist der Druck der einzelnen Nagelspitzen auf die jeweiligen Hautareale relativ gering. Bei den Bandscheiben im Lendenwirbelbereich ist das genau umgekehrt. Diese haben eine Auflagefläche von nur rund 4 Zentimetern im Durchschnitt und tragen die komplette Last des Körpers. Wenn man schwer oder falsch hebt, kann sich der Druck auf die Vorderkanten von Wirbelknochen und Bandscheiben verlagern und diesen noch zusätzlich das Leben schwermachen. Hier einige Werte der Druckbelastungen auf die Bandscheiben während unterschiedlicher Tätigkeiten. Sie wurden an einem Arzt gemessen, der sich für dieses Experiment freiwillig eine Messsonde in eine untere Bandscheibe implantieren ließ.

- Liegen auf dem Rücken: 20 Kilo

- Liegen auf der Seite: 25 Kilo

- Entspanntes Stehen: 100 Kilo

- Steigen mit einem 5-Kilo-Gewicht: 130 Kilo

- Stehen mit vorgebeugtem Oberkörper: 220 Kilo

- Aufrechtes Sitzen: 90 Kilo

- Sitzen mit vorgebeugten Oberkörper: 170 Kilo

- Dynamisches Sitzen: 50 Kilo

- Körpernahes Heben eines 10-Kilo-Gewichts aus der Hocke heraus: 240 Kilo

- Heben von 10 Kilo mit vornübergebeugtem Rücken: 400 Kilo

Sie merken: Die Wirbelsäule hat oft eine wirklich schwere Last zu bewältigen. Sie muss teilweise das 40-fache des Gewichts tragen, das wir heben wollen. Besonders die untersten Bandscheiben bekommen dabei besonders starken Druck ab. Denken Sie beim Heben von schweren Gegenständen an die richtige Technik. Aber auch das normale Bücken funktioniert besser mit einer rückenfreundlichen Vorgehensweise.

So bücken Sie sich richtig nach einem Gegenstand

Stellen Sie sich mit schulterbreit gespreizten Füßen hin und gehen Sie mit geradem Rücken so weit in die Knie, dass Sie den Gegenstand, den Sie aufheben wollen, greifen können. Richten Sie sich mit genauso geradem Rücken wieder auf.

Wer Probleme mit den Kniegelenken hat, kann es auch mit folgender Bückvariante probieren: Machen Sie einen kleinen Schritt nach vorne und gehen Sie dann in die Knie. Mit der Hand sollten Sie sich dabei für mehr Stabilität am Oberschenkel des vorderen Beines abstützen. Der Rücken bleibt gerade. Um den Gegenstand vom Boden aufzuheben, neigen Sie den Rücken leicht nach vorne, bis Sie den Gegenstand gerade greifen können. Mit gerader Wirbelsäule wieder aufstehen.

So heben Sie eine Last richtig

Zwar gibt es heute schon leichtere und damit rückenfreundlichere Plastikflaschen, kleinere Wasserkästen und sogar teilbare Bierkästen, eine Belastung für die Wirbelsäule ist das Heben aber selbst von geringen Mengen, wie Sie oben an der Tabelle sehen konnten.

So geht's schonender:

- Stellen Sie sich so nah wie möglich und frontal zu dem Gegenstand, den Sie heben möchten. Die Füße stehen dabei hüftbreit geöffnet fest am Boden.

- Gehen Sie dann mit geradem Rücken leicht nach vorn gebeugt in die Knie, jedoch nicht zu weit, weil das Heben sonst aus der ganz tiefen Hocke heraus viel zu schwer ist.

- Atmen Sie tief ein und greifen Sie den Gegenstand mit beiden Händen. Ganz wichtig: Po-, Bauch- und Rumpfmuskulatur fest anspannen, das ist das innere Korsett, das Sie in dieser Situation optimal unterstützt.

- Heben Sie den Gegenstand dann langsam und gleichmäßig mithilfe der Beinkraft an. Bitte niemals nach oben reißen wie ein Profi-Hantelstemmer, das ist Gift für den Rücken. Atmen Sie beim Anheben des Gegenstandes aus.

- Beim Abstellen des Gegenstandes sollten Sie ebenfalls wieder mit geradem, leicht vorgebeugtem Rücken in die Knie gehen und die Last langsam absetzen. Bitte nicht den Oberkörper dabei verdrehen, denn Vorbeugen und gleichzeitiges Drehen mögen Bandscheiben gar nicht.

- Achten Sie unbedingt auch während des Tragens auf die richtige Haltung. Halten Sie den Gegenstand möglichst nah am Körper, der Rücken bleibt so gerade wie möglich.

- Und: Muten Sie sich niemals zu viel zu. Bitten Sie stattdessen notfalls jemanden um Hilfe, nutzen Sie zum Transport von schweren Gegenständen eine Sackkarre, einen Einkaufstrolley oder den Gepäckträger des Fahrrades.

... dass trendige XXL-Handtaschen zu Rückenleiden führen können?

XXL-Handtaschen sind momentan besonders in. In diesen Großraumtaschen, lässig über die Schulter gehängt, lassen sich Einkäufe prima verstauen. Vier bis fünf Kilo Gewicht kommen da schnell zusammen. Das kann jedoch erhebliche negative Auswirkungen auf die Nacken- und Schultermuskulatur haben. Ein Forscherteam des Family Medical Centers in North Garland (Texas) um die Allgemeinmedizinerin Jane Sadler fand heraus, dass XXL-Taschen-Trägerinnen häufig unter Nacken- und Schulterschmerzen, zudem unter Kopf- und Rückenschmerzen leiden. Selbst Gelenkentzündungen können durch die Mega-Taschen-Mode begünstig werden. Der Grund liegt darin, dass die Trägerinnen solcher Taschen aufgrund des Gewichts häufig die Schultern einseitig hochziehen.

Fatal ist auch die Mode, Taschen in der Armbeuge mit angewinkeltem Arm zu tragen. Das kann im schlimmsten Fall zu einer schmerzhaften Epicondylitis, sprich: einem Tennisellenbogen, führen. Überlassen Sie solche Fashion-Statements also besser den Paris Hiltons und Lindsay Lohans dieser Welt. Tragen Sie lieber normal große Taschen über der Schulter und nutzen Sie öfter mal den guten alten Rucksack – und setzen Sie damit den (gesunden) Modetrend von übermorgen!

... und dass Föhnen mehr schaden kann,
als Wasserkästen zu schleppen?

Viele Frauen föhnen sich täglich die Haare – und muten ihren Schultern dabei so einiges zu. So ein Hightech-Föhn wiegt heute bis zu einem Kilo. Forscher an der Berliner Charité haben jetzt herausgefunden, dass das Halten dieser Geräte die Schultern mit 70 Prozent des Körpergewichts belastet. Wenn man eine Kaffeekanne mit ausgestrecktem Arm anhebt, stemmen wir sogar 100 Prozent des Körpergewichts! Das Heben eines Bierkastens, vor dem so oft gewarnt wird, belastet die Schultermuskulatur dagegen nur mit 15 Prozent.

Mein Tipp: Reduzieren Sie die Föhnzeit auf ein absolutes Minimum, indem Sie die Haare an der Luft vortrocknen lassen, und stärken Sie die Schultermuskulatur mit gezielten Übungen – so verzeiht sie auf Dauer mehr.

80 Prozent aller Rückenoperationen sind unnötig

Je mehr Neurochirurgen, desto mehr Operationen

Wohnen Sie auf dem Land, weit entfernt von der nächsten Großstadt oder Klinik? Dann erst mal herzlichen Glückwunsch – denn das kann Ihnen zumindest bei einem Bandscheibenvorfall zugutekommen. Je näher Sie an einer neurochirurgischen Klinik wohnen, umso größer die Wahrscheinlichkeit, dass man Ihnen zu einer Wirbelsäulenoperation rät. In Großstädten mit besonders vielen Neurochirurgen, wie beispielsweise in meiner Heimatstadt München, vergehen manchmal von der Diagnose bis zur Operation nur wenige Tage. Wir wissen aus zahlreichen Studien: Das Risiko, schnell operiert zu werden, ist in den meisten Großstädten um ein Vielfaches höher als in ländlichen Gebieten. Das ist insofern besonders tragisch, als rund 80 Prozent aller Bandscheibenoperationen unnötig sind und Bandscheibenvorfälle in 90 Prozent aller Fälle von selber abheilen. In meiner Zeit in der Wirbelsäulenchirurgie kursierte unter uns Kollegen deshalb der Witz: »Welche Wirbelsäulenklinik hat die besten Behandlungsergebnisse?« Antwort: »Die mit den längsten Wartezeiten.« Das deckt sich mit den Worten meines früheren Chefs, der sagte: »Bei Bandscheibenvorfällen dürfen wir keine Operationswartezeit von mehr als sechs Wochen haben, sonst haben wir nichts mehr zu operieren.«

Nicht nur in Deutschland schwingt man gerne das Skalpell

Diese operative Überversorgung von Rückenleidenden ist beileibe kein deutsches, sondern vielmehr ein internationales Problem. In keinem Land ist die statistische Erfassung allerdings so gut wie in den USA. So wurden zwischen 1992 und 2003 Zahlen von 306 Krankenhäusern bezüglich verschiedener Rückenoperationen dokumentiert. Die Gesamtzahl dieser Eingriffe hat sich im genannten Zeitraum vervierfacht. Regional unterschied sich beispielsweise die Häufigkeit von Laminektomien (Entfernung von Wirbelbögen bei starken Einengungen des Wirbelkanals) um das Achtfache, bei den Versteifungsoperationen war sogar ein regionaler Unterschied bis zum Zwanzigfachen zu verzeichnen. Zugenommen hat jedoch nicht nur die Häufigkeit, sondern auch die »Aggressivität«, also die Größe der Eingriffe. Und: Bei keiner Operation ist die Indikation so zufällig wie bei Rückenoperationen. Wirbelsäulenoperationen haben unter allen Operationen ohne große Dringlichkeit die größte Streubreite. Die Kosten für alle Eingriffe an der Wirbelsäule haben sich insgesamt verdoppelt, die für die großen Versteifungsoperationen sind sogar um das Fünffache angestiegen. Während im Jahre 1992 nur 14 Prozent aller Rückeneingriffe Versteifungsoperationen waren, lag die Zahl im Jahre 2003 bei 47 Prozent.

»Da können Sie ja gelähmt werden ...«

Es gibt Ärzte, die schildern ihren Rückenpatienten in den glühendsten Farben, was alles passieren kann, wenn man sie nicht sofort operiert: Lähmungen, lebenslange Schmerzen, eventuell sogar ein Leben im Rollstuhl. Eindrucksvoll untermauert wer-

... dass Sie bei Rückenschmerzen in den USA besonders schnell auf dem OP-Tisch landen können?

In einer Studie der University of Washington in Seattle wurde die Anzahl der Rückenoperationen in elf Industrieländern miteinander verglichen. Dabei kam heraus, dass die Rate der Wirbelsäulenoperationen in den USA um durchschnittlich 40 Prozent höher ist als in jedem der anderen Länder. Im Vergleich zu England und Schottland wird in den Vereinigten Staaten sogar je nach Region fünf- bis neunmal so häufig operiert. Während die Anzahl der Operationen pro 100 000 Einwohner in Großbritannien bei 100 liegt, sind es in Schweden 200, in Finnland und in Deutschland 350 und in den USA 450 bis 900. Zudem stieg die Anzahl der Rückenoperationen praktisch linear mit der Anzahl der Orthopäden und Neurochirurgen im Land. In einer Großstadt wie München liegt die Rate etwa bei 900 Operationen pro 100 000 Einwohner.

den diese Thesen dann mit Kernspinbildern, auf denen es vielleicht wirklich chaotisch aussieht. Das ist besonders bei älteren Menschen häufig der Fall, weil hier 92 Prozent der schmerzfreien Männer und Frauen unter degenerativen Veränderungen der Wirbelsäule leiden und der Rücken im Bild tatsächlich oft wie ein Autofriedhof aussieht.

Hat der Patient keine oder nur leichte bis mittlere Beschwerden, lehne ich die präventive Chirurgie vehement ab. Und selbst wenn die Beschwerden stark sind, steht eine Operation für mich erst an allerletzter Stelle. Darüber sollte man erst nachdenken, wenn alle weniger belastenden und weniger riskanten Therapiemethoden keinen Erfolg gebracht haben.

Vorsicht ist auch angebracht, wenn Sie von Ihrem Radiologen, Neurochirurgen oder Orthopäden folgenden Ausspruch hören, vielleicht sogar verbunden mit einem besonders mitleidigen Gesichtsausdruck: »Oh Gott, ein Sequester!« Unter einem Sequester oder einer Sequestration versteht man den Riss des Faserrings einer Bandscheibe, bei dem Gallertmasse austritt, die dann in den Rückenmarkskanal fällt. Das ist zwar das letzte Stadium eines Bandscheibenvorfalls, bedeutet jedoch nicht unbedingt besonders große Schmerzen und ist ebenfalls kein Grund für eine sofortige Operation. Häufig schmerzt nämlich die Vorstufe eines Bandscheibenvorfalls, eine fortgeschrittene Bandscheibenvorwölbung (Protrusion), mehr.

Lassen Sie sich als Patient also keine Panik einreden, wenn von einem Sequester die Rede ist, denn gerade die haben konservativ behandelt mit die besten Prognosen. Im Kernspinbild

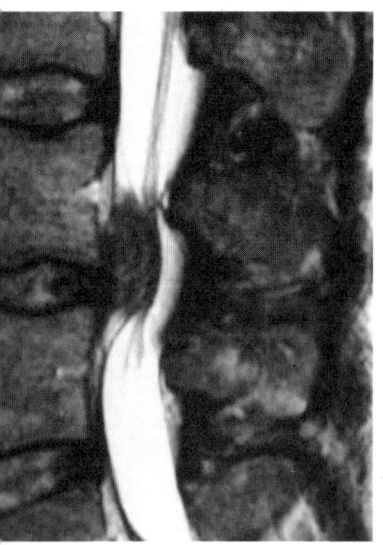

sieht der Sequester immer schrecklich aus, in drei von vier Fällen ist der Sequester jedoch nach einem halben Jahr konservativer Behandlung deutlich verkleinert und nach einem Jahr schlicht verschwunden, weil der Körper ihn quasi aufgefressen, also verstoffwechselt hat. Für die übrigen 25 Prozent, bei denen der Sequester noch nicht verschwunden ist, bedeutet das jedoch nicht, dass sie weiterhin Schmerzen haben

Großer sequestrierter Bandscheibenvorfall im Bereich der Lendenwirbelsäule

müssen. Bei ihnen arrangiert sich der Körper oft mit den neuen Verhältnissen. Ich vergleiche das gerne mit einem Bachbett, in das ein großer Fels fällt. Da kommt es zunächst zu einer großen Stauung, der Bach tritt vielleicht übers Ufer. Wenn man nach einem Monat schaut, hat sich der Bach seinen Weg gebahnt. Der Fels liegt zwar im Fluss, das Wasser fließt aber wieder munter weiter.

Rückenschmerzen sind nicht lebensbedrohlich

Rückenschmerzen sind eigentlich eine »gesunde« Krankheit, insofern als sie auf ein bestehendes Ungleichgewicht hinweisen. Natürlich können Rückenschmerzen äußerst unangenehm und quälend sein. Wer einmal einen Hexenschuss hatte, weiß, wie man innerhalb von Minuten von einem aufrechten Menschen zu einem hilflosen Bündel Schmerz mutieren kann. Ich spreche da aus eigener Erfahrung. Aber: So weh der Rücken auch tun mag, lebensbedrohlich sind diese Schmerzen nie. Und sie erfordern deshalb auch nicht immer sofort riskante Behandlungsmaßnahmen wie eine Operation. Ja, selbst eine Lähmung muss nicht immer ein Grund für eine Operation sein, auch wenn das manche Ärzte gerne so darstellen. Es gibt Lähmungen oder Gefühlsstörungen, die einfach durch einen schwellungsbedingten Leitungsblock der Nerven verursacht werden und sich wieder zurückbilden. Das ist dann weniger dramatisch. Nur wenn schon Nervengewebe dabei zugrunde geht, muss man eventuell handeln und operieren. Das kann der Neurologe aber durch Tests wie ein EMG (Seite 281) herausfinden. Der Neurologe ist für mich übrigens der wichtigste Berater bei der Diagnose und bei der Therapiefindung für den Patienten. Und nur, wenn er mittels EMG einen echten Nervenschaden feststellt, wird aus einem subjektiven Therapie-Kann ein objektives Therapie-Muss. Eventuell auch mit einer Operation in letzter Konsequenz.

Nerven können neu sprießen

Sensibilitätsstörungen sind dagegen sicher kein Grund für eine Operation. Sie sind genauso diffus wie Schmerz und bilden sich in den meisten Fällen spätestens innerhalb eines Jahres von selbst zurück. Man muss sich nur klarmachen, wie Sensibilitätsstörungen überhaupt entstehen. Ein Nerv besteht aus Millionen kleinster sensibler Fasern, die einen bestimmten Bereich des Körpers versorgen. Das muss man sich wie bei einem Umspannwerk vorstellen, das dafür sorgt, dass ein bestimmter Stadtteil mit Strom versorgt wird und in der Nacht hell leuchtet. Gehen einige dieser sensiblen Fasern durch eine Entzündung kaputt oder werden geschädigt, so ist die Versorgung dieses Areals nur eingeschränkt möglich. Bleibt man beim Bild des hell erleuchteten Stadtteils in der Nacht, würden einige Teile schwächer strahlen oder gar dunkel bleiben. Und genau das ist eine Sensibilitätsstörung.

Nimmt man nun dem Nerv die Entzündung, können sich die geschädigten Fasern wieder erholen. Sind sie dabei jedoch völlig zerstört worden, sprießen aus den gesunden, erhaltenen Nervenfasern neue kleine Fasern aus und übernehmen die Aufgabe der abgestorbenen Fasern mit. Das dauert jedoch eine gewisse Zeit. Bis die neuen Nerven etwa unten an den Zehen angekommen sind, braucht es ungefähr ein Jahr. Am Arm geht es etwas schneller, weil der Arm kürzer als das Bein ist. Das bedeutet, dass Sensibiltätsstörungen im Laufe der Zeit wieder völlig verschwinden können.

Lieber reden als röntgen

Manche Patienten, die zum ersten Mal zu mir kommen, wundern sich, dass sie sich ausziehen sollen. Dafür ist der klassische Kassenpatient mit mindestens fünf Röntgenbildern ausgestattet und der Privatpatient mit der gleichen Anzahl an Kernspinaufnahmen. Sie erinnern sich: die Kosten unseres Gesundheitssystems … Solche Bilder sind für mich praktisch nutzlos, wenn ich den Patienten neben dem ausführlichen Gespräch nicht angeschaut und abgetastet habe. Der Arzt sollte sich Körperhaltung, Gang und Beinlänge ansehen und außerdem dazu die Muskulatur des Rückens abtasten sowie Muskelkraft, Sensibilität und Reflexe prüfen.

Ich halte übrigens auch die engmaschige Kontrolle des klinischen Verlaufs von Bandscheibenvorfällen durch Kernspinaufnahmen für sinnlos. Denn es geht ja nicht um das Verschwinden oder Nicht-Verschwinden des Bandscheibenvorfalls im Kernspinbild, sondern um das Abklingen der Entzündung oder die Heilung des Körpers mit der damit verbundenen Schmerzfreiheit. Maßgeblich für die Feststellung des Heilungsverlaufs ist auch hier in erster Linie das Gespräch und dann die körperliche Untersuchung, die das Vermutete nachweist. Wenn der Patient schmerzfrei ist, ist es für mich völlig uninteressant, ob der Bandscheibenvorfall auch im Kernspinbild nicht mehr zu sehen ist. Zumal wir wissen, dass mit fortschreitendem Alter auch viele völlig schmerzfreie Patienten einen Bandscheibenvorfall und andere Wirbelsäulenveränderungen haben. Genauso ist es mit knöchernen Einengungen, die auf Kernspinbildern vorher und nachher überhaupt keine Veränderungen zeigen. Als Zusatz ist dann allenfalls eine Untersuchung beim Neurologen sinnvoll, um den wirklichen Verlauf und den Zustand des Nervs zu kontrollieren.

Röntgen zur Bandscheibendiagnostik
bei jungen Menschen ist eigentlich Körperverletzung

Viele junge Patienten kommen mit Röntgenaufnahmen ihrer Wirbelsäule zu mir und fragen um Rat. Man kann auf einer Röntgenaufnahme zwar Knochenbrüche, Fehlstellungen oder Arthrose in den Gelenken erkennen, nicht aber Bandscheibenschäden, die noch gar keine knöchernen Veränderungen hervorgerufen haben. Die Bandscheibe an sich ist nicht kalkdicht

WUSSTEN SIE EIGENTLICH ...

... dass deutsche Ärzte beinahe Röntgen-Weltmeister sind?

Deutsche Ärzte bemühen gerne das Röntgengerät zur Diagnosefindung. Damit sind sie laut einer Studie der britischen Oxford-Universität, die in der medizinischen Fachzeitschrift »The Lancet« vorgestellt wurde, gleich hinter den Japanern die Vize-Weltmeister in Sachen künstlicher Strahlung. Pro 1000 Einwohner gibt es in Deutschland jährlich 1254 Röntgenuntersuchungen, in Japan sind es sogar 1500. Auch die Strahlendosis und damit die Belastung für den Patienten ist in Deutschland mit durchschnittlich zwei Millisievert (eine Einheit für Strahlendosis) pro Jahr besonders hoch, in Frankreich beispielsweise liegt sie bei einem Millisievert, in den USA nur bei einem halben Millisievert. Das Tückische daran: Im schlimmsten Fall kann die Strahlung zu Krebs führen. Die britischen Forscher schätzen, dass rund 1,5 Prozent der rund 440 000 Krebsneuerkrankungen im Jahr in Deutschland durch medizinische Geräte wie eben das Röntgengerät ausgelöst werden.

und stellt sich deshalb auf dem Bild gar nicht dar. Knöcherne Veränderungen hat ein Patient mit 35 in der Regel noch nicht. Auch die Haltung ist ja aufgrund des schmerzenden Rückens in Richtung einer Schon- und Ausweichhaltung verändert. Was also will ich auf so einem Röntgenbild sehen?

Mancherorts wird die Entscheidung zum Röntgen zwecks Zeitersparnis sogar von der Sprechstundenhilfe statt vom Arzt getroffen. Und dann wird eben das geröntgt, was wehtut. Eine klassische Fallgrube! Und so kommen immer öfter Patienten, die eine Schultersymptomatik, die zum Nacken strahlt, haben, mit Röntgenbildern der Halswirbelsäule zu mir. Noch extremer war es bei einem Patienten mit einem Bandscheibenvorfall. Er brachte jede Menge Röntgenbilder seines gesamten Beines mit, weil der Schmerz eben dahin ausstrahlte. Eine Röntgenaufnahme sollte immer eine ärztliche Verordnung sein, die erst nach Gespräch und Untersuchung zum Tragen kommt.

Die Schulter schmerzt am Nacken, die Halswirbelsäule am Arm

Das Problem ist nicht immer da, wo es wehtut. Das kann natürlich erhebliche Auswirkungen auf die Behandlung der Schmerzen haben. Mein früherer Chef sagte immer: »Der Schmerz nicht zu stillen ist, wenn man ihn stillt, wo er nicht ist.« Tatsächlich projizieren sich viele Schmerzen in Regionen, wo man fälschlich die Ursache vermutet. Dabei liegt diese ganz woanders. Typisch für solche Schmerzprojektionen sind Hals- und Schulterbereich, aber auch Hüfte und Lendenwirbelsäule. Zu meinen jungen Kollegen sage ich deshalb immer am Anfang: »Die Schulter schmerzt am Nacken und die Halswirbelsäule am Arm.«

Fast zwei Drittel derjenigen meiner Patienten, die bereits anderorts als Halswirbelsäulenpatienten behandelt worden sind, haben nie Probleme an der Halswirbelsäule gehabt, oder sie hatten das Pech, dass bei Aufnahmen an der Halswirbelsäule auch Veränderungen gefunden wurden, die fälschlich für die Ursache ihrer Beschwerden gehalten wurden. In manchen Fällen wurden sogar Bandscheibenoperationen oder Versteifungen der Wirbelsäule aufgrund einer solchen Nackensymptomatik durchgeführt! Der typische Nackenschmerzpatient mit Einschränkungen der Halsbeweglichkeit und auch der typische Nackenkissenkäufer sind oft verkannte Schultereckgelenkpatienten. Ausgelöst werden kann das durch alte Sportverletzungen, Stürze im Alltag oder auch dauerhafte Fehlhaltung am Computer. Typisch für diese Patienten ist, dass sie den Arm nicht richtig seitlich heben können und auch in der Nacht nur schwer eine Position finden, um den Kopf bequem abzulegen. Der Halswirbelsäulenpatient zum Beispiel mit Bandscheibenvorfall dagegen spürt wenig Nackenschmerzen, sondern er spürt ein Schmerzband in den Arm hinein, teilweise sogar bis in die Finger mit Kribbeln oder Taubheitsgefühlen. Diese Patienten halten zur Entlastung der Beschwerden gern den Arm nach oben, weil dann der Nerv nicht mehr so gespannt ist.

Gelegentlich sehe ich aber auch hüftoperierte Patienten mit einer Hüftgelenksprothese, die immer noch den gleichen Schmerz im Bein haben wie vor der Operation, weil die Problematik eigentlich nicht in der Hüfte, sondern im Bereich der Lendenwirbelsäule liegt. Der Eingriff war eigentlich überflüssig.

Fast immer verrät der Patient die Diagnose

Es gibt unter Ärzten den Spruch: Wenn man einen Patienten 20 Minuten reden lässt, erzählt er einem die Diagnose. Genauso ist es in der Orthopädie. Viele Patienten drücken mir aber als Erstes die Kernspin- oder die Röntgenbilder in die Hand. Die will ich freilich zunächst gar nicht sehen, ich lasse den Patienten lieber erst einmal erzählen. Natürlich unterstützt von gezielten Fragen meinerseits, etwa: Wie begann das Geschehen? Wie lange bestehen die Schmerzen? Ist es immer gleich? Verändert es sich? Wo genau sitzt der Schmerz? Wo zieht er hin? Wodurch wird er schlimmer? Wodurch besser? Schmerzt er beim Husten, Niesen, Pressen? Ist Sitzen oder Gehen besser?

Dadurch setzt sich wie ein Mosaik das Bild der Erkrankung zusammen. Ich behaupte, alleine durch dieses Gespräch kann ich zu 90 Prozent eine ziemlich genaue Verdachtsdiagnose stellen – dabei handelt es sich um die sogenannten »Klassiker«, nicht um Ausnahmeerkrankungen. Danach kommt die gezielte körperliche Untersuchung im Stehen und im Liegen mit neurologischer Funktionstestung. Und erst nach Gespräch und Untersuchung lasse ich mir meine Vermutungen mit der Bildgebung bestätigen, um darauf dann eine gezielte und fundierte Therapie aufzubauen.

Nur bei 10 Prozent meiner Patienten passen Gespräch, Untersuchung und Bild überhaupt nicht zusammen, so dass ich Kollegen anderer Fachrichtungen hinzuziehen muss. Ich sage diesen Patienten dann immer im Spaß: »Sie sind eine echte Herausforderung.«

Die Crux dabei ist unser Gesundheitssystem: Wer sich als Arzt Zeit für ein Gespräch mit einem Patienten nimmt, zahlt oft drauf. Rund 29 Euro kann der Facharzt im Quartal für einen Kassenpatienten abrechnen, und da sind Spritzen und Röntgenaufnahmen schon mit eingerechnet. Völlig absurd ist, dass den Ärzten von den Kassen mehr Zeit für den Papierkram als für das Gespräch mit dem Patienten eingeräumt wird.

Nehmen Sie Ihren Arzt genau unter die Lupe

Angenommen, Sie haben sich ein Paar rahmengenähte Schuhe gegönnt. Oder als Frau ein Paar Manolos. Würden Sie solche Luxusschuhe zum Besohlen einem Billigschuster anvertrauen? Eben! Und Ihren Körper sollten Sie noch viel weniger in die Hände eines Arztes legen, der nicht seriös arbeitet oder in dem von Ihnen gewünschten Eingriff nicht viel Erfahrung hat.

Ich beobachte momentan, wie Schmerzzentren für Wirbelsäulen wie Pilze aus dem Boden schießen. Das sehe ich mit einem lachenden und einem weinenden Auge. Als wir vor 20 Jahren mit der interventionellen Schmerztherapie begannen, gab es in Deutschland gerade mal vier Zentren, die sich dieser Thematik verschrieben haben. Inzwischen gibt es erfreulicherweise fast überall Schmerzzentren. Und auch die großen Kliniken, die uns anfangs belächelt haben, wurden durch die Nachfrage von Patienten dazu gezwungen, ebenfalls solche Zentren aufzubauen. Deren Qualität hängt dabei natürlich entscheidend von der Qualifikation und der Erfahrung der Ärzte ab, die dort arbeiten, sowie von der Ausstattung. Beispielsweise waren manche bisher auf Hüftleiden spezialisiert. Problematisch sind auch Zentren, die sich sowohl auf Schmerztherapie wie auf Operationen spezialisiert haben. Bei solchen Kombi-Zentren erscheint mir die Schmerztherapie dann eher als Lockmittel, um den Patienten schlussendlich doch auf den Operationstisch zu kriegen.

Um die Qualität besser einschätzen zu können, finden Sie hier eine Checkliste. Über die großen Schmerzgesellschaften bekommen Sie Adressen von guten Schmerztherapeuten, die auf Rückenleiden spezialisiert sind. Häufig ist es sinnvoll, den Physiotherapeuten nach einem Experten zu fragen. Denn der sieht einen repräsentativen Querschnitt von Patienten und hat zudem Zeit, sich mit dem Patienten länger zu unterhalten.

Checkliste: Wie finde ich einen guten Arzt?

- Einige Orthopäden haben sich auf bestimmte Gebiete spezialisiert, Was nützt Ihnen bei Rückenleiden ein Kniespezialist oder ein Experte für künstliche Hüftgelenke? Bei Ärztevereinigungen können Sie Informationen einholen.

- Falls ein Eingriff unumgänglich ist: Fragen Sie den Arzt, wie oft er ihn schon durchgeführt hat.

- Ein guter Arzt wird Ihnen das Gefühl vermitteln, dass er Sie ernst nimmt und sich in Ihr Problem hineindenken kann.

- Ein seriöser Arzt wird kein Problem damit haben, Ihnen Kontakte zu Patienten zu vermitteln, die die Behandlungsmethode oder den Eingriff schon hinter sich haben und darüber berichten können – deren Einverständnis selbstverständlich vorausgesetzt.

- Lassen Sie sich das Therapieverfahren genau erklären, fragen Sie nach Risiken und nach der Haltbarkeit des Ergebnisses. Lassen Sie sich nicht mit lateinischen Fachausdrücken bombardieren. Scheuen Sie sich nicht, noch mal rückzufragen, wenn Sie etwas nicht verstanden haben.

- Werden Sie misstrauisch, wenn ein Arzt Ihnen entweder perfekte Ergebnisse verspricht oder Sie gleich zu einer ganz großen Operation überreden will.

- Lassen Sie sich nicht beirren, wenn ein Arzt Sie zu einem Eingriff drängt, indem er bei Ihnen Ängste schürt. Ein guter Arzt wird Ihnen gerade, wenn es um die Wirbelsäule geht, immer Bedenkzeit geben und eher zu Besonnenheit als zu überschnellen Entscheidungen raten.

- Vorsicht auch bei Ärzten, die sich bei der Rückenbehandlung auf eine einzige Methode spezialisiert haben wie Hitzesonde oder Kryotherapie und diese als Allheilmittel anpreisen. Denn: So vielfältig wie Rückenleiden sind, so individuell und maßgeschneidert sollte auch die Therapie sein.

- Lassen Sie sich nicht unabhängig von der Diagnose ein ganzes Therapiepaket aufschwatzen, weil man das in der jeweiligen Praxis »immer so macht«.

- Wenn Sie sich bei einem Arzt nicht wohlfühlen, nehmen Sie Ihr Unbehagen ernst und suchen Sie einen zweiten oder auch einen dritten auf. Schließlich geht es um Ihren Körper und um Ihre Lebensqualität.

- Fragen Sie Ihren Arzt einfach mal, ob er seine Frau, seine Mutter oder seine Kinder genauso behandeln würde. Kommt die Antwort eher zögerlich oder ausweichend und nicht voller Überzeugung, sollten Sie die Behandlung noch mal überdenken und eine zweite Meinung durch einen konservativ oder minimalinvasiv behandelnden Kollegen einholen. In Amerika ist so eine »second opinion« durchaus üblich – und kein Arzt fühlt sich dadurch brüskiert.

Und diese Fragen sollten Sie sich für Ihren Arztbesuch parat legen

- Ist meine Idealvorstellung realistisch?

- Welche Möglichkeiten gibt es, mein Rückenproblem zu lösen?

- Wie wird das Ergebnis im besten Fall ausfallen, wie im schlechtesten?

- Wird es bei einem Eingriff bleiben oder sind mehrere zu erwarten?

- Welches sind die Risiken des Eingriffs oder der Operation, wie häufig treten sie auf?

- Gibt es im Notfall eine sofortige notärztliche Versorgung?

- Ist eine Narkose oder ein Dämmerschlaf für den Eingriff erforderlich? An welchem Ort wird er durchgeführt?

- Wie lange dauert der Eingriff durchschnittlich? Kann er ambulant durchgeführt werden oder ist ein Klinikaufenthalt nötig?

- Wie stark werden die Schmerzen sein, wie lange halten sie in der Regel an?

- Wie verläuft die Phase danach? Wie lang dauert sie? Wann kann ich wieder arbeiten, wann wieder Sport treiben?

- Was muss ich vor dem Eingriff, was in der Phase danach beachten (Sport, Medikamente etc.)?

- Was kostet der Eingriff, handelt es sich um einen Komplettpreis inklusive Honorar für den Anästhesisten, den Krankenhausaufenthalt, die Nachuntersuchungen etc.? Was zahlt die Kasse?

... dass Rückenschmerzen Lustkiller sein können?

Nur sehr wenige Rückenschmerzpatienten sprechen mit ihrem Arzt auch über ihr Sexualleben. Selbst der Partner weiß oft nicht, dass Sex Schmerzgeplagten oft alles andere als Lust bereitet. Das ergab eine österreichische Studie der Abteilung für Anästhesiologie und Intensivmedizin der Medizinischen Universität Wien, an der jeweils 1000 Männer und Frauen zwischen 40 und 60 Jahren mit einem seit durchschnittlich acht Monaten bestehenden chronischen Lendenwirbelsyndrom teilnahmen. 63 Prozent der Männer gaben an, an Erektionsproblemen zu leiden, obwohl sie im Jahr vor der Erkrankung noch völlig beschwerdefrei gewesen waren. 81 Prozent hatten weniger Interesse an der Sexualität. Bei den Frauen waren es sogar 91 Prozent, die das Interesse an der Lust deutlich verloren hatten. Aber: Nur 1 Prozent der Männer und 4 Prozent der Frauen sprachen mit ihrem Arzt über diese schwerwiegenden Probleme.

Selbst vor dem Partner gilt das Ganze scheinbar als Tabu: Nur 2 Prozent der Frauen und 8 Prozent der Männer sprachen mit dem Partner über ihre Lustlosigkeit. Die beiden Studienleiter, Dr. Renate Barker und Dr. Daniel Lahner, ziehen daraus den Schluss, dass mögliche Probleme in der Sexualität sensibel vom behandelnden Arzt und den Betroffenen angesprochen werden sollten und man nach möglichen therapeutischen Lösungen suchen sollte, die sich positiv auf den wichtigen Bereich der Sexualität auswirken.

Kernspintomographie macht »Spontanheilungen« unmöglich

Vor der Entwicklung von moderner Computer- bzw. Kernspintomographie mussten sich Patienten bei dem Verdacht auf einen Bandscheibenvorfall häufig einer Myelographie unterziehen. Bei diesem Diagnoseverfahren war ein stationärer Krankenhausaufenthalt nötig, bis zum Befund dauerte es damals einige Zeit. Ich behaupte: Dadurch sind viele Patienten einer Operation mit ungewissem Nutzen entkommen. Denn durch den Faktor Zeit trat eine Spontanheilung ein, besserten sich die Schmerzen von ganz alleine, der Leidensdruck wurde niedriger – und damit sank die Bereitschaft zu einer Operation.

Heute, mit den modernen bildgebenden Verfahren, ist eine Diagnose in kürzester Zeit möglich. Und wenn die Schmerzen noch akut sind, ist man eher bereit, alles zu tun, damit sie aufhören. Leider ist inzwischen die Kernspintomographie die häufigste Argumentationshilfe für unnötige Operationen. Allein in München stehen so viele Kernspingeräte wie in ganz Norditalien.

WAHRHEIT 4

Heilung heißt Schmerzen lindern

Ein Bandscheibenvorfall kann höllische Schmerzen bereiten. Aus diesem Leidensdruck heraus sind Patienten oft bereit, sich schnell operieren zu lassen, damit die Qual endlich ein Ende hat. Ich sage: 80 Prozent aller Bandscheibenoperationen wie auch die meisten Wirbelsäulenoperationen sind überflüssig, wenn man dem Körper einfach Zeit gibt, sich mit unterstützenden Maßnahmen selber zu heilen. Eine Studie der Universitäten Freiburg und Tübingen mit 1244 Bandscheibenpatienten zeigt nämlich, dass ein Bandscheibenvorfall bei 75 Prozent der konservativ behandelten Patienten nach zwei Jahren auf dem Kernspinbild nicht mehr nachweisbar ist. Bei 25 Prozent sieht man im bildgebenden Verfahren noch etwas, die Patienten sind aber trotzdem schmerzfrei. Der Körper heilt sich also selbst meist besser, als es der Rückenchirurg vermag.

Heilung bedeutet Arrangement mit den neuen Zuständen

Heilung in der Orthopädie bedeutet übrigens ein Arrangement mit den neuen Verhältnissen. Und nicht eine Rückkehr zum Urzustand, denn das ist in den meisten Fällen gar nicht möglich. Manchmal sehe ich im Kernspinbild einen eingeklemmten Nerv auf der rechten Seite, der eigentlich höllisch schmerzen müsste. Tut er aber nach Befragung und Untersuchung des Patienten nicht, Schmerzen hat er auf der linken Seite. Ich folgere daraus, dass sich der Nerv auf der rechten Seite irgendwie mit dem

Bandscheibenvorfall arrangiert hat. Und genau diesen Zustand versuchen wir auch auf der linken Seite hinzubekommen und dem Körper dabei zu helfen, sich mit der Situation zu arrangieren. Was er bei 90 Prozent der Patienten auch schafft. Mit unserer Therapie reproduzieren wir den körpereigenen Heilungsvorgang, der auf der rechten Seite bereits stattgefunden hat.

Gradmesser sind der Schmerz und die Lebensqualität

In der Orthopädie gibt es nur bei 5 Prozent der Patienten einen objektiven Grund zur sofortigen Therapie. Das kann beispielsweise ein Tumor oder ein absterbender Nerv sein, die einer schnellen Behandlung bedürfen. Bei den anderen 95 Prozent entscheiden allein das Leid bzw. die Schmerzen des Patienten, was man tut. Ich lasse meine Patienten dazu auf einer visuellen Schmerzskala ihren persönlichen Schmerz von 0 bis 10 einordnen. 0 heißt gar kein Schmerz, 10 bedeutet, dass man am liebsten die Wände hochgehen würde. Der Patient entscheidet über die Wahl der Waffen mit. Bei Schmerzen der Stufe 2 bedeutet das beispielsweise den Gang zum Physiotherapeuten, Schmerzen der Stufe 8 bis 9 dagegen verlangen eine schnelle Schmerztherapie, um zu verhindern, dass der Nerv Schaden nimmt und sich der Patient allein aus Verzweiflung operieren lässt.

Erfolg bedeutet nicht unbedingt komplette Schmerzfreiheit

Eine erfolgreiche Therapie – das bedeutet für jeden Patienten etwas anderes und ist daher etwas sehr Individuelles. Denn auch das Wort Lebensqualität ist für jeden Menschen anders

... dass Akupunktur bei Rückenschmerzen helfen kann?

Bei temporären Rückenschmerzen ohne erkennbare Ursache kann Akupunktur einen Versuch wert sein. Wissenschaftler der Ruhr-Universität Bochum konnten nachweisen, dass die Nadelstiche den Patienten mehr Erleichterung verschafften als die Einnahme von herkömmlichen Schmerzmitteln. Dabei war es jedoch egal, ob es sich um echte oder unechte Akupunktur handelte – bei der unechten Akupunktur wurden die Nadeln weniger tief gestochen als bei der echten, sie wurden weder gezielt an jenen Punkten angesetzt, die normalerweise Wirkung versprechen, noch gedreht. Nach sechs Monaten fühlten sich 47 Prozent der Teilnehmer der Gruppe, die mit echter Akupunktur behandelt wurde, deutlich schmerzfreier, 44 Prozent der mit unechter Akupunktur behandelten Probanden konnten das Gleiche von sich sagen. In der dritten, konventionell behandelten Gruppe fühlten sich dagegen nur 27 Prozent deutlich besser.

Das Team um Studienleiter Heinz Endres geht davon aus, dass der Körper positiv auf jeden kleinen Nadelstich reagiert, weil die Übermittlung von Schmerzgefühlen an das Gehirn durch einen neuen Stimulationsreiz unterbrochen wurde. Der Körper vergisst also durch die Stiche quasi seinen ursprünglichen Schmerz.

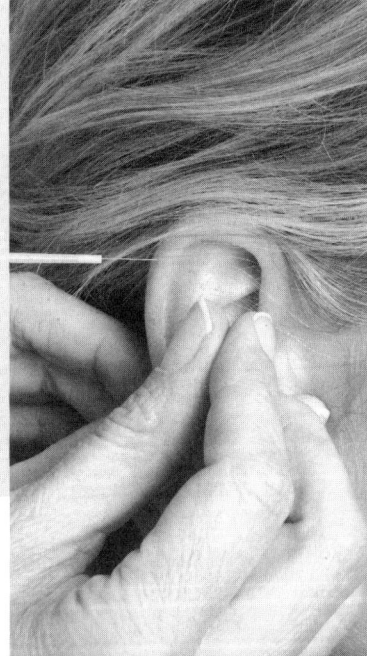

besetzt. So möchte vielleicht ein 30-Jähriger, bisher relativ sportlicher Mann nach einem Bandscheibenvorfall so schnell wie möglich wieder seinen Sport machen können und muss zudem fit sein für seinen möglicherweise aufreibenden Job mit vielen Reisen. Im Gegensatz dazu, ist die Vorstellung von Lebensqualität bei einer 75-

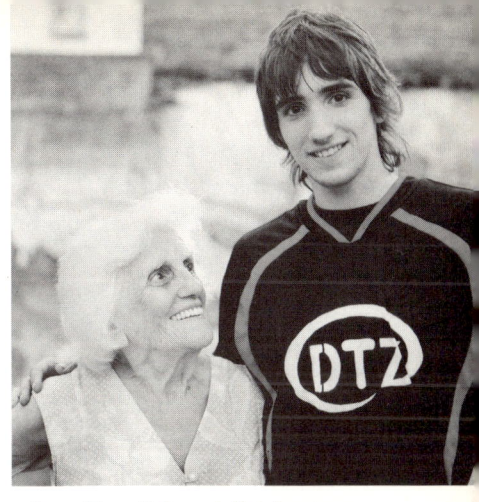

jährigen Frau sicher deutlich anders. Sie möchte vielleicht einen Zustand erreichen, in dem sie wieder selbstständig einkaufen gehen und ihre Hausarbeit verrichten kann, und das alles mit möglichst wenig Schmerzen. Deshalb sage ich meinen Patienten immer, dass sie sich nach der Therapie fragen sollen: »Kann ich mit diesem Ergebnis gut leben? Bin ich mit meinem Zustand zufrieden und würde ich mit meinen derzeitigen Beschwerden überhaupt zum Arzt gehen?« Das muss nicht unbedingt ein Zustand von völliger Schmerzfreiheit sein, sondern ist eben von Mensch zu Mensch individuell sehr unterschiedlich.

Die Entzündung bestimmt den Schmerz

Bei einem Bandscheibenvorfall drückt der Gallertkern der Bandscheibe auf die Nervenstränge des Rückenmarkskanals. Das löst eine Entzündung aus und bereitet mehr oder weniger starke Schmerzen. Nun streiten sich Schmerztherapeuten und Neurochirurgen oft darüber, ob die Entzündung oder die mechanische Einengung der Nerven eher der Grund für die Beschwerden sind. Aus meiner Erfahrung weiß ich, dass sich durch eine aktive Schmerztherapie und eine Bekämpfung der Entzündungsreaktion der Körper sehr wohl mit einer neuen, ungewohnten Mechanik arrangieren kann. Das bestätigen auch die meisten internationalen Studien. Tierversuche zeigen, dass die Berührung der Nervenwurzel durch Bandscheibengewebe über biochemische Botenstoffe zu einer Entzündung führt, und zwar unabhängig davon, ob dabei zusätzlich mechanischer Druck besteht. So ist auch zu verstehen, warum leichte Befunde zu starken Schmerzen führen können und schwere Befunde leichte oder keine Schmerzen verursachen können.

Die Heilung verläuft nicht linear

Beim Bekämpfen der Schmerzen gehen Patient und Arzt ein Stück weit einen gemeinsamen Weg. Dieser verläuft freilich nicht linear, sondern er nimmt in flacher werdenden Wellen ab. Das sollte der Arzt dem Patienten mitteilen, damit der nicht enttäuscht oder desillusioniert ist. Man muss sich den Schmerz wie ein loderndes Feuer vorstellen und die Schmerzmittel wie das Löschwasser. Wenn es brennt, nimmt man also einen Kübel mit Wasser und gießt ihn über die Flammen. Dann geht das Feuer erst mal aus, und es raucht. Bald fängt es wieder an zu züngeln, und man muss den zweiten Kübel mit Wasser nachgießen, damit es nicht wieder zum Lodern kommt. Oft muss man drei- bis viermal nachgießen, bis man auch die letzten Brandnester erwischt hat. Wenn die Kübel nicht reichen, muss man auch schon mal einen Feuerwehrschlauch nehmen und eine Zeit lang draufhalten – das ist der Schmerzkatheter, der für einige Tage im Körper bleibt. Dann ist irgendwann Ruhe, und das Feuer, sprich: der Schmerz, ist endgültig erloschen.

Für den Patienten ist entscheidend: Die Intensität des Schmerzes nimmt kontinuierlich ab und ist statistisch gesehen bei 70 Prozent der Patienten nach drei Monaten und bei 90 Prozent nach sechs Monaten verschwunden. Es gibt aber auch Patienten, die schon mit einer einzigen Behandlung völlig schmerzfrei werden, obwohl sie schon über Monate oder Jahre Schmerzen hatten.

Die Wirbelsäule bleibt nicht ewig jung

Wie die Haut im Alter runzelig wird, so altert auch die Wirbelsäule. Der in ihr verlaufende Spinalkanal kann mit zunehmendem Alter enger werden – man nennt das Spinalstenose (Seite 146ff.) –, und dann drückt er auf das Rückenmark und die Nervenbahnen. Das ist etwa ab 60 Jahren der Fall. Die meisten Menschen merken davon nichts, bei einigen kommt es aber zu diffusen Schmerzen im Gesäß oder in den Beinen, oft auch zu Ermüdungserscheinungen oder Schmerzen beim Gehen mit Unsicherheit, die sogenannte Schaufensterkrankheit. Wie ge-

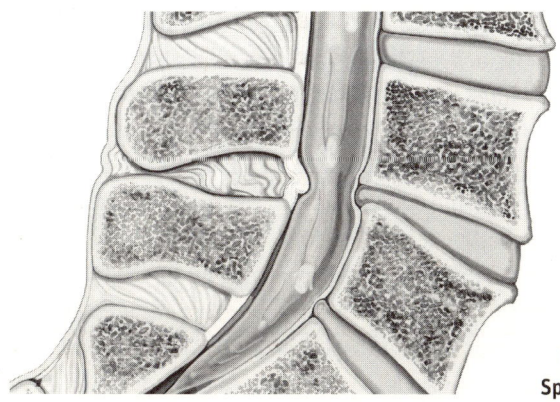

Beginnende Spinalstenose

sagt: Es kann dazu kommen, muss aber nicht. In den meisten Fällen kompensiert der Körper das Ganze recht gut.

Was allerdings auffällig ist: 10 bis 15 Jahre nach einer Bandscheibenoperation entwickeln viele Patienten eine sekundäre Spinalstenose durch die degenerativen Veränderungen von Bändern und Gelenken. Auch das spricht nicht gerade für eine Operation.

Ein Tropfen kann das Fass zum Überlaufen bringen

Manchmal gibt es Spinalstenosen, also Einengungen im Wirbelkanal, die ohne Symptome sind und die wir nur deshalb diagnostizieren, weil die Patienten gestürzt sind und deshalb Bilder nötig werden. Man wundert sich dann oft, wie diese Patienten überhaupt haben laufen können, weil der Spinalkanal nur noch so breit ist wie ein Fingernagel. Das liegt einfach daran, dass die Kompensationsfähigkeit des Körpers bei degenerativen Veränderungen, Einengungen und Bandscheibenvorfällen sehr groß ist. Deshalb sind die meisten degenerativen Erkrankungen oft schon lange vorhanden, der Körper hat sich über Jahre oder gar Jahrzehnte damit arrangieren können. Eine falsche Bewegung oder extreme kurzzeitige Belastungen können das Fass allerdings zum Überlaufen bringen. Plötzlich meldet sich die Erkrankung zu Wort – mit mehr oder weniger starken Beschwerden.

Unsere Philosophie ist es, dem Körper dabei zu helfen, seinen Schmerz wieder zu managen. So, wie er das jahrelang auch getan hat, bevor der Ausnahmezustand begann. Übrigens: Käme eine ähnliche Einengung ganz spontan durch einen Unfall oder einen Bruch zustande, würde das sofort zu einer Querschnittslähmung führen!

So viel wie nötig, so wenig wie möglich

Bilder zeigen also oft mehr, als der Patient überhaupt spürt. Deswegen bin ich absolut gegen regelrechte »Operationsorgien« nach dem Motto: »Wenn wir schon mal dran sind, können wir auch noch die anderen Dinge richten, die uns auf dem Kernspinbild aufgefallen sind.« Gerade bei älteren Patienten bin ich dafür, die mit einem Eingriff verbundenen Belastungen so gering wie möglich zu halten und Operationen so gut es geht zu vermeiden. So wird auch die Reha-Phase deutlich kürzer. Bei vielen älteren Patienten ist das Risiko durch Vorerkrankungen ohnehin so groß, dass eine offene Operation gar nicht in Frage kommt. Trotzdem kann man diesen Patienten mit der interventionellen Schmerztherapie auch ohne großes Risiko viel Lebensqualität zurückgeben.

Das beste Beispiel dafür ist meine 94-jährige Mutter. Sie ist sehr fit im Kopf, hat stärkere Herzprobleme und seit Jahren eine massive Spinalstenose mit einem Wirbelgleiten im Bereich von 4. und 5. Lendenwirbel. Das ging viele Jahre gut. Vor einem Jahr bekam sie jedoch stärkste Schmerzen durch die Einengung der Wurzel in diesem Bereich, sie konnte so gut wie nicht mehr laufen. Da sie aber eine selbstständige Frau und durchaus auch auf ihr Aussehen bedacht ist, lehnte sie einen Rollator strikt ab. Eine Operation war nahezu ausgeschlossen. In ihrem Alter und mit einer Herzerkrankung ist eine mehrstündige Narkose mit vielen Risiken verbunden.

Also setzten wir auch hier wieder unser Schmerzkonzept ein. Mit einem Epiduralkatheter nahmen wir ihr die akute Entzündung und die Schmerzen. Jetzt machen wir eine Erhaltungstherapie mit Schmerzmittelinjektionen im Abstand von drei bis vier Wochen. Meiner Mutter geht es wieder gut. Sie macht im Garten bereits wieder kleine Spaziergänge.

Wenn sich meine Patienten besser fühlen und nahezu schmerzfrei sind, mache ich normalerweise keine Kernspinbilder mehr von ihrem Rücken. Das spart Kosten – und darüber hinaus ist das einzig entscheidende Kriterium die persönliche Schmerzfreiheit des Patienten. Denn oft hat sich das Bild gegenüber demjenigen vor der Erkrankung gar nicht großartig verändert, obwohl die Schmerzen weg sind. So wie man bei meinem persönlichen Kernspinbild auch vermuten könnte, dass ich unsägliche Schmerzen hätte. Ausschlaggebend ist also einzig und alleine das, was der Patient berichtet. Zumal ein Bild von der Trümmerwüste eines Rückens für die Psyche des Patienten ein negatives Signal sein könnte, weil es Ängste und Schmerzerwartungen weckt.

Das Bessere ist oft der Feind des Guten

Wie die Industrie permanent neue Joghurts, Autos oder Fernseher erfindet, so sind Wissenschaftler auch auf dem großen Markt der Rückenschmerzgeplagten immer auf der Suche nach Hightechhilfe. Doch nicht alles, was da oft so vollmundig beworben wird, ist auch ein Segen für den Patienten. Fast jährlich wird eine neue Sau durchs Dorf getrieben, die wahre Wunder für den Rücken verspricht. Es gibt jedoch an der Wirbelsäule keine einzig wahre Wundertherapie. So vielseitig wie Rückenschmerzen sind, so vielseitig müssen auch die Therapiemethoden sein.

Es gibt nichts, was alles am Rücken heilt. Und zudem haben wir ein ausreichendes Spektrum, um verschiedene Rückenprobleme zu behandeln. Viel wichtiger als neue Methoden ist die Tatsache, wie gut ein Arzt die vorhandenen Möglichkeiten nutzen kann und wie viel Erfahrung er damit hat.

Bandscheibenprothesen beispielsweise werden gerne als Allheilmittel gepriesen, das nach einem Bandscheibenvorfall Ersatz bieten soll. Für den Bereich der Halswirbelsäule sind diese Ersatzteile noch ganz sinnvoll, zumal das zu operierende Areal relativ leicht über einen sehr kleinen Hautschnitt von vorne zu erreichen ist. Für den Bereich der Lendenwirbelsäule gilt das jedoch oft nicht. Dort ist der Eingriff nur über den Bauchraum zu machen, das ist schwierig und auch viel risikoreicher. Und nur 57 Prozent Zufriedenheit bei den Patienten nach der Operation sind diesen Eingriff kaum wert. Zumal bei diesen 57 Prozent Zufriedenen der Maßstab eine Schmerzverbesserung von nur 25 Prozent auf der visuellen Schmerzskala war. Gar nicht mitgerechnet wurden die Patienten, denen es hinterher schlechter ging als vorher.

Die Bandscheibenprothese ist ein warnendes Beispiel für ein Produkt, das durch geschicktes Marketing geradezu den Markt überflutet. Obwohl man von ihr nicht einmal weiß, wie effizient sie eigentlich ist und sie sich besonders im Bereich der Lendenwirbelsäule als wenig hilfreich erwiesen hat. Ich weiß von 25-jährigen Patienten, denen bereits Bandscheibenprothesen an der Lendenwirbelsäule empfohlen wurden.

Auch der Knorpelersatz der Bandscheibe ist so eine Marketingerfindung. Dabei wird dem Patienten suggeriert, dass durch entnommene und wieder injizierte Knorpelzellen neues Bandscheibengewebe wachsen würde. In der Mehrzahl der Fälle wachsen diese Knorpelzellen jedoch überhaupt nicht im Körper an. Die rund 4000 bis 5000 Euro teure Behandlung ist also häufig völlig überflüssig – und der Patient muss sie auch noch selber zahlen. Gegen akute Schmerzen hilft sie ohnehin nicht.

Ein abschreckendes Beispiel ist auch die inflationäre Verwendung der sogenannten interspinösen Spreizer wie X-Stop®

oder Coflex (Seite 268), wenngleich sie bei passender Indikation durchaus hilfreich sein können. Darunter versteht man kleine Vorrichtungen, die zwischen die Dornfortsätze gesetzt werden, um den Epiduralraum bei leichten oder mittleren Spinalstenosen (Wirbelkanalverengungen) zu erweitern. In manchen Praxen werden die Dinger

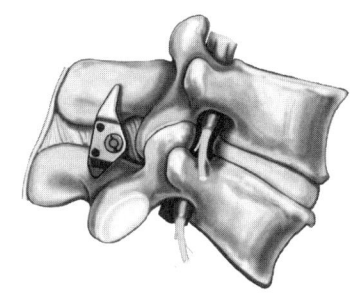

Manchmal sinnvoll: Spreizer halten die Wirbel auf Abstand

inzwischen fast inflationär eingesetzt, ohne dass die Indikation immer genau beachtet würde. Ein befreundeter Neurochirurg sagte mir, dass er gerade häufiger damit beschäftigt sei, sinnlose Spreizer wieder auszubauen, als neue zu implantieren, weil so viele Patienten unzufrieden damit sind.

Lassen Sie sich nicht auf die Psychoschiene schieben

Wenn der Schmerz nicht zum Kernspinbild passt oder umgekehrt, werden manche Ärzte schnell ungeduldig. Im Grunde genommen gibt es drei Gruppen von Patienten, die schnell auf der Psychoschiene landen und gerne mit einer Packung Antidepressiva abgespeist werden. Die erste Gruppe sind Patienten, bei denen auf dem Kernspinbild vermeintlich nicht genügend zu sehen ist, um den Schmerz zu begründen. Das liegt daran, dass die Patienten morgens um 11 Uhr, wenn sich die Bandscheiben über Nacht schon wieder ein wenig mit Flüssigkeit vollgesaugt und etwas regeneriert haben, in einer Position mit angezogenen Beinen untersucht werden, in der sie sowieso schmerzfrei sind. Besonders bei jüngeren Patienten, bei denen ja Abnutzungserscheinungen noch nicht so häufig sind, führt das dazu, dass der Schmerz dann schnell auf die psychosomatische Schiene geschoben wird.

Die zweite Gruppe sind die Patienten mit schlechten Operationsergebnissen. Der Operateur macht nach dem Eingriff ein Bild und sagt, dass alles in Ordnung sei. Platten und Dübel sitzen gut, der Patient könne gar keinen Schmerz haben. Dennoch können sich Narben gebildet haben, die zu Schmerzen führen. Leider ist es so, dass die Bilder, die vor der Operation gerne überinterpretiert werden, um den Patienten zu dem Eingriff zu bewegen, hinterher oft bagatellisiert werden. Nach dem Motto »Der Patient spinnt« werden dann oft Antidepressiva verordnet.

Die dritte Gruppe sind Patienten, bei denen die Diagnose falsch gestellt wurde. Häufig passiert das bei sogenannten Impingements, das heißt, die Patienten kommen mit Nackenschmerzen, die aber vom Schultergelenk herrühren. Über Jahre wird die Halswirbelsäule behandelt, was natürlich überhaupt keine Aussicht auf Erfolg haben kann, weil ja die Schmerzursache gar nicht angegangen wird. Diese Patienten nerven den Arzt, er ist mit seinem Latein am Ende – und verordnet auch Psychopharmaka.

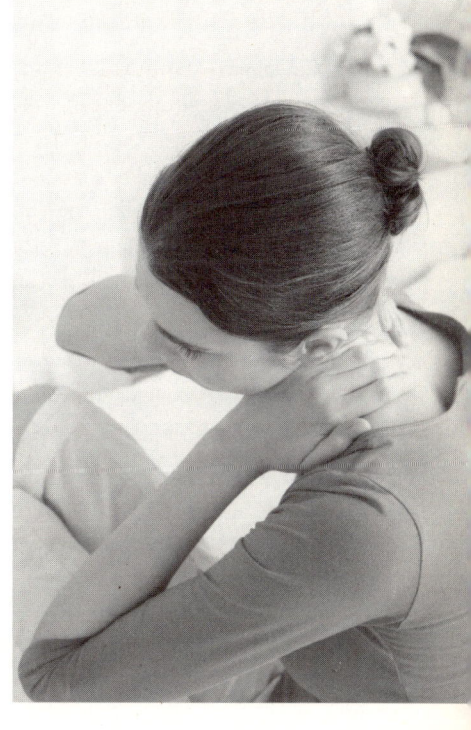

Mein Rat: Lassen Sie sich nicht so schnell mit einer Psychodiagnose und einer Packung Psychopharmaka abspeisen, sondern hören Sie sich in so einem Fall unbedingt noch die Meinung eines zweiten oder auch dritten Arztes an.

Auf einem anderen Blatt steht, dass die Psyche bei Rückenproblemen durchaus eine Rolle spielen kann, gerade bei chronischen Schmerzen. Will man also da an die Ursachen ran, ist eine psychotherapeutische bzw. psychosomatische Behandlung durchaus sinnvoll (siehe Seite 227ff.).

WUSSTEN SIE EIGENTLICH ...

... dass Eiweiße brüchige Knochen machen?

Osteoporose ist inzwischen zu einer heimlichen Volkskrankheit geworden. Besonders Frauen nach der Menopause leiden an brüchigen Knochen (siehe Seite 137f.). Dass der Rückgang des Weiblichkeitshormons Östrogen daran beteiligt ist, weiß man schon länger. Durch den gesunkenen Hormonspiegel können sich mehr der sogenannten Knochenfresszellen bilden. Sie knabbern das Skelett regelrecht an und sorgen dafür, dass es brüchiger wird. Die genauen Zusammenhänge waren allerdings bis vor kurzem unbekannt, allen voran die Frage: Was genau löst die Flut an fresswütigen Zellen aus? Jetzt konnte ein deutsch-österreichisches Forscherteam der Medizinischen Universität Wien ein wenig Licht ins Dunkel bringen. Sie fanden heraus, dass Eiweiße auf der Oberfläche der Knochenfresszellen, Osteoklasten genannt, Schuld an dem Super-GAU an den Knochen sind. Die Eiweiße funktionieren wie kleine Antennen und nehmen Signale auf, die dann zur Produktion weiterer Fresszellen anregen. Das wich-

tigste dieser Eiweiße heißt RANK, es scheint den Reifungs-
prozess der Knochenfresszellen als eine Art Chef im Ring zu
leiten. Wird nur wenig oder gar kein RANK gebildet, scheinen
die Fresszellen ihre Antennen einzufahren, es wird kein Signal zur Reifung neuer Osteoklasten ausgesendet. Dabei ist es
egal, wie viel oder wenig Östrogen in diesem Moment im
Körper kreist. RANK wiederum scheint gesteuert zu werden
durch ein bestimmtes Signaleiweiß, das die Wissenschaftler
CCR2 nannten. Im Tierversuch an Mäusen konnte nachgewiesen werden, dass es bei einem Fehlen dieses Signaleiweißes
nicht zur Bildung von RANK und damit auch nicht zur vermehrten Produktion von Knochenfresszellen kommt. Für die
Mäuse bedeutete das: Schutz vor Osteoporose.

Auch wenn sich natürlich solche Studien nicht 1:1 vom Tier
auf den Menschen übertragen lassen, erhoffen sich die Wissenschaftler von dieser Erkenntnis neue Ansätze für die zukünftige Therapie der Osteoporose.

Der Schmerz entsteht auch im Kopf

Dass das so ist, hat immerhin einen Vorteil: So lässt er sich auch überlisten. Schmerz kann variieren – je nachdem, wie viel Aufmerksamkeit Sie ihm schenken. Wer trotz Rückenschmerzen arbeitet, ist abgelenkt und nimmt den Schmerz häufig weniger wahr. Wer zu Hause im stillen Kämmerlein in sich hineinhorcht, spürt sein Leid meist stärker. Und: Der Körper kann bei chronischen Schmerzen eine Art Schmerzgedächtnis entwickeln und reagiert dann übersensibel auf andere, eigentlich harmlose Reize wie Berührungen, Kälte oder Wärme. Auch negative Gefühle wie mentaler Stress, Ängste oder übertriebenes Mitleid führen dann zu Schmerzen. Um diese Negativspirale zu durchbrechen, können Entspannungs- und Imaginationsübungen helfen. Gradmesser des Erfolgs ist der Schmerz des Patienten.

Akute Schmerzen sind wichtig zum Überleben. Sie signalisieren, dass im Körper etwas nicht stimmt, oder lösen Reflexe aus, sich aus einer Gefahrenzone, die den Schmerz bedingt, zu entfernen. Das passiert blitzartig, etwa wenn wir die Hand in zu heißes Wasser tauchen oder mit dem Fuß auf eine spitze Muschelschale treten. Akute Schmerzen dauern normalerweise Sekunden, Minuten oder auch Stunden, selten Tage oder gar Wochen. Dann verschwinden sie wieder. Nicht so der chronische Schmerz. Rund acht bis zehn Millionen Deutsche sind laut Auskunft der Deutschen Schmerzliga von Dauerschmerzen betroffen, meist als Folge von Wirbelsäulenerkrankungen oder Knochenbrüchen. In der Bevölkerungsgruppe 60 plus leiden sogar rund 25 Prozent an ständig vorhandenen oder immer wiederkehrenden Schmerzen – und sehen das Ganze oft als unabänderliches Schicksal an, nicht selten unterstützt von ihren Ärzten, die aus diversen Gründen Angst vor einer vernünftigen Schmerztherapie haben und Schmerzen im Alter als gottgegeben ansehen. Das kann fatale Folgen haben. Der Schmerz brennt sich regelrecht ins Gehirn ein. Im schlimmsten Falle spürt man dort Schmerzen, wo gar keine Entzündung oder Fehlfunktion mehr vorhanden ist. Bei chronischen Schmerzen hat der Schmerz seine gesunde Warnfunktion verloren.

Blitzschnell von der Haut ins Hirn

Werfen wir doch mal einen Blick auf das, was im Körper passiert, wenn uns etwas wehtut. Angenommen, Sie nehmen beim Kochen den Deckel vom Topf und kommen mit der Hand zu nah an den heißen Dampf. Das verletzt das Gewebe, spezielle Schmerzrezeptoren werden aktiviert. Über Nervenbahnen gelangt dieser Schmerzreiz ins Rückenmark. Dort wird zunächst der Reflex »Hand wegziehen!« ausgelöst. Das alles läuft blitzschnell ab, der Reiz rast mit rund 15 Metern pro Sekunde durch die Nervenfasern. Erst danach geht ein Schmerzreiz in Richtung Gehirn. Und zwar in den Thalamus, der als eine Art Filter darüber entscheidet, was gerade für den Körper wichtig ist und was nicht. Erst wenn der Schmerzreiz hier ankommt, merken wir, dass uns etwas wehtut. Gleichzeitig gelangt der Schmerzimpuls in den ältesten Teil unseres Gehirns, das limbische System. Der Münchner Hirnforscher Ernst Pöppel nannte diesen Bereich mal den »Vergnügungspark im Kopf«. Doch in diesem Verwaltungsbereich für unsere Gefühlswelt geht es nicht immer nur lustig zu. Schmerzreize werden hier auch mit früheren negativen Erfahrungen und Gefühlen verknüpft.

SCHMERZKREISLAUF

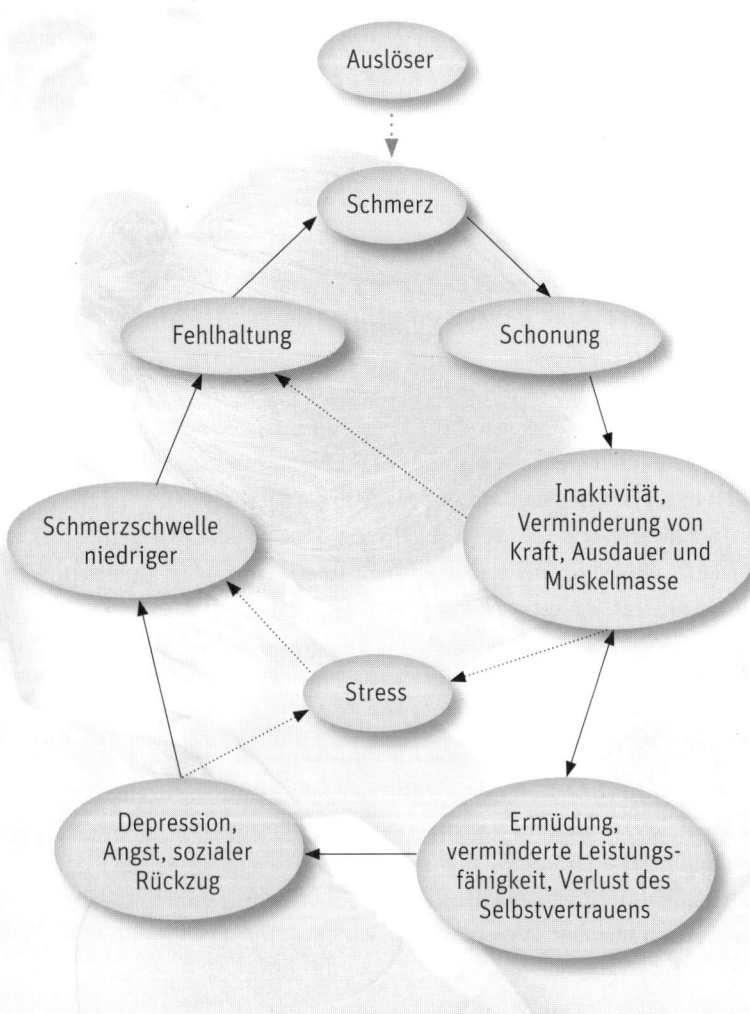

Das körpereigene Dopingsystem – und seine Tücken

Glücklicherweise hat der Körper ein System, das normalerweise verhindert, dass aus akuten Schmerzen chronische werden. Bei Schmerzen werden sogenannte Endocannabinoide ausgesandt, das sind hanfähnliche Stoffe, die das Gehirn produziert. Sie lindern den akuten Schmerz, beruhigen aber auch in hektischen Situationen und können sogar das Hungergefühl dimmen. Sie sind eine Art Wohlfühl-Balance-System, wenn der Körper aus dem Gleichgewicht geraten ist. Dieser körpereigene »Drogencocktail« wird gleichzeitig mit dem Schmerzreiz ausgesandt, damit die Schmerzinformation in den Zellen so schnell wie möglich wieder gelöscht werden kann. Das Tückische an dem Dopingsystem: Endocannabinoide können selber auch Schmerz fördernd sein. Das hat jetzt ein Forscherteam aus Zürich festgestellt. In einer Studie von Hanns Ulrich Zeilhofer, Professor am Institut für Pharmazeutische Wissenschaften der Eidgenössischen Technischen Hochschule Zürich, konnte bewiesen werden, dass Endocannabinoide bei bestimmten Schmerzformen zu einer Schmerzsensibilisierung führen können.

Der Kurzschluss im Rückenmark

Normalerweise kann das Gehirn zwischen einer sanften Berührung und Schmerz unterscheiden. Denn beide Gefühle werden über zwei unterschiedliche Systeme durch das Rückenmark in Richtung Hirn geleitet. Diese beiden Systeme stehen allerdings im Zentralnervensystem durch Nervenfasern miteinander in Verbindung. Für die Kommunikation sorgen Botenstoffe, die Neurotransmitter. Durch bestimmte Erkrankungen oder auch starke Schmerzreize können diese Neurotransmitter in ihrer Funktion gestört werden. Es kommt zu einer Art Kurzschluss im Rückenmark, Informationen werden falsch weitergegeben. Dabei scheinen die Endocannabinoide eine große Rolle zu spielen. Die Folge: Schon eine leichte Berührung kann plötzlich das Gefühl von Schmerz auslösen. Zudem vergrößern sich die Areale, die als schmerzhaft empfunden werden. Das ist auch einer der Gründe, warum Rückenschmerzen bis ins Bein ausstrahlen können oder Nackenschmerzen bis in die Hand.

Wenn der Schmerz sich selbstständig macht

Bestimmte erlernte Dinge im Leben wie Autofahren oder Tennisspielen können wir fast automatisch, ohne über die Bewegungsabläufe noch groß nachzudenken. Auf den Nervenbahnen ist quasi eine Spur gelegt, die immer wieder abgerufen werden kann. Leider können solche Automatismen auch in Sachen Schmerz stattfinden. Wenn nämlich ein Schmerzreiz über längere Zeit bestehen bleibt, lernt das Gehirn damit zu leben, es bildet sich ein Schmerzgedächtnis oder ein Schmerzpfad. Wenn dieser Reiz in regelmäßigen Abständen auftritt, reagiert die Zelle jedes Mal heftiger. Und auch wenn der Reiz nicht stärker wird, sendet sie jedes Mal Signale ins Gehirn. Dauerschmerz bewirkt sogar eine Veränderung der Zellmembran, so dass die Nervenzellen bei stärkeren Schmerzen noch schneller reagieren.

Tricksen Sie Ihr Hirn aus

Genauso wie ein Gehirn Schmerzen lernen kann, kann man dieses Schmerzgedächtnis auch wieder löschen. Dabei können Imaginationsübungen helfen. Weil Schmerz im Gehirn entsteht, kann man das quälende Gefühl auch direkt dort eindämmen.

Imaginationsübungen kommen eigentlich aus der Traumatherapie. Trauma kommt aus dem Griechischen und bedeutet »Wunde«. Ein Psychotrauma ist also eine seelische Wunde, die ein Mensch beispielsweise durch einen Unfall, eine schwere Krankheit, Missbrauch oder auch seelische Vernachlässigung erfahren hat. Die Imaginationen in der Traumatherapie sollen bei der Bewältigung dieser extremen Erfahrungen helfen. Auch starke und vor allem dauerhafte Schmerzen können ein Trauma darstellen und lassen sich alleine durch die Kraft der Vorstellung oft deutlich lindern.

In einem Experiment der Ruhr-Universität Bochum erlernten 150 gesunde Studenten drei verschiedene Imaginationstechniken zur Schmerzbewältigung. Bei der sogenannten Parästhesie versuchte ein Therapeut ähnlich der Methode des autogenen Trainings den Probanden zu suggerieren, dass sich der schmerzende Körperteil angenehm leicht anfühle. Bei der Analgesie-Technik sollte die Vorstellung eines übergestülpten Handschuhs die Hand vor dem Schmerz schützen. Und bei der Methode der Dissoziation sollten die Studenten versuchen, die Hand gedanklich praktisch vom übrigen Körper abzuspalten, so dass sie gar nicht schmerzen konnte. Danach wurden die Probanden einem Druckschmerz der rechten Hand ausgesetzt, der so lange gesteigert wurde, bis die Studenten das Experiment abbrachen. Das Ergebnis war verblüffend: Die Studenten, die eine der genannten Imaginationstechniken erlernt hatten, hielten den Schmerz durchschnittlich 318 Sekunden aus, die Probanden, die ein Schmerzmittelplacebo bekommen hatten oder zu einer Kontrollgruppe ohne erlernte Imagination gehörten, gaben im Durchschnitt schon nach 130 Sekunden auf.

Im Folgenden finden Sie deshalb einige Übungen aus der psychodynamischen imaginativen Traumatherapie (PITT), die Ihnen helfen können, den Schmerz auch ohne die dauernde Einnahme von Schmerzmitteln erträglicher zu machen.

Glücksreise

Unser Gehirn ist zwar ein kleines Wunderwerk, lässt sich aber in manchen Dingen auch austricksen. So kann es beispielsweise nicht zwischen Realität und Fiktion unterscheiden. Eine kleine Fantasiereise an einen Ort, wo Sie sich geborgen, glücklich und vor allem schmerzfrei fühlen, kann für Rückenschmerzgeplagte wie ein kleiner Kuraufenthalt sein. Setzen oder legen Sie sich dafür bequem hin, schließen Sie die Augen. Atmen Sie tief durch die Nase ein und durch den Mund wieder aus. Versuchen Sie Ihren Atem zu spüren und ihn auf seinem Weg bis tief in den Bauch und wieder zurück zu verfolgen. Stellen Sie sich dann vor Ihrem geistigen Auge einen Ort vor, an dem Sie sich rundum wohlfühlen. Frei von Sorgen, frei von Schmerzen. Das kann zum Beispiel ein warmer, einsamer Strand mit türkisblauem Wasser in der Karibik sein oder der sonnenbeschienene Gipfel eines Berges mit atemberaubender Aussicht.

Versuchen Sie sich vorzustellen, wie sich die Wärme auf der Haut anfühlt, wie sich das Geräusch der brechenden Wellen am Ufer anhört, wie klar die Luft auf dem Berg und wie still die Umgebung um Sie herum ist. Kurzum: Versuchen Sie sich mit allen Sinnen auf den Ort einzustellen, saugen Sie die Emotionen in sich auf und lassen Sie Ihrer Fantasie dabei freien Lauf. Vermutlich werden Sie spüren, wie der Herzschlag dabei ruhiger wird, die Atmung sich vertieft und sich nach und nach ein wohliges Entspannungsgefühl einstellt.

Wenn Sie von Ihrer Reise genug haben, sollten Sie sich noch einmal an Ihrem Wohlfühlort umschauen und sich dann lang-

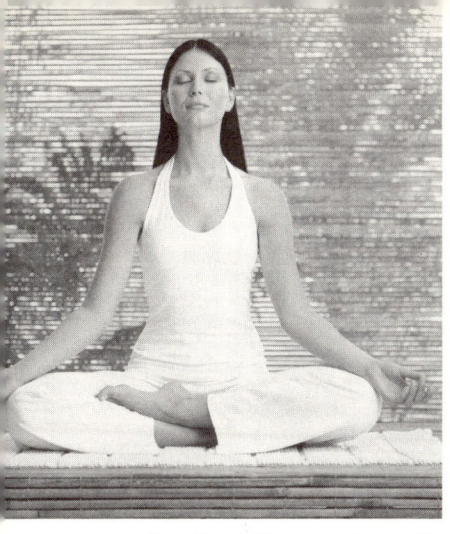

sam verabschieden. Zählen Sie in Gedanken von zehn bis null und öffnen Sie dann langsam die Augen. Gähnen Sie ruhig, dehnen und strecken Sie sich dabei wie eine Katze.

Farbrausch

Setzen Sie sich entspannt hin, schließen Sie die Augen und versuchen Sie, in Ihren Rückenschmerz hineinzuhorchen. Konzentrieren Sie sich voll auf das unangenehme Gefühl. Stellen Sie sich nun vor, dass dieser Schmerz eine Farbe hat. Vielleicht ist das gerade ein äußerst aggressives Rot oder auch ein dumpfes Grau-Schwarz. Denken Sie dann an eine Farbe, die für einen gesunden, starken und beweglichen Rücken stehen könnte, eine Farbe, die bei Ihnen durchweg positive Assoziationen auslöst. Versuchen Sie dann, die Farbe für den Schmerz ganz allmählich in die Farbe für den gesunden Rücken überzuleiten. Vielleicht kommt anfangs immer wieder die Rückenschmerzfarbe durch, irgendwann wird sie aber vermutlich von der Farbe eines positiven Rückengefühls überlagert. Konzentrieren Sie sich auf diese Farbe, versuchen Sie zu spüren, welche Auswirkungen das auf Ihr Rückengefühl hat.

Klangbad

Legen Sie eine CD mit einer fließenden, harmonischen Musik auf, die Sie beruhigt und glücklich macht. Legen Sie sich dann auf eine weiche Unterlage; das kann eine Matratze, ein Sofa oder auch eine dicke Iso-Matte sein. Ideal ist es, wenn Ihre

Füße in Richtung der Lautsprecher zeigen, aus denen die Musik kommt. Schließen Sie dann die Augen und finden Sie zunächst Ihren Atemrhythmus. Versuchen Sie dann sich vorzustellen, die Musik sei herrlich temperiertes Wasser, das Sie ganz von alleine trägt, Ihren Körper angenehm leicht macht und Ihren Rücken sanft stützt. Schweben Sie mit dieser Leichtigkeit des Seins so lange, bis Sie einen positiven Effekt auf Ihre Rückenbeschwerden spüren. Vielleicht gleiten Ihre Schmerzen auch durch das Wasser davon, lösen sich quasi im Nichts der Tiefe auf. Genießen Sie diesen schmerzfreien Zustand, öffnen Sie die Augen und kommen Sie ganz langsam in die Realität zurück.

WUSSTEN SIE EIGENTLICH ...

... dass Gegenreize die Schmerzen lindern können?

Man kennt das Ganze vom Mückenstich. Es juckt höllisch, und automatisch kratzen wir. Auch wenn es mittelfristig gesehen eher kontraproduktiv ist, hilft Kratzen augenblicklich gegen den Juckreiz. Ähnlich verhält es sich bei Schmerzen. Instinktiv reiben wir eine schmerzende Stelle. Und das macht auch durchaus Sinn. Denn dadurch werden Nervenfasern aktiviert, die wie ein Hemmer auf die anderen Nervenfasern wirken, welche den Schmerz weiterleiten. Der Schmerz wird dadurch zumindest temporär gelindert. Nach diesem Prinzip arbeiten übrigens auch sogenannte spezifische Reiztherapien bei Rückenschmerzen wie Akupunktur, Akupressur oder auch die Triggerpunkt-Therapie (Seite 215).

Stress führt zu Rückenschmerzen – und umgekehrt

»Eine schwere Last tragen« oder »sich zu viel aufhalsen«: Hinter solchen Bildern verbirgt sich ein Stück Wahrheit. Die großen Belastungen, denen viele Menschen ausgesetzt sind, verursachen Stress und führen häufig zu Rückenschmerzen. Und umgekehrt wissen wir, dass 90 Prozent aller Rückenschmerzpatienten im Laufe der Zeit zumindest eine leichte Depression entwickeln. Daher muss neben der körperlichen Behandlung auch die seelische Befindlichkeit Beachtung finden. In meiner Klinik Jägerwinkel arbeiten wir deshalb bei Rückenpatienten auch immer mit psychosomatisch geschulten Fachärzten und Therapeuten zusammen. Und es ist erstaunlich, dass gerade auch Männer, die normalerweise um Psychotherapie einen großen Bogen machen, dieses Angebot dankbar annehmen und Ballast abzuwerfen lernen. Manche zum ersten Mal in ihrem Leben.

Stress ist nicht immer offensichtlich

Nicht jeder, der unter Druck steht, merkt das auch sofort. Gerade in verantwortungsvolleren Positionen scheint mit einem hohen Gehalt oft die Verpflichtung erkauft, rund um die Uhr für das Unternehmen da zu sein. Das kann lange gutgehen, wenn der Stress als positiv empfunden wird. Kommen jedoch Überlastung, Existenzängste, Mobbing oder private Sorgen dazu, kann sich eine latente Traurigkeit oder Niedergeschla-

genheit in kurzer Zeit zu einer handfesten Depression aus-
wachsen. Überlastung aktiviert zudem die schmerzaktiven
Zentren im Gehirn, und das kann beispielsweise zu Rückenschmerzen führen.

Grüße aus Neandertal

Stress ist eigentlich ein Relikt aus Urzeiten, das den Menschen
damals beim Überleben half. Kam ein Steinzeitmensch in eine
brenzlige Situation, stand etwa plötzlich ein Raubtier vor ihm,
so stellte der Körper sofort Energie für blitzschnelle Reaktionen
bereit. Die »Wachmacher-Hormone« Noradrenalin, Adrenalin
und Kortisol werden in solchen Situationen ausgeschüttet. Sie
lassen das Herz schneller schlagen, erweitern die Bronchien zur
besseren Sauerstoffversorgung, pushen das Immunsystem, setzen verstärkt Blutgerinnungsstoffe frei und versorgen die Muskeln mit mehr Nährstoffen. So voller Power konnte der Steinzeitmensch leichter die Flucht ergreifen oder auch den Kampf
aufnehmen.

Genau diese Muster laufen im menschlichen Körper auch
heute noch in stressigen Situationen ab. Nur sind sie eher kontraproduktiv, denn auf der Autobahn oder im Büro wird man
weder davonlaufen noch jemanden handfest attackieren. Folge:
Die Stresshormone kreisen noch lange nach einem Ärger im
Blut, der Körper befindet sich in einem ungesunden Ungleichgewicht.

Experten bezeichnen diesen ungesunden Stress auch als Di-
stress. Doch es gibt auch einen positiven Stress, den sogenannten Eustress. Dieser hilft dabei, in besonderen Situationen, wie
etwa bei einer Prüfung oder einer Rede vor großem Publikum,
hellwach zu sein und Höchstleistungen zu vollbringen. Der er-

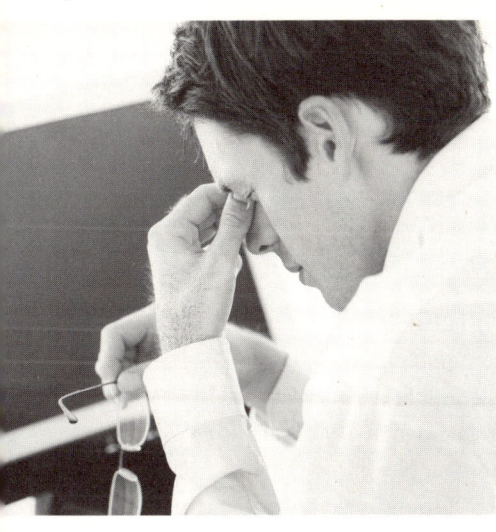

höhte Blutdruck und der schnellere Herzschlag helfen dann gegen Müdigkeit, die Gehirntätigkeit wird durch die Wachmacher-Hormone angeregt, und in diesem Moment unnötige Funktionen wie Verdauung oder der Sexualtrieb werden auf ein niedriges Level zurückgefahren.

Neben dem Rücken auch die Seele streicheln

In meiner Rückenklinik Jägerwinkel am Tegernsee arbeiten wir ganzheitlich. Neben dem körperlichen Leiden wird auch immer die meist ebenfalls angeknackste Seele mitbehandelt – natürlich nur, wenn der Patient das möchte. Gerade haben wir ein ganz neues Haus für Psychosomatik, Psychotherapie, Traditionelle Chinesische Medizin samt einem Burnout-Center eingeweiht. Der Idealfall für Patienten mit chronischen Rückenschmerzen wäre ein Aufenthalt von mehreren Wochen, um nicht nur der körperlichen Ursache der Rückenproblematik auf die Spur zu kommen. Wahlweise kommt natürlich auch eine Psychotherapie in Frage.

Doch es gibt auch schnelle Entspannungsübungen, die helfen können, kurzfristig Rückenprobleme zu lindern. In Zusammenarbeit mit dem Team von Therapeuten und Psychologen unter Leitung von Dr. Gabriele Rath habe ich Ihnen hier einmal eine kleine Auswahl von Miniübungen sowohl aus der westlichen Welt wie auch aus Asien zusammengestellt, die Sie mühelos in den Alltag integrieren können.

Entspannung West

Bodenhaftung für die Wirbelsäule

Dauerschmerzen können einem den Boden unter den Füßen wegziehen. Man fühlt sich nicht mehr belastbar. Kurz: Das sichere Gefühl, mit beiden Beinen auf dem Boden zu stehen, ist einfach abhandengekommen. Neue Bodenhaftung bekommen Sie mit der sogenannten Grounding-Methode, erfunden von dem amerikanischen Psychotherapeuten Alexander Lowen.

So funktioniert's: Sie stehen aufrecht, barfuß oder mit Strümpfen, die Beine hüftbreit auseinander. Die Arme hängen locker. Die Fußsohlen sollten sicher und fest auf dem Boden stehen. Stellen Sie sich dann vor, wie Sie ein imaginärer Faden am Scheitelpunkt des Kopfes sanft in Richtung Decke zieht. Stellen Sie sich vor, dass Ihr Körper – unten fest im Boden verankert – unaufhaltsam in Richtung Decke wächst. Bleiben Sie zwei, drei Minuten so stehen und genießen Sie das Gefühl der Stärke. Übertragen Sie diese Stärke vor allem auf Ihren Rücken. Atmen Sie dabei tief durch die Nase ein und durch den geöffneten Mund wieder aus.

Gang ins Glück

Auch ich gerate manchmal unter Zeitdruck. Da hilft mir dann immer ein kleiner Spaziergang. Am liebsten natürlich in einem Park oder im Wald, notfalls auch auf der Straße. Denn egal, ob Sie joggen, einen Spaziergang machen oder auch nur einen

Putzmarathon zu Hause durchführen: Bewegung entspannt hervorragend. Dabei werden Stresshormone abgebaut und gleichzeitig Glücksbotenstoffe, die sogenannten Endorphine, freigesetzt. Sogar das Immunsystem, das in Stresszeiten oft empfindlich angekratzt ist, bekommt nachgewiesenermaßen einen positiven Reiz: Bereits nach einer halben Stunde Bewegung erhöht sich die Anzahl der Killerzellen im Blut, die gegen Entzündungen antreten, um rund 30 Prozent.

Cheese, please!

Bei uns in der Praxis wird viel gelacht. Das hilft auch den größten Stresstag leichter zu überstehen und schafft Vertrauen und Geborgenheit bei den Patienten. Und es nimmt den Patienten auch die Angst. Bevor Sie das nächste Mal wegen einer Kleinigkeit am liebsten in die Luft gehen würden, denken Sie daran: Lachen ist der schnellste Weg zu Entspannung. Wissenschaftler haben sogar herausgefunden, dass selbst eine künstliche Lächelgrimasse diese Relaxwirkung hat. Beim Lachen werden nämlich bestimmte Muskelgruppen aktiviert, die Signale ans Hirn senden. Dadurch werden Glücksbotenstoffe wie Endorphine und Serotonin ausgeschüttet. Deshalb: Nehmen Sie sich einfach zwischendurch immer wieder mal vor, die Mundwinkel hochzuziehen. Ein echtes Lachen ist natürlich noch schöner.

Rückenmassage mit dem Igelball

Massagen sind die beste Antwort auf Schmerzen. Einerseits lockern sie die Muskulatur, regen die Durchblutung an, zum anderen bieten sie einen Gegenreiz, der den Schmerz eine Zeit lang überlagert und damit lindert. Die folgende Minimassage können Sie ganz einfach jederzeit, auch im Büro, selber machen. Sie hilft gegen einen verspannten Rücken und löst auch Blockaden im Nackenbereich. Besorgen Sie sich dafür einen

großen Igelball aus Kunststoff (erhältlich zum Beispiel in Sport-
geschäften). Stellen Sie sich an eine Wand und legen Sie den
Ball zwischen Ihren Rücken und die Wand. Gehen Sie langsam
in die Knie und wieder hoch und lassen Sie den Ball dabei sanft
auf dem Rücken auf- und abgleiten. Bewegen Sie dann die Hüften abwechselnd hin und her und lassen Sie den Ball von rechts
nach links und wieder zurück kreisen.

Pfeifmeditation

Bei mir in der Straße wohnt ein Mann, der eigentlich immer
pfeifend durch die Gegend radelt oder geht. Und komischer-
weise macht mir sein Anblick ebenfalls ganz schnell gute
Laune. Fröhliche Menschen pfeifen, heißt es. Und da ist auch
wirklich etwas dran – das Ganze ist sogar medizinisch untermauert. Durch das Pfeifen wird die Atmung ruhiger, die Herz-
frequenz sinkt, und die Produktion von Glücksbotenstoffen
wird angekurbelt. Probieren Sie es doch einfach mal auf einem
stillen Waldweg oder auch unter der Dusche aus: Pfeifen Sie
Ihre Lieblingsmelodie. Und denken Sie daran: Sie müssen damit keinen Grandprix gewinnen, auch falsches Pfeifen macht
fröhlich.

Entspannung Ost

Bauchgefühl

Im Bauch sitzt unser zweites Gehirn. Dasjenige der Intuition
nämlich. Das macht diese Region besonders sensibel und emp-
findsam gegen Stress. Wer kennt das nicht, dass man eine Entscheidung »aus dem Bauch heraus« trifft, dass man »Schmet-
terlinge im Bauch« spürt, wenn man verliebt ist, dass man eine
Niederlage als »Bauchlandung« erlebt und dass einem Sorgen

... dass Arbeiten nach dem Bio-Rhythmus stressfreier ist?

Man ist nicht immer gleich leistungsfähig. Es macht daher wenig Sinn, bestimmte Arbeiten dann zu erledigen, wenn der Körper gerade am wenigsten dazu in der Lage ist. Zwischen 7 und 9 Uhr morgens läuft unser Gehirn so langsam warm, die absolute Top-Arbeitsphase ist allerdings erst zwischen 10 und 12 Uhr. Planen Sie Arbeiten, die sehr viel Konzentration und Aufmerksamkeit erfordern, am besten jetzt ein. Zwischen 12 und 15 Uhr, also nach dem Mittagessen, würden viele Menschen am liebsten eine Siesta einlegen. Die Spanier, die das tatsächlich machen, sind da ziemlich clever, denn in dieser Zeit ist der Körper besonders träge. Versuchen Sie Routinearbeiten wie das Beantworten von Mails, das Durchsehen der Post oder Telefonate in diese Zeit zu legen. Ab 15 Uhr beginnt dann die zweite Hochphase des Körpers. Jetzt können Sie sich wieder kniffligen Aufgaben widmen oder aufmerksam an Meetings teilnehmen. Diese Phase hält bis ca. 19 Uhr an. Wenn Sie sich danach noch fit fühlen, können Sie natürlich weiterarbeiten. Wenn Sie merken, wie die Kräfte schwinden: aufhören und den Abend entspannt genießen.

Bauchschmerzen bereiten. Grund genug sich dem Bauch liebevoll zu nähern, zumal hier jede Menge Muskeln sitzen, die zusammen mit der Rückenmuskulatur die Basis für eine starke, aufrechte Wirbelsäule bilden. Angenehm ist eine Massage mit Sesamöl, die der Ayurveda-Lehre entlehnt ist.

Erwärmen Sie zwei Esslöffel Sesamöl auf angenehme Temperatur und geben Sie ein wenig davon in die Hände. Legen Sie nun die flache Hand unter den Nabel und massieren Sie im Uhrzeigersinn sechs- bis zehnmal in immer größeren Kreisen um den Nabel herum. Lassen Sie dann beide Hände versetzt zueinander im Uhrzeigersinn und in großen Kreisen über den Bauch gleiten: Während die rechte Hand den Kreis nach unten beschreibt, streicht die linke nach oben. Wenn sich die Hände begegnen, heben Sie eine Hand über die andere und legen Sie sie gleich wieder auf den Bauch, um den Kontakt nicht zu lange zu unterbrechen. Ganz wichtig: Diese Massage sollten Sie sanft und mit sehr wenig Druck und niemals direkt nach dem Essen ausüben.

Kieseltreten in der Mittagspause

Beim Besuch einer japanischen Orthopädie-Klinik in Kyoto fiel mir die ungewöhnliche Art meiner asiatischen Kollegen auf, die Mittagpause zu verbringen. Sie zogen Schuhe und Strümpfe aus und wandelten über einen Pfad aus Steinen. Höheren, niedrigeren, ganz glatten und spitzen, tonnenartig gewölbten und gerippten. In vielen japanischen Firmen gibt es für die Angestellten in der Mittagspause einen Kieselsteinpfad, auf dem man entlanglaufen kann. Durch die Aktivierung der Fußreflexzonen werden Blockaden im Körper gelöst, die Konzentrationsfähigkeit wird gesteigert.

Einen ähnlichen Effekt können Sie bei uns mit einem Igelball aus Kunststoff erzielen. Rollen Sie im Sitzen den Ball einfach unter Ihren nackten Fußsohlen fünf Minuten hin und her. Zunächst in großen Bewegungen, dann in kleinen Kreisen.

Alpha-Entspannung

Die Zen-Mönche erreichen durch jahrelange Meditationsübungen nach dem Prinzip der Achtsamkeit einen Zustand absoluter Ruhe, Entspannung und Losgelöstheit. Ihr Gehirn funkt dann auf der sogenannten Alpha-Ebene mit Schwingungen zwischen 7 und 13 Hertz. Normalerweise funkt unser Gehirn tagsüber auf der Beta-Welle mit Schwingungen zwischen 14 und 30 Hertz. Je mehr Stress vorhanden ist, umso höher die Frequenz. Für den Alpha-Zustand müssen die beiden Hirnhälften durch spezielle Konzentrationsübungen in Einklang gebracht werden, so dass sie in den gleichen Frequenzen schwingen. Keine leichte Aufgabe. Wenigstens in die Nähe des Zustands völliger Entspannung kommen Sie aber mit folgender Übung:

Legen oder setzen Sie sich ganz entspannt hin, schließen Sie die Augen und zählen Sie in Gedanken langsam rückwärts von zehn bis eins. Atmen Sie dabei tief durch die Nase ein und durch den geöffneten Mund aus, sagen Sie zu sich selber: »Ich bin ganz ruhig, ich fühle mich warm, sicher und schmerzfrei.« Wenn Grübeleien auftauchen, sollten Sie sie mit langsamem Rückwärtszählen von zehn bis eins verscheuchen. Wenn Sie genug haben, zählen Sie von eins bis zehn, recken und dehnen Sie sich dabei ruhig. Manche Menschen fühlen sich danach so wach und fit wie nach einem stundenlangen Schlaf.

Feueratmung für neue Energie

Auf einer Asienreise habe ich auch die Feueratmung aus dem Hatha-Yoga, der bei uns im Westen am häufigsten gelehrten Yoga-Form, kennengelernt. Ich war erstaunt, dass diese Übung die Bauchmuskulatur mehr beansprucht als 50 Crunches hintereinander. Und diese Bauchmuskulatur ist äußerst wichtig, wenn es darum geht die Wirbelsäule stabil zu halten.

So geht's: Setzen Sie sich in den Schneidersitz, richten Sie die Wirbelsäule auf und dehnen Sie leicht den Nacken. Schließen Sie dann die Augen und atmen Sie einmal tief durch die Nase ein und aus, legen Sie dabei die Hände auf den Bauch. Atmen

Sie dann durch den halb geöffneten Mund stoßweise schnell aus. Beim Einatmen den Bauch locker lassen. Beim Ausatmen werden die Bauchmuskeln ruckartig angespannt, dabei sollten Sie versuchen, den Bauchnabel in Richtung Wirbelsäule zu ziehen. Profis schaffen 100 kurze Atemzüge hintereinander, als Anfänger sollten Sie nicht mehr als 20 machen.

Wichtig: Stehen Sie nach der Feueratmungsübung nicht abrupt auf, der Kreislauf kann durch die Hyperventilation anfangs etwas irritiert reagieren.

Ayurvedische Atemübung

Und hier noch eine Atemübung aus der indischen Ayurveda-Lehre. Sie hilft ebenfalls in stressigen Momenten, macht die Muskulatur lockerer und kann Schmerzen lindern.

So geht's: Setzen Sie sich bequem aufrecht auf einen Stuhl oder im Schneidersitz auf den Boden. Schließen Sie die Augen und atmen Sie einige Male tief durch die Nase ein und durch den geöffneten Mund wieder aus. Atmen Sie ein, nehmen Sie die rechte Hand hoch und legen Sie den Daumen an die Außenseite des rechten Nasenflügels und schließen Sie das Nasenloch durch leichten Druck. Atmen Sie durch das freie linke Nasenloch aus. Atmen Sie durch das linke Nasenloch wieder ein und schließen Sie es dann mit dem Mittel- und Ringfinger der rechten Hand. Gleichzeitig öffnen Sie das rechte Nasenloch und atmen langsam dadurch aus. Halten Sie ganz kurz inne. Atmen Sie nun durch das rechte Nasenloch ein, verschließen sie es wieder mit dem rechten Daumen und atmen durch das gleichzeitig geöffnete linke Nasenloch aus. Wiederholen Sie dies ein paar Mal und beenden Sie, indem Sie noch einmal durch das linke Nasenloch einatmen und im Anschluss die Hand ganz wegnehmen und durch die beiden freien Nasenlöcher ausatmen.

Tausend chinesische Trommelwirbel

Wenn Sie im Büro einen schnellen Energieschub brauchen, helfen die tausend chinesischen Trommelwirbel. Setzen Sie dazu alle zehn Fingerspitzen rechts und links vom Scheitel an und massieren Sie die Kopfhaut in kreisenden Bewegungen. Trommeln Sie den Kopf dann sanft von vorn nach hinten und von oben zu den Seiten hin ab. Atmen Sie dabei tief durch die Nase ein und durch den geöffneten Mund laut hörbar wieder aus. Noch effektiver wird die Massage, wenn Sie einen Tropfen belebendes Rosmarin- oder Minzöl auf die Kopfhaut geben.

WUSSTEN SIE EIGENTLICH ...

... dass das Pareto-Prinzip Ihr Leben entstressen kann?

Viele Menschen sind geradezu getrieben vom Streben nach Perfektion. Der italienische Ökonom Vilfredo Pareto (1848–1923) stellte schon damals eine Formel auf, die Ihnen heute noch das Leben erleichtern kann. Sein Credo: Mit 20 Prozent von dem, was man tut, kann man immerhin 80 Prozent Leistung erzielen. Lesen Sie beispielsweise morgens in der Tageszeitung die 20 Prozent, die Sie wirklich interessieren, dann sind Sie zu 80 Prozent informiert. 20 Prozent der sozialen Beziehungen sind wirklich wichtig – und bedeuten für Sie 80 Prozent Ihrer Lebensfreunde. Probieren Sie das Leben nach der Pareto-Formel doch einfach einmal aus.

Rückenleiden kann man vorbeugen

Der Steinzeitmensch kannte vermutlich keine Rückenschmerzen. Weil er nicht am Schreibtisch saß, sondern ziemlich viel in Bewegung war. Und auch noch Ende des 18. Jahrhunderts hat sich der Durchschnittsmensch 13 Kilometer pro Tag zu Fuß bewegt. Wissen Sie, welchen Weg wir heute noch täglich im Durchschnitt zurücklegen? 500 Meter! Das ist so ungefähr die Strecke von der Wohnung zum Auto und von der Tiefgarage ins Büro. Das ist übrigens nicht nur bei Erwachsenen so. Auch die Kinder verbringen heute die meiste Zeit am Computer im Chatroom oder vor dem Fernseher statt draußen Fußball zu spielen oder ein Baumhaus zu bauen.

Wir haben vor einigen Jahren eine große Untersuchung mit 900 Schülern an einem Münchener Gymnasium gemacht. Mit einfachen Tests haben wir untersucht, wie viele von diesen jungen Menschen bereits Haltungsschäden haben. Über 52 Prozent waren davon betroffen. Was auffiel, war, dass die jüngeren Kinder mit 67 Prozent weitaus häufiger betroffen waren als die 17- oder 18-Jährigen. Das hängt wahrscheinlich damit zusammen, dass sich die Freizeitwelt in diesen fünf, sechs Jahren deutlich verändert hat und die Bewegung der Kinder einfach stark abgenommen hat.

Dabei ist es Bewegung, nach der unser Rücken geradezu lechzt. Selbst wenn die Wirbelsäule schmerzt, ist moderate Bewegung besser als ein komplettes Ruhigstellen. Nur so wird die Durchblutung weiterhin gefördert, und das Immunsystem kann den Heilungsprozess in Gang halten. Auch Sport tut dem

Rücken gut, allerdings nicht jeder. Ideal ist Schwimmen, weil der ganze Körper im Wasser durch den Auftrieb die herrliche Leichtigkeit des Seins erfährt und kaum Gewicht auf der Wirbelsäule lastet. Gut ist auch Fahrradfahren in einer möglichst aufrechten Position. Lange Spaziergänge und Nordic Walking sind besser als Jogging. Ideal sind auch Tanzen und Aerobic. Weniger gut dagegen sind Tennis, Golfspielen, Fußball sowie Snowboardfahren, weil hier durch schnelle Drehungen und abruptes Bremsen die Wirbelsäule stark belastet wird.

Bevor sich aber jetzt alle Sport-ist-Mord-Verfechter genüsslich auf dem Sofa zurücklehnen: Jede Form von Bewegung und Sport ist besser als keine Bewegung. Bewegung hat so viele Vorteile: Man ist an der frischen Luft, trainiert das Herz-Kreislauf-System, verbessert die Koordination, trainiert die grauen Zellen, entspannt vom Alltag. Entscheidend ist die Art der Vorbereitung. Wer aus dem Job auf den Golfplatz stürzt und ohne sich aufzuwärmen hundert Bälle schlägt, der tut dem Rücken wenig Gutes.

Moderates Training lautet deshalb das Zauberwort. In den USA hat sich eine ganze Industrie unter dem Motto »Gesundheitsorientiertes Training« entwickelt, die Patienten nach Krankheiten oder Eingriffen ein maßgeschneidertes Trainingskonzept in deren Lieblingssportart aufzeigt, das ihren Bedürfnissen und Leistungsmöglichkeiten entspricht. Und wenn ein Rückenpatient heute zu mir kommt und sagt, dass er ohne Golf nicht leben kann, ist es mein Ziel, ihn so fit zu machen, dass er wieder Golf spielen kann.

Muskeln sanft stärken

80 Prozent aller chronischen Rückenschmerzen sind auch auf eine zu schwache Muskulatur zurückzuführen. Wichtig ist es daher, nicht nur die Rückenmuskulatur, sondern auch die des Bauches zu stärken. Zusammen bilden diese Muskeln nämlich eine Art natürliches Korsett, das die Wirbelsäule stärkt. Dafür bedarf es Dehnbarkeit, Koordinationsvermögen und Kraft. Ideal sind Physiotherapie, gezielte Workouts, Gerätetraining, aber auch Entspannungsmethoden und Therapien wie Pilates, Yoga, Feldenkrais oder die progressive Muskelentspannung nach Jacobson. Entscheidend ist, dass alles durch den Arzt, Physiotherapeuten oder ausgebildeten Sportpädagogen geleitet wird.

Bewegung ist der beste Freund der Wirbelsäule

Halten Sie Ihre Wirbelsäule in Bewegung, denn das ist das A und O für einen gesunden Rücken! Das gilt besonders für Schreibtischtäter. Aktives Sitzen heißt das Zauberwort, ideal dafür sind nicht anatomisch geformte Stühle mit starrer Rückenlehne, sondern harte Hocker oder Stühle mit einer beweglichen Sitzfläche wie Swopper oder auch ein Pezziball. In den USA werden von vielen Firmen schon Programme im Computer installiert, die den Mitarbeitern einmal pro Stunde signalisieren: »Auf geht's!« Ideal wäre es, alle 60 Minuten für 10 Minuten einmal aufzustehen und wenigstens den Gang entlangzulaufen oder auch Dehnübungen vor dem PC zu machen. Falls Sie zu Hause arbeiten und ein schnurloses Telefon haben: Gewöhnen Sie sich an, während des Telefonierens herumzulaufen. Das gefällt dem Rücken – und das Hirn arbeitet auch besser.

Vorsicht vor reinen »Mucki-Buden«

Training ist als Prävention und erst recht nach einer Rückenerkrankung maßgeblich, um den Bewegungsapparat zu stützen und vor allem zu stärken. Allerdings ist der Gedanke falsch, Muskelkraft bestünde nur aus der Masse und der Fähigkeit, möglichst viel Gewicht zu stemmen. Entscheidend ist dabei das Dehnen vorher, denn eine verkürzte, vorher nicht gedehnte, »kalte« Muskulatur lässt sich überhaupt nicht trainieren. Nicht umsonst laufen Fußballspieler, bevor sie eingewechselt werden, erst mal hin und her und machen Dehnübungen. Genauso wichtig ist auch die Koordination. Es bringt nichts, Muskelpartien zu trainieren, wenn man überhaupt nicht weiß, wofür und wie man sie richtigerweise einsetzt. Die meisten Menschen haben beispielsweise verlernt, ihr Becken aufzurichten, weil sie für die Muskulatur, die das tut, jegliches Gefühl verloren haben. Man sollte bei einem guten Training lernen, welche Partien man trainiert, damit die Haltung sich verbessert. Und erst ganz am Schluss steht die Kraft, die man in der Muskulatur durch Wiederholungen und das Gewicht, das aufgelegt wird, erreicht. Vorsicht daher vor Studios, die nur das Gerät und die Kraft in den Vordergrund stellen. Ohne Dehnung und Koordination ist ein effektives Muskeltraining nicht möglich.

Matratzen machen keinen Bandscheibenvorfall

»Kann es an der Matratze liegen?«, werde ich oft von Patienten gefragt. Ein klares Nein. Eine schlechte Matratze ist zwar schlecht für den Rücken, wird jedoch kaum zu einem Bandscheibenvorfall führen. Wenn jemand extrem leidet, kläre ich erst mal die Ursache ab und rate nicht gleich zum Kauf einer neuen Matratze. Natürlich ist eine gute Matratze entscheidend für die Schlafqualität und kann die Wirbelsäule entsprechend positiv unterstützen. Immerhin verbringen wir rund ein Drittel unseres Lebens im Bett. Leider viel zu oft auf alten Matratzen, ungeeigneten Kissen oder mit zu wenig Platz. Das gefällt der Wirbelsäule gar nicht. Sie rächt sich mit Verspannungen und Schmerzen.

Während wir schlummern, läuft im Körper ein fantastisches Erneuerungsprogramm ab. Zellen werden repariert, die Psyche verarbeitet Erlebnisse des Tages und auch die Wirbelsäule bekommt endlich eine wohlverdiente Auszeit. Die Bandscheiben regenerieren sich von den Strapazen des Tages und nehmen Flüssigkeit und Nährstoffe auf. Prallgefüllt können sie so am nächsten Morgen die Last des Körpers wieder leichter tragen und den Rücken stabil und beweglich halten.

Rund 40- bis 60-mal ändern wir in der Nacht unsere Schlafposition. Das ist gut so, weil es die Wirbelsäule entlastet. Eine gute Matratze ist dabei die Basis für einen rückenfreundlichen Schlaf. Sie sollte weder zu hart noch zu weich sein und muss dafür sorgen, dass die Wirbelsäule gerade bleibt, besonders in der Seitenlage, in der wir rund die Hälfte der Nacht verbringen.

Ideal sind sogenannte punktelastische Matratzen, die nur an den Stellen nachgeben, an denen sie mehr belastet werden, und keine tiefen Liegekuhlen bilden. Das Material ist Ansichtssache. Latexmatratzen werden meist aus einer Mischung aus natürlichem Latex aus der Milch des Gummibaums und synthetischem Latex hergestellt. Sie haben eine besonders hohe Punktelastizität, fühlen sich sehr anschmiegsam an, sind aber relativ schwer. Hochwertige Kaltschaummatratzen bestehen aus einem synthetischen Material, durch bestimmte Einschnitte sind sie besonders ergonomisch und ähnlich rückenfreundlich wie

... dass man schlafen lernen kann?

Letzte Rettung: Wenn Baldrian & Co. nicht helfen und Ihre Hormonwerte in Balance sind, sollten Sie sich professionelle Schlafhilfe suchen. Rund 200 Schlaflabors in Deutschland können helfen, der Schlaflosigkeit ein Ende zu bereiten. Mittels Messung verschiedener Körperfunktionen und Überwachung per Video kommen die Ärzte den meisten Schlafproblemen in zwei oder drei Nächten auf die Spur und können so gezielt Gegenmaßnahmen einsetzen.

Übrigens: Ob Sie viel oder wenig Schlaf brauchen und ob Sie gern früh ins Bett gehen oder lieber spät, das ist individuell ganz unterschiedlich und eine Frage der Veranlagung.

Latexmatratzen. Taschenfederkernmatratzen sind meist etwas höher und ermöglichen eine gute Körperanpassung. Durch Auflagen von Latex oder Schaum fühlen sie sich anschmiegsamer an. Sie enthalten allerdings Federn aus Metall – die möchte nicht jeder im Bett haben.

Die Basis unter der Matratze ist der Lattenrost. Falls Sie noch auf einem uralten Sprungfederrahmen nächtigen, sollten Sie den schleunigst entsorgen. Faustregel für den Kauf eines neuen Lattenrostes: Unter eine Federkernmatratze gehört ein einfacher, unter Latex- und Kaltschaummatratzen sowie unter Futons ein hochwertiger sprich: flexibler Lattenrost mit verstellbaren Härtezonen.

Eine Matratze ist übrigens keine Anschaffung fürs Leben: Spätestens nach zehn Jahren sollte sie erneuert werden, ein Futon ist schon nach fünf Jahren altersschwach.

Wichtig für einen ruhigen und rückenfreundlichen Schlaf sind auch die Matratzenmaße. 90 bis 100 cm Breite pro Person ist wichtig, 20 bis 30 cm Matratzenlänge über die ausgestreckte Körpergröße hinaus sind perfekt. Ein zwei Meter langes Bett ist also nur geeignet für Menschen, die nicht größer als 1,80 Meter sind. Und: Eine einzige große Matratze für zwei Schläfer empfiehlt sich nur, wenn beide ungefähr gleich schwer sind. Ansonsten sind zwei getrennte, auf die individuellen Bedürfnisse angepasste Schlafunterlagen gesünder. Ab 1,80 Körpergröße ist eine überlange Decke (mindestens 2,10 Meter) erforderlich, sonst riskiert man kalte Füße, die das Ein- und Durchschlafen stören können.

Wichtig ist auch die Größe des Kopfkissens. Die typisch deutsche Größe 80 mal 80 Zentimeter ist alles andere als nackenfreundlich und aus orthopädischer Sicht ungünstig. Bei dieser Größe liegen entweder die Schultern mit auf, dann knickt der Nacken nach unten. Wenn das Kissen einmal in der Mitte gefaltet wird, ist es meist viel zu dick und der Nacken knickt nach oben. Ideal sind Kissen der Größe 40 x 80 cm oder auch spezielle Nackenstützkissen. Dabei liegen die Schultern auf der Matratze, und der Kopf ist leicht erhöht. So bleibt der Nacken gerade – und Sie wachen am nächsten Morgen entspannt auf.

Tipps für einen erholsamen Schlaf

Bevor Sie zu chemischen Schlafmitteln greifen, sollten Sie diese Tipps und Tricks beherzigen:

- Stehen Sie jeden Tag möglichst zur selben Zeit auf.

- Gehen Sie nur schlafen, wenn Sie wirklich müde sind.

- Seien Sie hinsichtlich eines Nickerchens konsequent: Schlafen Sie entweder jeden Nachmittag für maximal 20 Minuten (Powernap) oder gar nicht. Bei gelegentlichen Naps hat man im Allgemeinen Schwierigkeiten, nachts einen guten Schlaf zu finden.

- Zu den besten Schlafkräutern gehören Baldrian, Hopfen, Melisse, Lavendel und Passionsblume, die oft auch kombiniert in pflanzlichen Schlafmitteln enthalten sind.

- Das gute alte Glas heiße Milch mit Honig hilft wirklich. Denn der darin enthaltene Zucker transportiert den Eiweißbaustein Tryptophan ins Gehirn und unterstützt so das Einschlafen. Weitere Tryptophan-Lieferanten sind Bananen, Vollkornnudeln, Nüsse, Spinat, Fenchel, Milchprodukte, Huhn, Fisch und Feldsalat.

- Machen Sie am Abend noch einen kleinen Spaziergang, das hilft besser beim Abschalten als ein spannender Krimi im Fernsehen.

- Nutzen Sie Entspannungsübungen (Seite 86ff.) und Schlaf fördernde Rituale wie ein warmes Bad mit ätherischen Ölen (Lavendel, Neroli, Vanille, Rose), eine Tasse Kräutertee oder einige Seiten einer leichten Lektüre.

- Bringen Sie regelmäßig am Morgen und am frühen Nachmittag Ihren Kreislauf in Schwung (Fitness, Spazierengehen), aber vermeiden Sie anstrengende körperliche Aktivitäten kurz vor dem Schlafengehen.

- Trinken Sie nach 16 Uhr keine aufputschenden Getränke wie Cola, Kaffee oder schwarzen Tee mehr. Lediglich Menschen mit sehr niedrigem Blutdruck und ältere Menschen, die unter Störungen der Hirndurchblutung leiden, können von einer späten Dosis Koffein profitieren.

- Trinken Sie keinen Alkohol kurz vor dem Zubettgehen, besonders, wenn Sie bereits müde sind. Denn dann können schon geringe Mengen anregend wirken. Alkohol ist ein absoluter Durchschlaf-Killer!

- Sex kann ebenfalls beim Einschlafen helfen. Durch die Hormonausschüttung beim Orgasmus entspannt sich der Körper, und man wird häufig wohlig müde.

- Rauchen Sie nicht kurz vor dem Schlafen. Noch besser: Rauchen Sie überhaupt nicht.

- Sitzen Sie abends nur bei gedimmtem Licht, unsere innere Uhr reagiert auf die Dunkelheit und stimmt den Körper so auf Schlaf ein.

- Lüften Sie Ihr Schlafzimmer vor dem Zubettgehen zehn Minuten bei ganz geöffnetem Fenster durch, die ideale Raumtemperatur fürs Schlafen liegt bei 17 Grad.

- Stellen Sie im Wohnzimmer ein Duftlämpchen mit beruhigenden ätherischen Ölen wie Lavendel oder Melisse auf. Entspannend wirken auch Rosen- und Geraniumöl. Sie können auch zwei, drei Tropfen des Öls auf einen Wattepad geben und diesen neben Ihr Kopfkissen legen.

- Gestalten Sie die Einrichtung Ihres Schlafzimmers so, dass Sie sich wohl und geborgen fühlen. Achten Sie auf schöne, warme Beleuchtung, Vorhänge in sanften, beruhigenden Farben wie Blau und Grün und gönnen Sie sich eine kuschelige Bettwäsche.

- Streit und Probleme gehören nicht ins Schlafzimmer. Versuchen Sie alles mit Ihrem Partner vorher auszudiskutieren oder verschieben Sie es notfalls auf den nächsten Tag.

Nach dem Bandscheibenvorfall ist vor dem Bandscheibenvorfall

Es gibt einen genetischen Faktor, der das Auftreten von Rückenerkrankungen fördert. Sein Einfluss wird auf 30 Prozent geschätzt. Nur so ist erklärlich, warum es Schreibtischtäter mit Übergewicht gibt, deren einziger Sport abends aus dem Heben der Bierflasche auf dem Sofa besteht, die aber niemals im Leben einen Bandscheibenvorfall bekommen. Und andererseits junge, beruflich aktive Menschen, die nach dem Job noch ins Fitnessstudio gehen und schon den dritten Vorfall haben. Jemand, der bereits einen Bandscheibenvorfall hatte, hat ein bis zu vierfach erhöhtes Risiko, einen weiteren zu bekommen, als jemand, der noch nie einen hatte. Deshalb ist ein Bandscheibenvorfall eigentlich eine chronische Erkrankung, die eine lebenslange Prävention braucht, um neue Beschwerden zu verhindern. Ich sage meinen Patienten immer, dass jeder in Sachen Rücken seines Glückes Schmied ist. Denn man kann zum Beispiel mit einer schlechten Genetik sehr gut leben, aber auch mit eigentlich guten genetischen Voraussetzungen sehr schlecht. Dabei spielen besonders Faktoren wie Ernährung, Gewichtsreduktion, aber auch das Rauchen eine große Rolle. Denn Nikotin führt dazu, dass die Bandscheiben deutlich schlechter mit Flüssigkeit und damit mit Nährstoffen versorgt werden.

Jeder Mensch ist anders

Ich möchte hier noch einmal meinen früheren Chef zitieren, den ich sehr bewundere. Er sagte: »In der Medizin gibt es nie ein ›Nie‹, nie ein ›Immer‹ – und jeder Mensch ist anders.« Rückenleiden zu behandeln, ist nicht wie das Reparieren eines Fernsehers. Bei fünf Patienten mit derselben Erkrankung und derselben Therapie kann das Ergebnis fünfmal anders ausfallen. Das liegt auch daran, dass der Mensch ein Gehirn hat. Und das ist maßgeblich über die Wahrnehmung, das Verhältnis mit dem Arzt, Ängste sowie die persönliche Stresssituation am Heilungsprozess im positiven oder auch im negativen Sinne beteiligt. Deshalb ist eine ganz individuelle Therapie das A und O – und die Gradmesser des Erfolgs sind der Schmerz und die Lebensqualität des Patienten.

Wenn etwas schiefgeht …

Kurz nach einer Bandscheibenoperation sind viele Menschen schmerzfrei und atmen erst einmal auf. Doch schon in der Reha schleicht sich oft zwei bis drei Wochen später der Schmerz wieder ein. Statistisch kommen rund 40 Prozent aller Operierten innerhalb eines Jahres wieder wegen Schmerzen zum Arzt zurück. Wucherndes Narbengewebe ist je nach Studie zu 10 bis 40 Prozent schuld daran. Das ist die große Gefahr bei allen Wirbelsäulenoperationen. Und das macht nicht nur zeitweise Schmerzen, sondern leider lebenslänglich. Denn bei einer Nachoperation der Narbe ist das Risiko hoch, den Nerv zu verletzen, außerdem entsteht beim chirurgischen Vorgehen an Narben meist eine neue Narbe. Oft wird als Lösung dann eine Versteifungsoperation angeboten, die allerdings eine geringe

Erfolgsquote hat. Einzige Therapiemöglichkeit ist dann noch eine gezielte Schmerztherapie, eventuell per Katheter und Physiotherapie zur Linderung. Bei welchem Typ von Patienten sich Narben bilden, ist übrigens schicksalhaft und leider nicht vorher bestimmbar.

Eine weitere Komplikation nach einer Bandscheibenoperation ist ein Bandscheiben-Rezidiv. Darunter versteht man einen Nachschub von Gallertkernmasse aus dem zerrissenen Faserring, da man ja heute nicht mehr die komplette Bandscheibe entfernt, sondern nur den ausgetretenen Teil an Gallertmasse.

In meiner Praxis machen übrigens die Patienten, bei denen während einer früheren Bandscheibenoperation etwas schiefgegangen ist, ein Drittel aller Patienten aus. Im englischsprachigen Raum wird dieses Problem als »failed back surgery«, also misslungene Rückenoperation, bezeichnet. Diese Patienten behandele ich dann mit meiner mehrstufigen Schmerztherapie. Die Aussichten sind aber im Vergleich zu einer »frischen« Erkrankung deutlich schlechter.

Helmut Dietl (65), Regisseur und Drehbuchautor

»Ich bin den Operateuren gleich dreimal im meinem Leben entkommen – und sehr dankbar dafür. Vor einigen Jahren hatte ich einen Bandscheibenvorfall mit starken Schmerzen. Zwei Orthopäden in München rieten mir zur sofortigen Operation. Ich holte mir eine dritte Meinung bei Herrn Dr. Marianowicz ein, der mich beruhigte und meine Probleme auf konservative Art lösen wollte. Gegen die akuten Schmerzen gab er mir zwei oder drei Schmerzmittelinjektionen. Danach bekam ich relativ schnell physiotherapeutische Anwendungen und habe mich auch chiropraktisch behandeln lassen. Zudem bin

ich in den Genuss von Shiatsu-Massagen gekommen, die mir und vor allem meinem Rücken sehr guttaten. Rund 30 Sitzungen später habe ich meinen Rücken nicht mehr gespürt.

Vor sechs Jahren habe ich während eines Auslandsaufenthalts eine Partie Golf gespielt – und wohl irgendwie eine falsche Bewegung gemacht. Ich litt jedenfalls an starken Schulterschmerzen, konnte den Arm kaum in die Höhe bewegen. Das Ganze nennt sich ›frozen shoulder‹, und genauso fühlt es sich auch an, eingefroren und absolut bewegungsunfähig. Auch hier riet mir ein Orthopäde zur sofortigen Operation. Skeptisch, wie ich war, und mich an die guten Ergebnisse bei meinem Bandscheibenvorfall erinnernd, ging ich wieder in die Praxis von Herrn Dr. Marianowicz. Auch diesmal bekam ich Schmerzspritzen, die anfangs ziemlich schnell wirkten. Danach habe ich wieder ein großes Programm mit Physiotherapie und Massagen absolviert. Es hat zwar ungefähr ein halbes Jahr gedauert, danach war ich jedoch schmerzfrei. Seit dieser Erfahrung tue ich mehr für mich und meinen Körper. Ich habe beispielsweise vor zwei Jahren das Rauchen aufgegeben, was mir als Konsument von rund fünf Schachteln pro Tag sehr, sehr schwergefallen ist. Und ich habe das erste Mal in meinem Leben damit begonnen, Sport zu treiben. Ich gehe zweimal die Woche zu meinem Personaltrainer Nick ins Fitnessstudio und absolviere dort ein Programm, das er und Dr. Marianowicz für mich ausgearbeitet haben. Vornehmlich die Rücken- und Bauchmuskulatur wird dabei gekräftigt. Und wenn es die Zeit erlaubt, spiele ich gerne eine Runde Golf. Das entspannt herrlich und ist eine ideale Ergänzung zum Fitnesstraining.«

Sara Schmerz (60)

»Ich habe meinen schwer kranken Mann lange Zeit alleine ge-
pflegt. Durch diese doch enorme körperliche und natürlich
auch emotionale Belastung habe ich irgendwann Rückenschmerzen bekommen. In der ersten Zeit ließ ich mir dagegen
immer wieder Schmerzspritzen geben, das funktionierte anfangs ganz gut und half mir, die Tage irgendwie durchzuste-
hen. Im Jahr 2000 bekam ich dann jedoch starke Schmerzen,
die bis ins Bein ausstrahlten. Ich nahm Schmerztabletten dagegen ein. Es mag komisch klingen, aber ich hatte zu dieser
Zeit gar keine Lust oder besser keine Kraft, mich größer mit
mir und meinen Schmerzen zu beschäftigen. Doch irgendwann machte mein Körper nicht mehr mit. Es war Neujahr
2001 – und ich kam morgens kaum aus dem Bett. Ich fühlte
mich wie eine Hexe mit einem Buckel, konnte weder gehen
noch stehen. Meine Hausärztin gab mir damals eine Spritze
dagegen, das half natürlich kurzfristig, kaschierte den
Schmerz aber eigentlich nur. Kurz darauf entschloss ich mich
dann aber doch zu einer Computertomographie bei Dr. Marianowicz. Dort stellte sich heraus, dass meine Wirbel nicht
mehr parallel zueinander saßen, außerdem war der Wirbelkanal verengt. Diese Fehlhaltung führte dann zu einer Versteifung und zu Nervenschmerzen. Ich ließ mir dann einen
Schmerzkatheter legen, bei dem zweimal pro Tag Schmerzmittel nachgespritzt wurden. Bereits kurz nach der ersten Injektion war der enorme Druck verschwunden, den ich immer gespürt hatte, der Schmerz allerdings noch nicht. Doch auch der
verschwand nach und nach. Ich war dann für zwei Jahre komplett schmerzfrei.
Die Wirbel werden allerdings wohl immer meine Schwach-

stelle bleiben. Ein wenig gehandikapt bin ich allerdings durch eine Hüftoperation vor kurzem. Die ist zwar sehr erfolgreich verlaufen. Es gibt Tage, da denke ich gar nicht an das künstliche Hüftgelenk, bei Kälte dagegen spüre ich meine neue Hüfte ganz deutlich. Dennoch kann ich mich dank dieser Operation und der erfolgreichen Rückenbehandlung gut bewegen. Ich schwimme dreimal pro Woche, das gefällt meiner Wirbelsäule sehr gut. Außerdem gehe ich zur Physiotherapie und laufe auf dem Laufband. Das bekommt mir besser als Joggen auf hartem Asphalt, außerdem kann ich besser mein ganz persönliches Trainingstempo einstellen. Von Zeit zu Zeit nehme ich noch mal eine Schmerztablette, wenn meine Wirbel sich wieder melden. Und ich würde mir bei stärkeren Schmerzen ganz sicher wieder einen Schmerzkatheter legen lassen. Eine Operation kommt für mich nicht in Frage.«

2. TEIL

Die häufigsten Rücken-erkrankungen

von A bis Z

Krankheit lässt den Wert der Gesundheit erkennen.

Heraklit von Ephesus
(etwa 540 bis 480 v. Chr.)

Bandscheibenvorfall und Bandscheibenvorwölbung

Hört ein Patient die Diagnose Bandscheibenvorfall, gerät er schnell in Panik. Und umgekehrt sehe ich meine Patienten bei dem Wort Bandscheibenvorwölbung oft erleichtert aufatmen. Ein Vorfall wäre also demnach böse, eine Vorwölbung gut. Doch ganz so drastisch ist diese Einteilung schlicht falsch. Ich sage meinen Patienten dann: »Der Nerv hat keine Augen. Und ihm ist es egal, ob es ein Vorfall oder eine Vorwölbung ist, wenn er sich bedrängt fühlt.« Zudem haben Vorfälle gegenüber Vorwölbungen oft sogar die besseren Prognosen. Entscheidend ist die Lage des Vorfalls oder der Vorwölbung und die entsprechende Folgewirkung auf Nerven, Bänder und Gewebe. Zudem spielt die Größe des Wirbelsäulenkanals eine wichtige Rolle. Es gibt Menschen, die werden mit einem großen Raum dort geboren. Da kann ein Vorfall durchaus nur geringe Probleme bereiten, während bei einem Patienten mit einem engen Spinalkanal bereits eine Vorwölbung zu starken Schmerzen und Entzündungen führen kann.

Typischerweise treten die meisten Bandscheibenbeschwerden zwischen 45 und 55 Jahren auf. Das kommt daher, dass vor diesem Alter der Gallertkern noch sehr saftig und willig ist, zu wandern, vom Faserring aber noch stabil umschlossen wird. Erst später wird dieser Faserring brüchiger und instabiler, der Gallertkern kann sich dann leichter selbstständig machen. Bei 50 Prozent aller Patienten führt eine abrupte Bewegung wie das falsche Heben eines Wasserkastens, das Heruntertragen des Kinderwagens auf einer Treppe oder eine andere Fehlhaltung zu einem Bandscheibenvorfall. Bei den anderen 50 Prozent führt keine unmittelbare Ursache dazu; der Schmerz beginnt schleichend.

So wichtig die Bandscheiben auch für die Beweglichkeit und Stabilität der Wirbelsäule sind, so sehr wird ihre Rolle bei Rückenschmerzen überschätzt. Laut Literatur lässt sich angeblich nur ein geringer Teil aller Rückenschmerzen wirklich auf Bandscheibenvorfälle zurückführen, der Löwenanteil aller Schmerzen gilt als unspezifisch. In meiner täglichen Praxis erlebe ich dauernd, dass meine Patienten sagen, ihr Arzt wisse nicht, woher das kommt. In den meisten Fällen steckt dahinter dann aber doch eine organische Ursache.

Dennoch kann eine degenerierte Bandscheibe wehtun. Wobei Degeneration eigentlich ein negativ besetztes Wort ist. Wenn Haut und Haare altern, spricht auch niemand von Degeneration, sondern von einem normalen Alterungsprozess. Und genau das passiert auch bei den Bandscheiben, sie werden mürbe und schwach, der Faserring kann sich vorwölben oder sogar reißen.

Bei einer Bandscheibenvorwölbung wölbt sich der Faserring entweder mittig (medial) oder zur Seite (lateral) vor. Die meisten Vorwölbungen sind allerdings mittig bis seitlich (medio-lateral). Bei einer mittigen Vorwölbung dehnt sich das hintere Längsband (Seite 24f.) und es kommt zu einer Reizung der besonders zahlreichen Schmerzrezeptoren, spürbar in Form eines tief sitzenden Rückenschmerzes. Kommt diese Reizung schlagartig, ist das der berühmte Hexenschuss (Seite 119f.), wie man es vor der Zeit der modernen Diagnostik genannt hat. Wenn sich die Bandscheibe allerdings seitlich vorwölbt, kann sie auf die Nervenwurzel drücken. Und das kann auch im Bein oder im Arm richtig wehtun. Dann kann der Schmerz vom Rücken über Gesäß, Oberschenkel und Wade bis zum Fuß ausstrahlen oder vom Nacken über den Arm bis in die Finger.

Bei einem Bandscheibenvorfall dagegen verschiebt sich die weiche Masse im Inneren der Bandscheibe, der Gallertkern, in Richtung des ihn umgebenden Rings aus Fasergewebe. Normalerweise schafft es der Faserring, den Gallertkern in der Mitte zu halten. Wenn das Gewebe des Rings allerdings mürbe und brüchig geworden ist, bewältigt es diesen Job eben nicht mehr. So kann der Gallertkern immer weiter in den Faserring eindringen und ihn vorwölben. Wird der Faserring sogar durchbrochen, bei erhaltenem hinteren Längsband, spricht man von einem gedeckten Bandscheibenvorfall. Zerreißt das Längsband, so kann das Gallertgewebe in den Wirbelkanal fallen. Das nennt man dann einen Sequester. Bei der Lage unterscheidet man medial (mittig), mediolateral (halbmittig), lateral (seitlich) sowie intraforaminal (im Nervenaustrittspunkt gelegen) und extraforaminal (hinter dem Nervenaustrittspunkt gelegen). Je weiter mittig er liegt, umso mehr steht der Rückenschmerz im Vordergrund und umso weniger der Bein- oder Armschmerz, je weiter seitlich, umso weniger bis kein Rückenschmerz und umso mehr Symptomatik im Bein oder im Arm spürt der Patient, eventuell mit Kribbeln, Ameisenlaufen und Muskelschwäche. Der Gallertkern drückt dann auf den im Wirbelkanal liegenden Spinalnerv. Nicht dieser Druck alleine macht allerdings den Schmerz aus, sondern bestimmte Botenstoffe, die durch eine einsetzende Entzündungsreaktion an den Nerven gebildet werden. Normalerweise ereignet sich ein Bandscheibenvorfall nur zu einer Seite, dann ist entweder nur der rechte oder nur der linke Spinalnerv betroffen. Je nachdem, welche Bandscheibe betroffen ist, spürt man den Schmerz im Bereich des

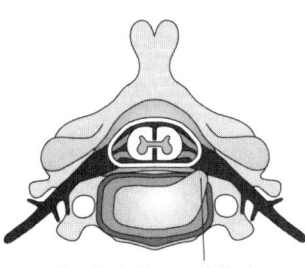

Bandscheibenvorfall, der auf den Spinalnerv drückt

Halses, des oberen oder des unteren Rückens. Bei fast 50 Prozent aller Bandscheibenvorfälle strahlen die Schmerzen in Arme, Beine oder Finger aus.

SOS-Hilfe: Das Wichtigste: Ruhe bewahren – und dann ab zum Arzt! Notfalls mit dem Taxi, wenn der Schmerz richtig schlimm ist. Falls sich die Schmerzen in Grenzen halten oder Sie gerade keinen Arzt aufsuchen können, helfen entzündungshemmende Schmerzmittel wie Ibuprofen, Diclofenac oder notfalls auch einfache Schmerzmittel wie Paracetamol. Bitte nicht zur Schonung ins Bett legen, wie man es früher gemacht hat, das beeinflusst den Heilungsverlauf eher negativ. Häufige Positionswechsel sind dagegen hilfreich.

Behandlung: Der Arzt wird mit verschiedenen Fragen und Körpertests versuchen herauszufinden, ob es sich um einen Bandscheibenvorfall bzw. um eine Vorwölbung handelt. Diese Fragen wird er Ihnen vermutlich stellen:

- Wie hat Ihr Schmerz begonnen?
- Besteht Steifheit beim Aufstehen?
- Zieht der Schmerz vom Rücken über das Gesäß bis in die Beine?
- Haben Sie stärkere Schmerzen, wenn Sie husten oder niesen oder zum Stuhlgang pressen?
- Wenn Sie nachts im Bett liegen: Tut es weniger weh, wenn Sie die Beine anziehen?
- Wenn Sie auf dem Rücken liegend langsam erst das eine, dann das andere Bein anheben, verstärkt sich der Schmerz?
- Verschlimmert sich der Schmerz im Sitzen oder Stehen und wird er besser, wenn Sie gehen?

- Haben Sie ein verändertes Gefühl im Bein oder Arm, Kribbeln, Ameisenlaufen oder Taubheit?
- Merken Sie eine Schwäche im Arm/Bein oder Fuß bzw. in der Hand?

Wer alle neun Fragen deutlich mit Ja beantworten kann, hat sehr wahrscheinlich einen Bandscheibenvorfall oder eine Bandscheibenvorwölbung.

Röntgenbilder machen bei einem Bandscheibenvorfall keinen Sinn, weil die Bandscheibenstrukturen darauf nicht sichtbar sind, zudem ist die Strahlenbelastung unnötig hoch. Auf einem MRT-Bild kann man dagegen gut erkennen, ob Gallertmasse auf Nerven drückt oder wandernde Bandscheibenteilchen im Wirbelkanal liegen.

Vorbeugung: Eine Stärkung des Muskelkorsetts ist das A und O. Das gelingt am besten durch moderates Krafttraining und spezielle Übungen für die Rücken- und Bauchmuskulatur. Achten Sie auch auf Ihr Körpergewicht: Ein zu hohes Gewicht belastet den Rücken und damit Ihre Bandscheiben. Versuchen Sie untertags am Schreibtisch so oft wie möglich die Sitzposition zu wechseln, Bandscheiben lieben Bewegung. Heben Sie sehr schwere Gegenstände nie mit gestreckten Beinen und gebeugter Wirbelsäule: Gehen Sie in die Knie, lassen Sie die Wirbelsäule gerade und heben Sie die Last aus der Kraft der Beine heraus.

Achten Sie auch auf eine gute Matratze, auf der die Wirbelsäule nachts nicht abknicken kann. Ein kleines Kopfkissen im Format 40 x 80 cm unterstützt dabei die natürliche Wirbelsäulenform besser als ein großes Kissen, in dem Sie versinken.

Blockierung

Wenn ein Muskel über längere Zeit angespannt ist, kann das zu einer Wirbelfehlstellung, sprich: einer Blockierung, führen. Diese kann auch ausgelöst werden, wenn eine zu große Belastung auf eine zu schwache Muskulatur trifft, beispielsweise beim abrupten Heben eines schweren Gegenstands. Bei einer Blockade kommen sich die kleinen Gelenkflächen der Wirbelgelenke zu nah. Man kann sich nicht mehr richtig bewegen, fühlt sich irgendwie steif, kann bestimmte Bewegungen in eine Richtung nicht mehr ausführen, spürt Muskel- und Nervenschmerzen und manchmal auch Schmerzen in den Armen und Beinen. Oft spürt man auch einzelne schmerzhafte Punkte in der Muskulatur, die wehtun, wenn man darauf drückt.

SOS-Hilfe: Wärme, egal ob per Wärmflasche, Heizkissen, Thermosalbe oder selbst erwärmenden Bandagen aus der Apotheke, bringt meist sofort ein wenig Linderung und entspannt die verkrampfte Muskulatur. Auch Muskel entspannende Medikamente können für kurze Zeit eingenommen die schlimmsten Schmerzen ein wenig lindern. Unterstützend wirken Muskel entspannende Übungen wie etwa die Jacobson-Methode (Seite 217f.), Qigong oder auch autogenes Training.

Behandlung: Früher wurden Blockaden oft ruckartig mit einem Impuls eingerenkt. Und das sogar oft, ohne vorher überhaupt ein Röntgenbild gesehen zu haben. Das hat manchmal zu Zwischenfällen wie Verletzungen der Halsgefäße geführt. Bei einem erfahrenen ärztlichen Therapeuten, der vorher immer eine Röntgendarstellung machen wird, sollte man sich darüber keine Sorgen machen. Heute neigt man eher dazu, Blockierungen auf die sanfte Art zu lösen. Das können Osteopathen oder Chirotherapeuten bzw. Chiropraktiker besonders gut. Sie spüren mit ihren sensiblen Händen die Blockaden in den Wirbeln auf und versuchen sie wieder in die richtige, also die ursprüngliche Position zu versetzen. Wichtig vor der Behandlung ist eine Lockerung der Muskulatur durch eine Wärmeanwendung, Massage oder Dehnungsübungen. Denn wenn die Muskulatur verspannt ist, kann der Wirbel schnell wieder in seine Fehlstellung zurückrutschen. Bei der eigentlichen Antiblockierungstherapie versucht der Therapeut die Wirbelgelenke mit sanften Druck- und Drehbewegungen durch einen Impuls wieder in die richtige Position zu bringen; das nennt man heute mobilisieren. Wenn die Wirbelgelenke wieder in der richtigen Position sind, entspannt sich die Muskulatur auch wieder – und der Schmerz nimmt ab. Zusätzlich kann der Arzt muskelentspannende Mittel und/oder entzündungshemmende Medikamente verschreiben.

Wenn sich durch mehrmaliges Mobilisieren durch einen Chirotherapeuten/Chiropraktiker oder Osteopathen der Schmerz und das verspannte Gefühl allerdings nicht deutlich bessern, sollte man die Ursache woanders suchen. Und: Wenn die Beschwerden mit oder ohne Behandlung nicht innerhalb von drei Tagen spürbar besser werden, der Schmerz womöglich in Arme und Beine ausstrahlt und sich Finger oder Beine taub anfühlen, sollten Sie unbedingt einen Arzt aufsuchen.

Vorbeugung: Alles, was zur Entspannung beiträgt, schützt Sie vor Verspannungen der Muskulatur und damit auch vor Blockaden. Welche Art des Relaxens für Sie persönlich die richtige ist, müssen Sie einfach herausfinden. Manche Menschen können das wunderbar mit erlernbaren Entspannungsmethoden

wie Yoga, Qigong, autogenem Training oder bestimmten Atem-
techniken. Anderen reicht eine persönliche kleine Insel am
Abend in Form eines warmen Bades, eines Saunabesuchs oder
eines ausgiebigen Spazierganges. Alles ist richtig, was im normalen Alltagsstress dabei hilft, für eine Weile in Ruhe abzutau-
chen. Dann nämlich entspannt sich unsere Muskulatur von
ganz alleine.

Foramenstenose

Hierbei handelt es sich um eine Einengung des Nervenaustrittspunkts. Dafür gibt es zwei Ursachen: Zum einen die Facettenarthrose, die durch den Gelenkverschleiß zu einer vermehrten Bildung von wilder Knochenmasse führt und damit den Nervenaustrittspunkt von hinten einengen kann. Die zweite Möglichkeit ist die Einengung von vorne durch ein in den Nervenaustrittspunkt hineinragendes Bandscheibengewebe oder durch knöcherne Abstützungsreaktionen der Wirbelkörper. Das passiert etwa nach alten Bandscheibenvorfällen oder degenerativen Veränderungen der Bandscheiben (Osteochondrose).

Das führt ähnlich wie der Bandscheibenvorfall zu einer Reizung der betroffenen Nervenwurzel mit Ausstrahlung in den Rücken, ins Bein samt Pelzigkeitsgefühlen, Kribbeln, Ameisenlaufen und dem Verlust von Reflexen.

Diagnostisch lässt sich die Foramenstenose gut vom Bandscheibenvorfall unterscheiden: Der Bandscheibenpatient liebt langes Laufen, der Foramenstenosepatient kann gut anlaufen, bekommt aber nach kurzer Zeit Schmerzen im Bein und muss stehen bleiben. Bandscheibenpatienten können sich zudem schlecht nach vorne beugen, Menschen mit einer Foramenstenose können dagegen schlecht ins Hohlkreuz gehen.

SOS-Hilfe: Diese entspricht der SOS-Hilfe bei einer Spinalstenose (Seite 146ff.).

Behandlung: Siehe Spinalstenose.

Vorbeugung: Siehe Spinalstenose.

Hexenschuss (Lumbago)

Wer schon einmal einen Hexenschuss hatte, weiß, woher der Name kommt: Eine ungewöhnliche Drehung, eine zu ruckartige Bewegung, das Heben eines schweren Gegenstandes – und der Schmerz schießt von einer Sekunde auf die andere in den Rücken. Man fühlt sich wie vom Blitz getroffen, gelähmt, unfähig zu einer Bewegung. Hinlegen geht nicht. Aufrichten erst recht nicht. Der Schmerz sitzt beim Hexenschuss im Lendenwirbelbereich, strahlt manchmal aber auch in Richtung Gesäß, Oberschenkel oder den Unterbauch aus. Wenn man hustet, niest oder presst, schmerzt die verspannte Muskulatur besonders. Also schleppt man sich wie der Glöckner von Notre-Dame entweder zum Hausarzt – oder ruft in Panik gleich den Notarzt an. Ganz wichtig, falls die »Hexe« Sie einmal in die gebückte Haltung zwingt: Auch wenn der Schmerz große Angst macht und unerträglich sein kann – gefährlich ist ein Hexenschuss in der Regel nicht. »Hexenschuss« ist übrigens eigentlich keine Diagnose, das Wort umschreibt vielmehr ein Konglomerat von durch verschiedene Ursachen ausgelösten Rückenschmerzen.

SOS-Hilfe: Alles, was die Durchblutung fördert, wie Massagen, Wärme bis zur Elektrotherapie. Eine Schmerztablette kann helfen, die eingeschränkte Beweglichkeit wieder ein wenig in Gang zu bringen.

Behandlung: Akute Schmerzen behandelt man am besten wie unter SOS-Hilfe beschrieben. Ansonsten verfährt man so wie unter Vorbeugung beschrieben.

Vorbeugung: Auch wenn es immer leichter gesagt als getan ist: Reduzieren Sie Ihren Stress. Das gelingt selten, indem man sich einfach nur vornimmt, weniger zu arbeiten, sich weniger zu ärgern oder mehr Freizeit einzuplanen. Besser sind aktive Entspannungsmethoden und ein Training, das Sie mental in Balance bringt und so Muskelverspannungen vorbeugt. Übungen dazu finden Sie auch auf Seite 86ff.

Ischias

Genau genommen ist Ischias oder besser eine Ischialgie keine Krankheit, sondern ein Zeichen, dass der Ischiasnerv gereizt ist. Ischiasbeschwerden gehören zur Gruppe der Lumbalgien, also den Problemen der Lendenwirbelsäule – genau wie ein Hexenschuss (Seite 119) oder Muskelverspannungen (Seite 131ff.). Die Gründe dafür sind vielfältig: Bandscheibenvorwölbungen, Bandscheibenvorfälle (Seite 110ff.), Foramenstenosen (Seite 118) oder eine Osteochondrose (Seite 135f.). Bei der Ischialgie ist eine der Wurzeln des Ischiasnervs gereizt oder eingeklemmt. Der Ischiasnerv ist der längste Nerv im menschlichen Körper überhaupt, und er führt über Verzweigungen bis hinunter in die Füße. Der lädierte Nerv sendet Schmerzsignale aus. Das äußert sich in dumpfen, bohrenden Schmerzen, die scheinbar im Gesäß sitzen und bis ins Bein oder sogar in den Fuß ausstrahlen. Besonders typisch für eine Ischialgie sind brennende oder auch stechende Schmerzen, die vom Gesäß ausgehend an der Rückseite des Beins entlang laufen. Manchmal treten sie auch blitzartig auf, als ob man einen elektrischen Schlag bekommen hätte. Husten oder Niesen vermeidet man bei Ischiasschmerzen gerne – sie machen das Ganze noch schlimmer.

SOS-Hilfe: Auch wenn es wehtut: Bleiben Sie möglichst nicht im Bett, sondern versuchen Sie sich in den Schmerz hinein vorsichtig zu bewegen. Oft hilft Wärme in Form eines Heizkissens oder einer Wärmflasche, da sie die Verspannungen und Schmerzen lindert. Frei verkäufliche Schmerzmittel wie Paracetamol oder auch kortisonfreie entzündungshemmende Medikamente wie Diclofenac oder Ibuprofen in höheren Dosierungen (vom

Arzt verschreiben) helfen über die akute Phase hinweg und machen es Ihnen leichter, aktiv zu bleiben.

Behandlung: Falls Sie wegen einer Ischialgie wirklich nur noch durchs Leben humpeln können und der Schmerz nicht innerhalb kürzerer Zeit verschwindet, sollten Sie zu einem Rückenspezialisten gehen. Er kann anhand von verschiedenen Tests feststellen, ob es sich tatsächlich um Beschwerden handelt, die vom Ischiasnerv ausgehen. Durch Schmerzinjektionen direkt in den Wirbelkanal oder an die Nervenwurzel kann er den Akutschmerz ausschalten. Wenn die Schmerzen nach ein bis zwei Wochen nicht deutlich nachgelassen haben, wird der Arzt Bilder von Ihrer Wirbelsäule vorschlagen. Röntgenbilder sind in diesem Fall Unfug, weil sich die mögliche Ursache, etwa eine verrutschte Bandscheibe, mit diesem Verfahren gar nicht darstellen lässt. Stattdessen macht bei älteren Patienten ein CT- bzw. bei jüngeren ein MRT-Bild Sinn; man zieht am besten auch den Neurologen zu Rate.

Vorbeugung: Da auch die Ischialgie durch Muskelverspannung ausgelöst werden kann, heißt das Zauberwort: Entspannen. Oder auch: mentalen Ballast abwerfen, der sich durch Stress im Job, Hektik in der Familie und Sorgen um die Zukunft auftürmt. Die Methoden dafür sind je nach Art und Ausprägung des Stresses natürlich individuell. Bewegung ist dabei das A und O. Sie baut nämlich Stress wunderbar ab und gleichzeitig das so wichtige Muskelkorsett auf. Welche Art Sie wählen, kommt natürlich auf Ihre persönlichen Vorlieben an. Während der eine schon durch eine Stunde Yoga in der Woche in Balance kommt, braucht der andere den Power-Lauf, um vom Stress wieder herunterzukommen. Gravierendere psychische Probleme brauchen manchmal aber auch die Hilfe eines Experten.

ISG-Syndrom

Das Iliosakralgelenk (ISG) verbindet Becken und Wirbelsäule miteinander und gehört zu den Plattengelenken. Durch eine relativ hohe statische Belastung kann es wie bei der Wirbelsäule auch zu Blockaden, also funktionellen Störungen, des ISG kommen. Die Ursache ist meist eine falsche Bewegung, etwa beim Heben eines schweren Gegenstandes oder beim Übersehen einer Treppenstufe. Die Schmerzen sitzen dann tief im unteren Rücken, sind meist einseitig und können auch ins Bein ausstrahlen. Bei rheumatischen Erkrankungen kann sich das ISG auch entzünden. Relativ selten sind degenerative Erkrankungen, also Verschleißerscheinungen des Iliosakralgelenks.

SOS-Hilfe: Laue Wärmeanwendungen sowie nicht-steroidale Schmerzmittel wie Ibuprofen oder Diclofenac.

Behandlung: Das ISG-Syndrom lässt sich gut mit der Chirotherapie behandeln. Zusätzlich ist Physiotherapie zur Kräftigung der Becken- und Rumpfmuskulatur ideal.

Vorbeugung: Viel Bewegung und Kräftigung der Rücken- und Bauchmuskulatur durch gezielte Übungen.

Morbus Bechterew

Der Morbus Bechterew ist eine chronische entzündliche Erkrankung der Wirbelsäule. Manchmal sind auch andere Partien wie Gelenke befallen. Sie führt zu einer Versteifung der einzelnen Wirbel und tritt in Schüben auf, die sehr schmerzhaft sein können. Die Anlage für die Erkrankung ist wahrscheinlich vererbt. Wie bei anderen Rheumaerkrankungen spielt das Immunsystem auch beim Morbus Bechterew eine große Rolle. Es »irrt« sich gewissermaßen und greift die eigenen gesunden Körperzellen an.

Die ersten Beschwerden beim Morbus Bechterew treten zwischen 15. und 30. Lebensjahr auf, Jungen sind viermal so häufig betroffen wie Mädchen. Die Rückenbeschwerden sind anfangs ziemlich unspezifisch und können in viele Richtungen fehlgedeutet werden. Durch einen erfahrenen Rheumatologen und moderne bildgebende Verfahren wie das MRT ist die Diagnose heute jedoch einfacher.

Zu den typischen Anfangssymptomen eines Morbus Bechterew gehören folgende:

- Bei Bewegung wird der Schmerz besser, bei Ruhe verschlimmert er sich (bei den häufigeren nicht entzündlichen Rückenleiden ist es genau umgekehrt).

- Die Morgensteifigkeit der Wirbelsäule hält mehr als 30 Minuten an.

- Die Beschwerden treten vor dem 40. Lebensjahr auf.

- Schmerzen und Steifigkeit vor allem am frühen Morgen.

- Die Beschwerden halten mehr als drei Monate an.

- Der Schmerz scheint mal in der rechten Gesäßhälfte, mal in der linken Gesäßhälfte zu sitzen, strahlt in die Oberschenkel aus und führt zu Bewegungseinschränkungen der Wirbelsäule.

- Die Einnahme eines nicht-steroidalen (kortisonfreien) entzündungshemmenden Medikaments wie Diclofenac oder Ibuprofen bringt innerhalb von 48 Stunden eindeutige Besserung, danach kehrt der Schmerz allerdings zurück.

- Schmerzen beim Dehnen des Brustkorbs ohne erkennnbare Ursache, Schmerzen über dem Brustbein.

- Unsymmetrische Entzündung einzelner Gelenke wie der Hüfte oder des Knies.

- Fersenschmerzen oder Entzündung im Sehnenansatz.

- Regenbogenhautentzündung im Auge.

WUSSTEN SIE EIGENTLICH ...

... dass es ein Bechterew-Gen gibt?

Wissenschaftler entdeckten ein Bechterew-Erbmerkmal, das sie HLA-B27 nannten. Durch einen Gentest lässt sich feststellen, ob der Patient Träger dieses Merkmals ist oder nicht. Das Problem dabei – wie übrigens bei den meisten Gentests: Man erfährt zwar, ob man das Merkmal HLA-B27 in sich trägt, das sagt aber nichts darüber aus, ob man tatsächlich am Morbus Bechterew erkrankt oder nicht, sondern nur, ob diese Erkrankung unwahrscheinlich ist oder man mit einer gewissen Wahrscheinlichkeit damit rechnen kann. Über den Sinn solcher Test lässt sich also streiten ...

SOS-Hilfe: Bei einem akuten Entzündungsschub treten meistens auch starke Schmerzen auf. Die lassen sich in der Regel gut mit nicht-steroidalen Entzündungshemmern (Rheumamitteln) in den Griff bekommen. Die bekannten Substanzen sind Ibuprofen und Diclofenac. Sie wirken, indem sie im Körper ein bestimmtes Enzym hindern, das für die Herstellung von Prostaglandinen, Schmerz- und Entzündungsbotenstoffen, verantwortlich ist.

Im Notfall und bei sehr starken Schmerzen kann der Arzt auch ein steroidhaltiges Mittel spritzen, das noch stärker entzündungshemmend wirkt, aber auch stärkere Nebenwirkungen hat als die nicht-steroidalen Medikamente.

Bei einem Morbus Bechterew im Spätstadium ist die Entzündung meist zur Ruhe gekommen, Schmerzen können aber trotzdem durch Muskelverspannungen oder feine Risse im Wirbelkörper auftreten. Dann helfen auch ganz normale Schmerzmittel wie etwa Paracetamol, die weniger Nebenwirkungen als entzündungshemmende Antirheumatika haben. Das ist besonders im Alter wichtig, wenn der Körper aufgrund eines veränderten Stoffwechsels empfindlicher auf vieles reagiert.

Bei einem akuten Bechterew-Schub können auch Wärme- oder Kälteanwendungen helfen. Kälte, etwa in Form von Gel-Packs, hilft bei entzündlichen Schüben. Wärme (Wärmflasche, Heizdecke, warme Dusche) hilft gegen Schmerzen und Steifigkeit besonders am Morgen nach dem Aufstehen.

Eine relativ neue Therapieform sind die TNF-alpha-Blocker. Sie werden auch als Biologika bezeichnet und können die Entzündungsprozesse beim Morbus Bechterew entscheidend beeinflussen. TNF steht für Tumor-Nekrose-Faktor. Biologika sind maßgeschneiderte Nachbildungen körpereigener Substanzen, die gezielt in den Entzündungsprozess eingreifen und die Entzündung bereits in der Entstehung blockieren.

... dass Dauertherapie mit NSAR Morbus Bechterew bremsen kann?

In einer aktuellen Studie mit 214 Patienten der Klinik für Rheumatologie der Universität Maastricht wurden zwei Patientengruppen mit Morbus Bechterew verglichen. Die eine Gruppe nahm über zwei Jahre dauerhaft nicht-steroidale (kortisonfreie) Antirheumatika (NSAR) ein, die andere nur bedarfsweise bei akuten Krankheitsschüben. In der Gruppe mit der Dauer-NSAR-Einnahme zeigte sich nach der Studiendauer nur bei 22 Prozent der Probanden eine Verschlechterung des Krankheitszustandes, in der Gruppe mit der Bedarfsmedikation war bei 55 Prozent eine Verschlechterung eingetreten. Die Rate der Nebenwirkungen unterschied sich in beiden Gruppen dagegen nicht signifikant. Um jedoch bei Morbus Bechterew generell zu einer täglichen Einnahme von NSAR zu raten, müssten noch weitere Untersuchungen zu Vor- und Nachteilen bei den unterschiedlichen Wirkstoffen gemacht werden.

Behandlung: Eine wirkliche Heilung gibt es bei Morbus Bechterew nicht. Der Verlauf der Erkrankung lässt sich allerdings durch die richtige Behandlung entscheidend beeinflussen. Ab dem 40. Lebensjahr kommt die Krankheit meist zu einer Art Stillstand, zumindest die entzündlichen Phasen treten dann nicht mehr auf.

Auch wenn die typische Körperhaltung eines Bechterew-Kranken oft stark nach vorne gebeugt und die Kopfbeweglichkeit eingeschränkt ist, wird man mit der Erkrankung normalerweise nicht zum Pflegefall. Nur einer von zehn Erkrankten ist nach einer Krankheitsdauer von 40 Jahren von fremder Hilfe abhängig.

Vorbeugung: Eine echte Vorbeugung, damit die Krankheit gar nicht erst ausbrechen kann, gibt es nicht. Bis zu einem gewissen Punkt lässt sich jedoch der Schweregrad des Morbus Bechterew beeinflussen und zwar mit Krankengymnastik, Kälte- oder Wärmetherapie, kortisonfreien Schmerzmitteln oder Antirheumatika.

Morbus Scheuermann

Diese auch als Scheuermannsche Krankheit bezeichnete Rückenerkrankung ist eine Sonderform der Osteochondrose. Dahinter verbirgt sich eine Wachstumsstörung der Wirbel im Brust- und/oder Lendenbereich. Sie tritt meist vor der Pubertät, im Alter zwischen 10 und 15 Jahren auf. Jungen sind doppelt so häufig betroffen wie Mädchen.

Aus bislang unbekannter Ursache stirbt bei der Krankheit ein Teil des Knochens ab. Die Wirbelkörper bekommen dadurch eine Keilform, die Bandscheiben sinken in die Wirbel ein; man nennt das auch die Schmorlschen Knötchen. Die Folge sind Schmerzen – und ein ausgeprägter Rundrücken. Eltern interpretieren diese Haltung oft falsch als schlaksig oder nachlässig.

Nach der Pubertät kommt die Scheuermann-Krankheit zum Stillstand, die Schmerzen verschwinden dann, der Rundrücken bleibt jedoch. Leider wird der mit der Pubertät beendete Scheuermann immer wieder fälschlich für Rückenschmerzen mit anderen Ursachen verantwortlich gemacht.

SOS-Hilfe: Bei akuten Schmerzen helfen Wärme und Massagen. Manchmal können auch Schmerzmittel, Entzündungshemmer oder muskelentspannende Medikamente nötig sein. Während der rund zwei Jahre andauernden Krankheit ist zudem ein wenig (!) Schonung angesagt. Schweres und vor allem einseitiges Tragen wie ein Schulrucksack, der nur über einer Schulter hängt, sind eher kontraproduktiv. Auch langes Sitzen in gebückter Haltung kann die Schmerzen verstärken.

Behandlung: Wärme, Massage und Elektrotherapie sind begleitende Maßnahmen. Entscheidend ist jedoch die aktive Therapie durch den Patienten, die zu einer richtigen Haltung und einer starken Muskulatur führt. Bei Kindern kann es das Training nach Bobath oder Vojta sein, gut sind auch osteopathische
Behandlungen. Entscheidend aber ist Muskeltraining in Form
von Laufen, Schwimmen, Fahrradfahren, Reiten, Rudern etc.
Manchmal brauchen junge Scheuermann-Patienten auch eine
Zeit lang ein Stützkorsett. Und nur in ganz schweren Ausnah-
mefällen ist eine Operation nötig.

Vorbeugung: Da es sich beim Morbus Scheuermann um eine
genetisch bedingte Wachstumsstörung handelt, ist Vorbeugen
schwierig. Hilfreich ist aber in jedem Fall ein aktives Muskeltraining schon in ganz jungen Jahren. Eltern sollten besonders
darauf achten, dass ihre Kinder auf dem Fußballplatz oder im
Schwimmbad besser aufgehoben sind als vor dem Computer-
bildschirm.

Myogelose und Triggerpunkt

Wer sich so richtig verspannt fühlt, kann meist kleine Knubbel im Rücken tasten, die bei Berührung richtig schmerzen. Man spricht auch von Hartspann. Das Wort Myogelose kommt aus dem Griechischen und bedeutet Muskelfrost. Das erklärt die Sache eigentlich recht gut. Denn die Muskulatur fühlt sich bretthart an, wie eingefroren, und nicht schön weich und elastisch. Die Knubbel, die man im Gewebe tasten kann, sind übrigens nichts anderes als Milchsäure (Laktat). Dieses Abfallprodukt entsteht, wenn der Muskel bei extremen Anstrengungen seine Energie anaerob, also ohne Sauerstoff gewinnen muss. Er wird dann buchstäblich sauer, ist übermüdet und beginnt mit einer verstärkten Produktion von Milchsäure.

Ähnlich wie eine Myogelose ist der Triggerpunkt. Er bildet sich jedoch selten von alleine zurück. Der Unterschied zur Myogelose: Ein Triggerpunkt lässt sich unter dem Mikroskop als sichtbare Veränderung der Muskelfaser erkennen, eine Myogelose ist eine harmlosere Verspannung. Bei Triggerpunkten kann bereits eine leise Berührung schmerzen, außerdem kann von ihnen eine Art Fernschmerz ausgehen, der sich in weit entfernten Muskeln, Sehnen oder Gelenken ausdrückt. Triggerpunkte können außerdem zu einer Art Dauerschmerzfeuer führen, deshalb sollten sie unbedingt behandelt werden.

SOS-Hilfe: Leichte Muskelverspannungen können sich schon beim vorsichtigen Dehnen der Muskulatur bessern. Dehnen vor und nach dem Workout ist deshalb auch extrem wichtig, denn auf einen Kaltstart kann der Muskel mit sofortiger Verspannung reagieren. Wärme ist ebenfalls ein bewährtes Mittel.

Wenn die Muskulatur durch Zugluft oder eine zu heftig blasende Klimaanlage verspannt ist, helfen auch ein Schal oder ein wärmender Pullover. Praktisch sind selbst erwärmende Bandagen, die man mit Klettverschlüssen bzw. Klebepunkten direkt auf die schmerzenden Stellen bringt. Sie geben bis zu zwölf Stunden Wärme ab, ganz ohne möglicherweise hautirritierende Arzneistoffe. Auch eine Selbstmassage kann leichte Verspannungen lösen. Legen Sie dafür einen Finger mit leichtem Druck auf die schmerzende Stelle und massieren Sie sie in leicht kreisförmigen Bewegungen. Nicht zu viel Druck ausüben, sonst reagiert der Muskel mit einer Gegenspannung, die eher kontraproduktiv ist.

Wenn gar nichts mehr geht und der Schmerz sehr groß ist, helfen entzündungshemmende Medikamente und eine kurze Schonfrist. Wobei die Betonung auf kurz liegt. Versuchen Sie sich so bald wie möglich »gegen den Schmerz anzubewegen«.

Behandlung: Akute Schmerzen werden durch Schmerzmittel, Muskel entspannende und entzündungshemmende Medikamente gelindert. Wenn nötig, kann der Arzt auch eine schmerzstillende Spritze direkt in den verspannten Muskel geben. Versuchen Sie unbedingt gemeinsam mit dem Arzt die Ursache(n) Ihrer Verspannungen aufzuspüren. Denn Fehlhaltungen, muskuläre Dysbalancen oder psychische Probleme brauchen jeweils ihre ganz eigene, maßgeschneiderte Behandlung.

Triggerpunkte werden übrigens durch eine spezielle physiotherapeutische Behandlung gelindert. Auch Akupunktur oder eine Stoßwellentherapie kann sie zum Verschwinden bringen.

Vorbeugung: Ist Stress die Ursache für die Myogelose oder die Triggerpunkte (und das ist in der Mehrzahl der Fälle so), helfen Anti-Stress-Therapien wie Yoga, Atemübungen oder auch autogenes Training. Auch Naturheilmittel wie Hopfen, Kamille, Johanniskraut oder Lavendel sind geeignet, dem Körper beim Entstressen zu helfen.

Bitte greifen Sie keinesfalls zu chemischen Beruhigungsmitteln (Tranquilizern), allen voran die Wirkstoffgruppe der Benzodiazepine, die immer noch relativ häufig verschrieben werden. Sie machen nämlich innerhalb kürzester Zeit abhängig und können zu Nebenwirkungen wie extremer Tagesmüdigkeit, Seh- und Sprachstörungen sowie Gangunsicherheit führen. Auch Tetrazepam, das speziell als Muskel entspannendes Medikament verschrieben wird, gehört zur Gruppe der Benzodiazepine und hat entsprechend deren Abhängigkeitspotenzial.

Narbenverwachsungen (epidurale Fibrose)

Ein Drittel meiner täglichen Patienten in der Praxis sind Fibrose-Patienten oder sogenannte Failed-back-surgery-Opfer. Bei den Bandscheibenoperationen im Lendenwirbelsäulenbereich ist es unumgänglich, den Epiduralraum zu öffnen und darin zu hantieren. Auch bei bester Technik, sehr subtiler Blutstillung und feiner Arbeitsweise ist es in den letzten Jahren nicht gelungen, die Zahl der Fibrosen, also von wucherndem Narbengewebe, weitgehend zu reduzieren. Die Statistiken zu diesem Phänomen variieren sehr stark, von 7 bis zu 43 Prozent ist da die Rede. Landläufig spricht man von einer Fibrose-Rate von 10 bis 15 Prozent, wobei nicht vorhergesagt werden kann, ob ein einzelner Patient damit zu rechnen hat oder nicht.

Typisch für das Auftreten einer Fibrose ist eine kurzzeitige Schmerzfreiheit von zwei bis drei Wochen, gefolgt von einem erneuten Auftreten sehr hartnäckiger Schmerzen. Im Kernspinbild sieht man unter Gabe eines Kontrastmittels den Unterschied zwischen einer Narbe und nachgerutschtem Bandscheibengewebe. Leider ist die Therapie der Fibrosen nur sehr eingeschränkt möglich, da ein Nachoperieren in die Narbe hinein wenig erfolgreich ist und meistens zu noch stärkerer Narbenbildung führt. Als ultima ratio werden dann oft Versteifungs-Eingriffe durchgeführt, die jedoch meist wenig Erfolg haben. Die Fibrose-Behandlung ist daher eine Domäne der interventionellen Schmerztherapie. Allerdings sind die Ergebnisse dabei nicht so gut wie bei einer frischen Rückenproblematik. Der Schmerzkatheter mit nachfolgender Physiotherapie hilft bei einer Fibrose aber immerhin rund 50 bis 60 Prozent aller Patienten, eine deutliche Schmerzlinderung zu erreichen.

Osteochondrose

Bei einer Osteochondrose handelt es sich um einen Verschleiß eines großen Wirbelgelenks, das aus den beiden Wirbelkörpern und der dazwischen liegenden Bandscheibe besteht. Der Grund ist fast immer eine chronische Fehlbelastung. Dadurch verschleißen die Bandscheiben und haben nicht mehr ihre volle Pufferfunktion zwischen den einzelnen Wirbeln. Der Knochen dieser Wirbelkörper wehrt sich dagegen, verdickt sich, durch die erhöhte Stoffwechselaktivität nimmt auch der Wassergehalt des angrenzenden Gewebes zu. Auf der Kernspinaufnahme kann man das meist gut in Form von Ödemen sehen. Auf die verstärkte Belastung des Wirbelkörpers reagiert dieser mit dem seitlichen Aufbau von Knochensubstanz, um durch eine vergrößerte Fläche den vermehrten Druck auszugleichen. Es entstehen dann so genannte Spondylophyten, Randwülste oder zackenartige Gebilde, die dem Wirbelkörper ein anderes, deformiertes Aussehen verleihen. Man nennt dieses Phänomen deshalb auch Spondylosis deformans. Dadurch verändert sich die gesamte Statik der Wirbelsäule. Sie wird steifer und kann sich nach vorne biegen (Kyphose) oder auch nach hinten (Lordose).

Sehr häufig entsteht eine Osteochondrose bei Skoliose-Patienten, da durch die seitliche Verkrümmung der Wirbelsäule die Bandscheiben im Laufe der Zeit einseitig zu stark belastet werden. Aber auch nach früheren Bandscheibenvorfällen oder nach Bandscheibenoperationen zählen Osteochondrosen zu den typischen Folgen.

Eine Osteochondrose kann sowohl im Bereich der Hals- als auch der Lendenwirbelsäule auftreten. Im Bereich des Halses sind die Bewegungen dann stark eingeschränkt. Sind zusätzlich

Nerven irritiert, kann das zu einem Schiefhals führen. Das führt dann oft zu Nacken- und Kopfschmerzen, die sogar in den Schulter- und Armbereich ausstrahlen können. Im Bereich der Lendenwirbelsäule kann die Osteochondrose starke Schmerzen bereiten, die bis ins Bein ausstrahlen. Da die Schmerzen bei einer falschen Bewegung auch sehr heftig und plötzlich auftreten können, denken viele zunächst an einen Bandscheibenvorfall. Das lässt sich jedoch mit einer Kernspinaufnahme herausfinden.

SOS-Hilfe: Bei akuten Schmerzen ist erst einmal eine Linderung wichtig, damit sich der Patient überhaupt wieder bewegen mag. Dazu kommen je nach Befund entweder reine Schmerzmittel, entzündungshemmende Medikamente oder auch muskelentspannende Präparate zum Einsatz. Auch lokale Schmerzinjektionen direkt in den Wirbelsäulenbereich können hilfreich sein.

Behandlung: Sind die Verspannungen stark, hilft Wärme in Form von Thermopackungen, Wärmflasche oder auch Rotlichtanwendungen. Auch physikalische Therapien wie Massagen oder Elektroanwendungen bringen oft schnell Erleichterung. Mittelfristig ist es wichtig, die Mechanik der betroffenen Wirbelsäulengelenke zu verbessern. Die Belastung der Wirbelsäule muss so weit wie möglich reduziert werden, um weitere Deformationen und Ödeme zu vermeiden. Das funktioniert am besten, indem man die Muskulatur über der betroffenen und der benachbarten Region trainiert.

Vorbeugung: Auf die Gefahr hin, mich zu wiederholen, gilt auch bei der Osteochondrose, dass Bewegung und eine kraftvolle Muskulatur die beste Prophylaxe gegen die Abnutzungserscheinungen der Wirbelsäule sind. Ein gezieltes Training der Rücken- und Bauchmuskulatur hält die Wirbelsäule aufrecht und schützt vor Fehlhaltungen. Haltungsübungen kann man in Rückenschulkursen trainieren, aber auch sanfter Ausdauersport, wie beispielsweise Schwimmen, ist wunderbar für die Entlastung der Wirbelsäule.

Osteoporose

Alle sieben Minuten bricht sich in Deutschland eine Frau einen Wirbelknochen; zwei Drittel der Betroffenen sind Frauen nach der Menopause. Die meisten ahnen nicht mal, dass Osteoporose dafür verantwortlich ist. Was viele nicht wissen: Auch 10 Prozent aller Männer über 60 leiden an einer sekundären Osteoporose, verursacht durch eine ungesunde Lebensweise, unausgewogene Ernährung, verstärkten Alkoholkonsum oder Medikamenteneinnahme.

Wörtlich übersetzt heißt Osteoporose »poröser Knochen«. Dahinter verbirgt sich ein gesteigerter Verlust von Knochenmasse durch den Abbau von Kalzium in den Knochen. Osteoporose ist inzwischen zur wahren Volkskrankheit geworden. Etwa sechs Millionen Osteoporosekranke gibt es in Deutschland, jede dritte Frau ist heute von dem schleichenden Leiden betroffen, rund vier Milliarden Mark kostet die Behandlung jährlich – Kosten, die durch Vorbeugung und Früherkennung wesentlich gesenkt werden könnten. Frauen in den Wechseljahren sind besonders gefährdet, weil Sexualhormone am Erhalt der Knochenmasse beteiligt sind. Diese Theorie ist umso schlüssiger, weil auch junge Frauen Osteoporose entwickeln, wenn sie weniger Östrogene bilden. Das ist beispielsweise der Fall, wenn die Eierstöcke entfernt werden mussten, kommt aber auch bei Leistungssportlerinnen vor, deren Eierstöcke durch den Sport weniger aktiv sind.

Das Problem bei der Osteoporose: Die Knochen werden durch den Abbau von Knochenmasse so geschwächt, dass selbst geringe Belastungen wie ein leichter Sturz zu Knochenbrüchen führen können. Fast unbemerkt treten Brüche an den

Wirbelkörpern auf, die dann zum sogenannten Witwenbuckel führen können. Aber auch der Oberschenkelknochen oder die Speiche am Unterarm sind Stellen, an denen bei Osteoporose häufig Brüche entstehen.

Tückischerweise ist die Osteoporose eher eine stille, schleichend verlaufende Krankheit. Erst anlässlich eines Knochenbruchs wird die Krankheit häufig überhaupt als solche erkannt. Dann ist allerdings schon viel Knochenmasse verlorengegangen, die sich auch nicht wieder aufbauen lässt. Alles, was man tun kann, ist dem weiteren Abbau vorzubeugen. Bei einer fortgeschrittenen Osteoporose kommen häufig heftige Rückenschmerzen hinzu, die Körperhaltung ist nach vorne geneigt. Viele Frauen leiden neben den Schmerzen besonders unter dieser Veränderung des Aussehens und der zunehmenden Bewegungseinschränkung. Aus Angst vor weiteren Knochenbrüchen wird häufig die körperliche Aktivität stark eingeschränkt, was wiederum zu einem weiteren Abbau von Knochenmasse führt.

Bei einer fortgeschrittenen Osteoporose mit Oberschenkelhalsbrüchen können längere Krankenhausaufenthalte nötig werden, wenn beispielsweise ein künstliches Hüftgelenk eingesetzt werden muss. Später kann die Osteoporose die Betreffenden durch Wirbelsäulenbrüche sogar zum Pflegefall machen – ein zu hoher Preis im Vergleich zu den recht einfachen Vorbeugemaßnahmen.

Eine Reihe von Risikofaktoren erhöht die Wahrscheinlichkeit, an Osteoporose zu erkranken:

- Sie bewegen sich wenig, treiben keinen Sport.
- Sie haben einen sehr grazilen Körperbau.
- Sie haben osteoporosekranke weibliche Verwandte.
- Sie rauchen viel.

- Ihre erste Regel ist spät, erst mit über 15 eingetreten.

- Sie sind früh, mit unter 45 Jahren, in die Wechseljahre gekommen.

- Sie sind über 50 Jahre alt – in den ersten fünf bis sechs Jahren nach der Menopause verliert der Körper besonders viel Knochenmasse.

- Sie haben länger als sechs Monate regelmäßig Kortison genommen.

- Sie trinken viel und regelmäßig Alkohol – er schädigt die Knochenzellen, außerdem kann der Darm dadurch Kalzium schlecht aufnehmen.

- Sie sind zuckerkrank oder leiden an einer chronischen Lebererkrankung.

- Sie meiden grundsätzlich die Sonne oder halten sich selten im Freien auf.

- Sie haben seit Ihrer Kindheit eine Abneigung gegen Milch und Milchprodukte oder vertragen sie nicht.

Falls zwei oder mehr dieser Faktoren auf Sie zutreffen, besteht die Gefahr, dass Sie an Osteoporose erkranken. Genaue Aussagen liefert jedoch nur eine Knochendichtemessung oder das Feststellen von Bestandteilen des Knochenkollagens (Knochenmarker) im Urin durch den Arzt.

SOS-Hilfe: Gibt es nicht, da die Krankheit nicht plötzlich auftritt.

Vorbeugung: Damit sollte man schon beginnen, wenn man noch gar nicht an diese Krankheit denkt, nämlich im Kindes- und Jugendalter – durch die ausreichende Zufuhr von Kalzium (siehe dazu Seite 184) und mit viel Bewegung.

Behandlung: Falls Sie bereits an Osteoporose erkrankt sind oder gefährdet sind, kann Ihnen der Arzt folgende Medikamente verschreiben:

- *Calcitonin:* Calcitonin ist ein Eiweißhormon, das an der Regulation des Kalziumhaushalts beteiligt ist. Es hemmt die Aktivität der Knochen abbauenden Zellen (Osteoklasten) und wirkt so einem Verlust der Knochenmasse entgegen. Calcitonin wird vor allem zur Behandlung einer bereits vorhandenen Osteoporose eingesetzt, auch bei frischen Brüchen wirkt es schmerzlindernd. Vorbeugend hat sich Calcitonin bisher nur für die Knochen der Wirbelsäule als hilfreich erwiesen.

  Calcitonin wird gespritzt oder über ein Nasenspray eingenommen. In der Regel wird es mit Kalzium und Vitamin-D-Gaben kombiniert. Calcitonin kann auch Nebenwirkungen haben wie Hautrötung, Übelkeit, Brechreiz oder Schwindelgefühle.

- *Vitamin D:* Näheres hierzu finden Sie auf Seite 183.

- *Fluoride:* Fluoride fördern die Tätigkeit der Osteoblasten, die beim Knochenaufbau mithelfen. Zusätzlich zu den Fluoriden muss der Körper jedoch ausreichend Kalzium zur Verfügung haben, denn nur so wird der neu gebildete Knochen auch stabil. Wichtig: Fluoride müssen in einer bestimmten Dosis gegeben werden, bei zu geringer Dosierung sind sie unwirksam. Es gibt heute auch kombinierte Fluorid-Kalzium-Präparate.

- *Biphosphonate:* Diese hemmen wie Calcitonin die Aktivität der Knochen abbauenden Osteoklasten und bremsen so den rasanten Knochenabbau.

- *Selektive Östrogen-Rezeptor-Modulatoren:* Die sogenannten SERMs (Selective Estrogen Receptor Modulators) wie Raloxifen wirken teilweise wie natürliches Östrogen, an anderen Stellen haben sie jedoch einen gegenteiligen, antiöstrogenen Effekt. So beeinflussen sie den Knochenstoffwechsel günstig (östrogener Effekt), schützen allerdings die Gebärmutterschleimhaut vor übermäßigem Wachstum (antiöstrogener Effekt). Wichtig: SERMs werden nur zur Behandlung von Osteoporose eingesetzt, nicht zur Behandlung von Wechseljahrsbeschwerden, da sie selber beispielsweise Hitzewallungen erzeugen können.

WUSSTEN SIE EIGENTLICH ...

... dass Traurigsein zu brüchigen Knochen führen kann?

Eine Osteoporose entwickelt sich bei Depressiven leichter als bei gleichaltrigen Menschen, die nie eine Depression hatten. Das bedeutet: Depressive Patienten haben ein höheres Risiko für gefährliche Knochenbrüche wie Oberschenkelhalsfraktur und die damit verbunden Komplikationen. Experten vermuten als eine Ursache den Botenstoff Interleukin-6, der bei depressiven Menschen verstärkt im Blut zu finden ist und der den Abbau von Knochensubstanz beschleunigt.

Skoliose

Eine Skoliose ist eine Rückenerkrankung, bei der die Wirbelsäule nach rechts oder links verbogen ist und gleichzeitig noch einzelne Wirbelkörper verdreht sind. Bei etwa 90 Prozent der Skoliosen kennt man den Auslöser der Erkrankung nicht. Sie wird meist bei Kindern vor der Pubertät entdeckt, im Alter zwischen zehn und zwölf Jahren. Mädchen sind viermal häufiger davon betroffen als Jungen. Skoliosen bei Säuglingen treten durch falsche Lage im Mutterbauch ebenfalls auf, hier sind Jungen häufiger betroffen. Diese Skoliosen heilen aber oft von selber durch einfache Lagerungsmaßnahmen und Übungen wieder aus.

Die Verkrümmung der Wirbelsäule kann sich im Lendenwirbel-, aber auch im Brustwirbelbereich zeigen, manchmal sind sogar beide Regionen betroffen, dann spricht man von einer Doppel-S-Skoliose. Kinder mit einer Skoliose in einem fortgeschrittenen Stadium haben oft eine ganz charakteristische Fehlhaltung: Eine Hüftseite springt stärker hervor, eine Schulter steht etwas hoch und eine Rückenhälfte wölbt sich stärker nach hinten. Diese Fehlhaltung fällt dann irgendwann plötzlich zum Beispiel beim Kleiderkauf

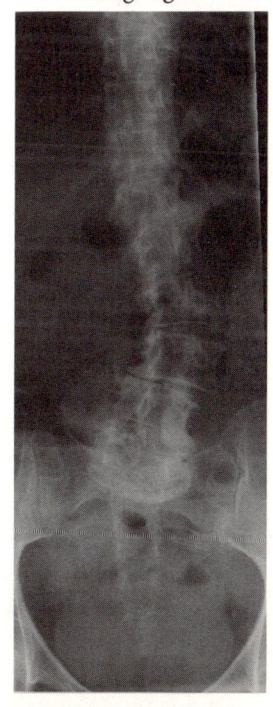

Skoliose der Lendenwirbelsäule

oder beim Sportunterricht auf. Doch so weit muss es nicht kommen. Denn: Je früher eine Skoliose erkannt wird, desto besser sind die Chancen zur Rückbildung. Auch die Haltung scheint nach neuesten Erkenntnissen eine Rolle bei der Skoliose zu spielen, ebenso Gewebeverklebungen und Blockaden, die das symmetrische Rückenwachstum behindern.

SOS-Hilfe: Diese ist nicht möglich, da die Skoliose nicht plötzlich auftritt. Wenn jedoch auf einmal Schmerzen durch Verspannungen auftreten, helfen kurze Schonzeiten, Schmerzmittel oder Entzündungshemmer über die akute Phase hinweg. Auch Wärme und Massagen lindern die Schmerzen. Dann jedoch sollte sofort eine Kräftigung der Muskulatur auf dem Therapieplan stehen.

Behandlung: Hier kommt es auf den Schweregrad der Fehlstellung und auf den Zeitpunkt der Erkennung an. Im Babyalter reicht es meist aus, eine Skoliose mit Auf-dem-Bauch-Liegen und leichter Krankengymnastik zu beeinflussen. Bis zur Pubertät kann man durch aktive oder passive Korrektur am »wachsenden Bäumchen« die Skoliose beeinflussen und bessern, danach kann man den Zustand nur halten und verhindern, dass er schlechter wird. Die Domäne der Skoliosetherapie sind Kinder und Jugendliche, die freilich nicht so leicht zu therapieren sind, da oft die Bereitschaft zur Mitarbeit nicht so hoch ist. Skoliosen, die erst im Erwachsenenalter entdeckt werden, lassen sich nicht mehr ursächlich behandeln. Hier können nur die Symptome wie Rückenschmerzen oder Steifheit mit Bewegungstherapien, Massagen oder Akupunktur gelindert werden.

Generell gilt: Skoliosen mit einer Krümmung bis zu 20 Grad werden durch Bewegungstherapien behandelt. Diese Übungen lenken die normalen Bewegungen so, dass Fehlhaltungen automatisch korrigiert werden. Zusätzlich lassen sich wichtige Muskelgruppen durch Elektrotherapie und manuelle Therapien kräftigen. Bei Krümmungen zwischen 20 und 50 Grad kann das zeitweise Tragen eines streckenden, stabilisierenden Korsetts oder Mieders sinnvoll sein. Das entlastet die Wirbelkörper an den Stellen, an denen sie durch die verstärkte Krümmung der Wirbelsäule stärker als normal belastet sind. Die Wirbel können an diesen Stellen besser wachsen, das kann ein Fortschreiten der Skoliose verhindern. Nur in extremen Fällen, etwa bei starken Krümmungen ab 70 Grad, bei denen durch die Skoliose bereits Herz- und Kreislauffunktionen eingeschränkt sind, ist eine Operation sinnvoll.

Vorbeugung: Skoliosen bei Säuglingen lassen sich durch eine Bauchlage vorbeugen. Ein Beckenschiefstand durch ungleich lange Beine sollte durch eine Absatzerhöhung während des Wachstums ausgeglichen werden, um einer Schieflage der Wirbelsäule vorzubeugen. Bei einer bestehenden Skoliose lässt sich durch Muskelkräftigung nur ein Fortschreiten verhindern, eine echte Heilung ist nicht möglich. Ansonsten sollte man versuchen, mit einer Skoliose so normal wie möglich zu leben. Studien haben gezeigt, dass Menschen mit einer Skoliose über einen Zeitraum von 50 Jahren hinweg nicht mehr Rückenschmerzen entwickeln als andere. Allerdings erhöht sich durch die Skoliose die Gefahr einer Osteochondrose (Seite 135), also der Verschleiß der großen Wirbelgelenke, die aus den beiden Wirbelkörpern mit der Bandscheibe dazwischen bestehen.

Spinalstenose

Es gibt eine primäre und eine sekundäre Spinalstenose. Von einer primären Spinalstenose spricht man, wenn jemand schon mit einem engen Spinalkanal geboren wird.

Viele Menschen über 60 leiden jedoch an einer sekundären Spinalstenose – oft ohne es zu wissen. Diese Erkrankung gehört zu den sogenannten degenerativen Erkrankungen, also den abnutzungsbedingten. Unter einer Spinalstenose versteht man eine Verengung des Spinalkanals. Dieser verläuft in der Wirbelsäule und umhüllt das Rückenmark. Im Lauf der Zeit kann dieser Kanal enger werden, er drückt dann auf das Rückenmark, die Nervenwurzeln werden eingequetscht. Die Verengung kann verschiedene Ursachen haben: geschädigte Bandscheiben, die sich vorwölben, und knöcherne Auswüchse der Zwischenwirbelgelenke, aber auch eine Verdickung des Ligamentum flavum, des Bandes, das die beiden Wirbelkörper zusammenhält und die Wirbelsäule zusätzlich stabilisiert. Häufig kommt es im Bereich der Lendenwirbelsäule zu einer Spinalstenose, manchmal aber auch an der Halswirbelsäule und so gut wie nie im Bereich der Brustwirbelsäule. Auch nach Bandscheibenoperationen kommt es nicht selten nach 10 bis 15 Jahren zu Spinalstenosen. Patienten spüren diese meist durch diffuse Schmerzen in den Beinen oder im Gesäß, fast ausschließlich beim Gehen oder manchmal im Stehen. Viele beschreiben ein Unsicherheitsgefühl beim Gehen wie auf Schiffsplanken, Rückenschmerzen, schnelle Ermüdung beim Laufen, manchmal auch Taubheitsgefühle in den Beinen oder im Gesäß. Das bezeichnet man auch als Schaufensterkrankheit. Die Symptomatik ist sehr ähnlich wie bei Gefäßerkrankungen mit Verschluss der Arterien. Deshalb ist eine genaue Abklärung nötig. Die Beschwerden verstärken sich meist bei aufrechter Haltung und bessern sich bei gebeugter Haltung.

Der Grund dafür liegt in dem vorhin erwähnten Ligamentum flavum (die Wirbelsäule besitzt in jedem Wirbelkörper so ein Band). Die Form dieser Bänder ändert sich mit der Körperhaltung. Ist die Wirbelsäule leicht nach vorne gekrümmt, werden die Bänder gedehnt und verdünnen sich dabei. Stellen Sie sich dafür einfach einen dickeren Haushaltsgummi vor, den Sie ein wenig in die Länge ziehen. Durch das Dünnerwerden öffnet sich der Wirbelkanal, das Rückenmark und die Nervenwurzeln haben mehr Platz. Ist die Wirbelsäule dagegen beim Stehen oder Gehen gestreckt, verkürzen und verdicken sich die Bänder wieder. Das macht wiederum Druck auf Rückenmark und Nerven – und führt zu Schmerzen. Dies ist der Grund, warum diese Schmerzen beim Hinsetzen, Liegen, Bücken oder Nachvornebeugen fast augenblicklich besser werden.

SOS-Hilfe: Gegen den akuten Schmerz helfen entzündungshemmende Medikamente und Schmerzmittel. Außerdem wird der Arzt physiotherapeutische Behandlungen verschreiben, die die Muskulatur kräftigen.

Behandlung: Bewährt haben sich bei Schmerzen durch eine Spinalstenose epidurale Injektionen (Seite 259) eines Cocktails aus Schmerzmitteln, Entzündungshemmern, durchblutungsfördernden Mitteln, einem lokalen Betäubungsmittel und eventuell Enzymen, und zwar direkt an den Ort des Geschehens, die Nervenwurzel. Bei stärkeren Beschwerden kann man auch einen Schmerzkatheter setzen. Dabei wird ein dünner Kunststoffschlauch unter Röntgenkontrolle direkt an den eingeengten Nerv geschoben. Über ihn werden entzündungshemmende, schmerzlindernde und narbenlösende Substanzen kontinuierlich an den Körper abgegeben. Der Katheter kann mehrere Tage im Wirbelkanal verbleiben; so können zweimal täglich Medikamente nachgespritzt werden. Man muss dafür übrigens nicht unbedingt stationär behandelt werden, durch den flexiblen Schlauch kann man sich weitgehend normal bewegen. Diese interventionellen Schmerztherapien sind für den typischen, älteren Spinalstenosepatienten ein Segen, da viele von diesen Menschen aufgrund von Vorerkrankungen wie Herzinfarkten oder Lungenerkrankungen gar nicht operativ mit Narkosen behandelbar wären. Diese Schmerztherapien verbessern die Lebensqualität der Patienten erheblich.

Ein noch relativ neuer und schonender Eingriff ist das Setzen eines Spreizers aus Titan. Er wird zwischen den Dornfortsätzen eingesetzt, drückt die Wirbel auseinander und sorgt so dafür, dass der Wirbelkanal ein wenig weiter wird. Der kleine Eingriff erfordert lediglich eine kurze Narkose und einen Klinikaufenthalt von 24 Stunden. Oft spüren die Patienten direkt nach der Operation eine deutliche Besserung.

Bei schweren Formen der Spinalstenose kann der Wirbelkanal durch eine sogenannte (Hemi-)Laminektomie (Seite 274f.) geöffnet werden. Dabei entfernt der Arzt den halben oder gesamten Wirbelbogen und löst so den Druck auf das eingeengte Rückenmark. Der Eingriff erfordert eine Vollnarkose, man muss höchstens eine Woche im Krankenhaus bleiben.

Die Laminektomie bzw. die Hemilaminektomie ist die einzige offene Wirbelsäulenoperation, hinter der ich wirklich stehen kann. Wenn sie nach einer genauen Diagnostik gezielt durchgeführt wird, kann sie bei sehr starken Spinalstenosen, bei denen die Leute kaum mehr laufen können, sehr gut helfen und führt zu weit besseren Ergebnissen als die großen Versteifungsoperationen.

Vorbeugung: Da es sich um eine abnutzungsbedingte Krankheit handelt, ist Vorbeugung nur bis zu einem gewissen Grad möglich. Indirekt lässt sich die Entstehung einer Spinalstenose jedoch durch Vermeiden von Übergewicht und von Rauchen beeinflussen. Wichtig sind auch nacken- und rückengerechte Verhaltensmuster – denn sie beeinflussen die Funktion der Bandscheiben positiv. Das heißt: Je gesünder die Bandscheiben bleiben, desto später, wenn überhaupt, treten die klinischen Erscheinungen der Spinalstenose auf. Bei manchem älteren Menschen entdeckt man sie eher zufällig auf einer CT- oder MRT-Aufnahme, ohne dass der Patient jemals Beschwerden oder gar Schmerzen hatte. Dennoch ist bei Menschen über 60 die Spinalstenose der häufigste Grund für eine oft überflüssige Wirbelsäulenoperation.

Spondylarthrose (Facettensyndrom) und Synovialzysten

So wie es im Kniegelenk sehr häufig durch Abnutzung zu einer Arthrose kommt, kann das Gleiche im Bereich der Lendenwirbelsäule passieren. Bei einer Spondylarthrose sind die kleinen Zwischenwirbelgelenke im Bereich der Lenden- und Halswirbelsäule von dieser Abnutzungserscheinung betroffen. Meist sind Menschen über 50 betroffen. Diese Verbindungsgelenke werden auch Facettengelenke genannt, weil sie durch ihre glatte, fast elegante Form ein wenig an die Facetten eines geschliffenen Edelsteins erinnern. Primär führt der Verschleiß wie bei einem Kugellager zu verstärkter Reibung und Abnutzung und dadurch zu einer Gelenkentzündung, wie wir sie an Knie und Hüfte kennen mit typischem Anlauf- und Bewegungsschmerz und im akuten Zustand auch zu zusätzlichen Ruheschmerzen.

Auf die Abnutzung des Knorpels des Facettengelenks reagiert der Körper mit einem Ausgleichsprogramm. Er bildet mehr Knochenmasse, der unter dem Knorpel gelegene Knochen verbreitert sich. Da direkt am Wirbelgelenk entlang die aus dem Spinalkanal entspringende Nervenwurzel verläuft, kann es durch die verbreiterten Knochenwülste und -zacken zu Einengungen des Nervenaustrittspunkts kommen. Mit der Zeit können auch Synovialzysten entstehen. Dabei kommt es durch die vermehrte Gelenkflüssigkeit zu einer Aussackung der Gelenkkapsel, der mit der Flüssigkeit gefüllten Synovialzyste. Auch das kann zu einem Druck auf die Nerven führen. Der Körper reagiert auf diese Schmerzen mit Fehlhaltungen und Muskelverspannungen. Die Schmerzen spüren die Betroffenen eher im Stehen als im Liegen. Bei einer Synovialzyste strahlen die Schmerzen oft ins Bein aus, es kann auch zu Lähmungserscheinungen und Taubheitsgefühlen kommen – ähnlich wie bei einem Bandscheibenvorfall. Sonstige klassische Anzeichen für eine Spondylarthrose sind:

- Sie haben stärkere Schmerzen, wenn Sie sich nach hinten oder zur Seite beugen.
- Wenn Sie auf die betroffenen Stellen drücken, tut das weh.
- Die Schmerzen strahlen aus, am ehesten in Richtung Po oder hinteren Oberschenkel.
- Wenn Sie das gestreckte Bein im Liegen anheben, bereitet das keine Schmerzen.
- Wenn Sie sich auf ein Bein stellen oder die Hüfte drehen, wird der Schmerz intensiver.
- Die Schmerzen verstärken sich bei Kälte, Nässe, einem Wetterumschwung oder wenn Sie sich einfach überanstrengen.
- Der Schmerz bessert sich deutlich beim Sitzen und Liegen.
- Sie haben Schmerzen bei Positionsänderungen, besonders beim Aufstehen oder Aufrichten.

SOS-Hilfe: Kühl- oder Ice-Packs können bei den ersten akuten Schmerzen Linderung verschaffen. Gut ist es ganz zu Anfang auch, dem Rücken eine kleine Auszeit zu verschaffen. Meiden Sie ganz einfach Bewegungen, die Ihnen zu große Schmerzen verursachen. Allerdings nicht für zu lange. Denn Bewegung ist das A und O, um die sensiblen Gelenke vor weiterer Abnutzung zu schützen.

Behandlung: Tritt das Facettensyndrom zum ersten Mal auf, kann der Arzt mit einer leichten Therapie beginnen. Er wird Ihnen etwa eine durchblutungsfördernde Salbe und/oder ein kortisonfreies entzündungshemmendes Medikament mit einem Inhaltsstoff wie Ibuprofen, Diclofenac, Paracetamol oder auch Acetylsalicylsäure verschreiben. Einen Versuch wert sind auch Naturheilmittel wie Teufelskralle, Arnika oder Kieselsäurepräparate. Wie bei allen Gelenkarthrosen kann man auch Hyaluronsäure in das verschlissene Gelenk geben. Im Anfangsstadium kann auch Orthokin (Seite 261f.) das Fortschreiten der Arthrose verlangsamen. Zusätzlich sind physiotherapeutische Behandlungen und Massagen, Reizstrom, Akupunktur oder auch Wärmepackungen ratsam. Wird das Facettensyndrom chronisch, kann der Arzt die Schmerzen mit entzündungshemmenden Schmerzmitteln direkt in das betroffene Areal lindern. Wenn diese Therapien alle nicht helfen, kann eine Thermokoagulation der Wirbelgelenke (Seite 265) eine Option sein. Eine Synovialzyste wird bei uns in den meisten Fällen unter CT-Kontrolle ambulant punktiert, ohne dass wie früher die Entfernung über eine weitaus kompliziertere Operation nötig ist.

Vorbeugung: Ganz verhindern lassen sich Abnutzungserscheinungen besonders im Alter nicht. Aber eine gut trainierte Muskulatur wirkt wie ein natürliches stützendes Korsett. Viel Bewegung und eine gute Haltung schützen ebenfalls vor stärkerer Abnutzung. Regelmäßige spezielle Kurse für den Rücken im Fitnessstudio oder Bewegungstherapie beim Physiotherapeuten helfen dabei, dass die richtige Haltung etwas ganz Selbstverständliches wird.

Spondylitis und Spondylodiszitis

Eine Spondylitis ist eine relativ seltene eitrige oder tuberkulöse Entzündung an der Wirbelsäule, die aber sehr ernst genommen werden sollte. Der Begriff Spondylitis bezieht sich dabei auf die Wirbelkörper. Sind wie in den meisten Fällen die entsprechenden Bandscheiben mit entzündet, spricht man von einer Spondylodiszitis. Im Vergleich zu vielen degenerativen Wirbelsäulenerkrankungen verrät dieser Begriff, dass es sich hier um einen entzündlichen, infektiösen Prozess handelt.

Eine Spondylitis wird normalerweise durch Bakterien, häufig durch Streptokokken hervorgerufen. Aber auch Tuberkuloseerreger können zu einer Spondylitis führen; diese nennt man Spondylitis tuberculosa, und sie ist heute in unserer globalisierten Welt nach fast völligem Verschwinden wieder häufiger geworden. Die häufigste Ursache für diese Infektion sind meist jedoch Rückenoperationen oder allgemeine bakterielle Infektionen, bei denen Keime in den Körper gelangen.

Der Erreger, also das Bakterium, gelangt oft von einer ganz anderen Stelle des Körpers in das Innere des Wirbelknochens. Befindet sich irgendwo im Körper ein Infektionsherd, so können die Bakterien über die Blutbahnen ins Knochengewebe gelangen. Dort nisten sie sich ein und vermehren sich. Eine andere Möglichkeit ist das Eindringen von Erregern über eine Verletzung mit einem offenen Knochenbruch. Ganz selten können auch bei operativen Eingriffen an der Wirbelsäule Krankheitserreger ins Innere der Wirbelknochen gelangen.

Die Auswirkungen dieser Entzündung können sehr unterschiedlich sein, abhängig vom Grad und der Ausbreitung der Entzündung. Zunächst treten häufig Rückenschmerzen im Bereich der entzündeten Stelle auf, die sehr heftig sein und zu starken Bewegungseinschränkungen führen können. Das Allgemeinbefinden ist stark verschlechtert. Breitet sich die Entzündung weiter aus, kann es zur Bildung von Abszessen kommen, die operativ entfernt werden müssen. Außerdem kann es auch zur Schädigung von Nerven kommen. Das führt dann zu Muskelschwäche, Lähmungserscheinungen, Taubheitsgefühlen, Schmerzen, die bis ins Bein ausstrahlen, sowie möglicherweise sogar Störungen der Blasen- und Darmfunktion. Wenn sich die Entzündung auf die Brust- oder Bauchhöhle ausdehnt, kann es sogar zu lebensbedrohlichen Komplikationen wie Nierenversagen oder einem Kreislaufschock kommen.

SOS-Hilfe: Wenn der Arzt mithilfe von Röntgen, CT und MRT sowie Laborwerten und Thermometer (durch das Fieber) festgestellt hat, dass es sich um eine Entzündung handelt, gehört die Therapie in die Hände eines Spezialisten, da es sich um eine sehr ernstzunehmende Erkrankung handelt.

Behandlung: Um das genaue Krankheitsbild, die Lage und Ausbreitung der Entzündung zu erfassen, sind bildgebende Verfahren nötig. So sieht der Arzt auf einem Röntgenbild den Entzündungsherd im Wirbelknochen recht gut. Wenn jedoch trotz eindeutiger Entzündungswerte im Blut keine eindeutigen Veränderungen zu erkennen sind, hilft ein Szintigramm weiter. Dabei werden schwach radioaktive Stoffe in den Körper gespritzt, die sich in Geweben mit erhöhter Stoffwechselaktivität, also beispielsweise entzündeten Geweben, anlagern. Diese Stellen erscheinen dann im Bild stärker oder anders gefärbt. In manchen Fällen kann auch ein CT oder MRT sinnvoll sein, um die Ausdehnung der Entzündung zu erfassen. Handelt es sich wirklich um eine Spondylitis oder Spondylodiszitis, so ist das ein potenzieller Notfall und damit ein Fall fürs Krankenhaus. Leichtere Fälle werden mit Antibiotika in Tablettenform oder auch als Infusion behandelt. Ist die Erkrankung, sprich die Entzündung, bereits weiter fortgeschritten, hilft oft nur das Skalpell weiter. Der Arzt wird in dem Fall das entzündlich veränderte Gewebe vollständig entfernen. Entstehen dadurch größere Wirbeldefekte, werden diese durch Implantate, etwa aus Knochenzement, ersetzt. Im Anschluss daran sind regelmäßige Blutuntersuchungen nötig, um zu kontrollieren, ob die Entzündung abklingt. Ist das der Fall, kommt oft noch in der Klinik die Physiotherapie ins Spiel, um die Wirbelsäule so schnell wie möglich wieder zu stärken. Ein Rehaaufenthalt macht den Patienten wieder fit fürs Leben, eine berufliche Auszeit von einem halben Jahr ist dabei jedoch nicht selten. Ganz wichtig: Über einen Zeitraum von zwei Jahren müssen regelmäßig die Blutwerte überprüft werden.

Vorbeugung: Da es sich um eine akute bakterielle Erkrankung handelt und nicht um eine degenerative, ist Vorbeugung nicht möglich.

Wirbelgleiten (Spondylolisthese)

Beim Wirbelgleiten rutscht ein Wirbelkörper langsam über Jahre oder sogar Jahrzehnte aus seinem festen Verbund und gleitet in Richtung Bauchraum ab. Meist passiert das im Bereich des vierten oder fünften Lendenwirbels. Das Ganze kann angeboren oder durch Materialermüdung, also Verschleiß, bedingt sein. Das Weggleiten des Wirbels an sich macht übrigens keine Beschwerden, kann aber langfristig dazu führen, dass Nerven im Spinalkanal eingeengt werden. Oft entdeckt man gleitende Wirbel eher zufällig bei einer Röntgenaufnahme. Gerade jüngere Menschen haben durch das Wirbelgleiten oft keine Probleme. Der Körper kompensiert die Funktion des herausgerutschten Wirbels dadurch, dass die Muskulatur die Haltefunktion übernimmt, weshalb man lange nichts von dem allzu mobilen Übeltäter bemerkt. Heikel wird es, wenn das Rückenmark oder Nervenwurzeln in den Nervenaustrittspunkten eingeengt werden, so dass es zu Schmerzen, selten auch zu Gefühlsstörungen oder Lähmungen beispielsweise im Bereich der Beine kommt. Das Ganze ist im Grunde eine Mischung aus einer Spinalstenose und einer Einengung des Nervenaustrittspunkts. Man muss sich das so vorstellen, als würde man ein Hohlrohr durchsägen und dann die beiden Teile gegeneinander verschieben. Dann kommt es an dieser Stelle zu einer Einengung des Hohlraums.

SOS-Hilfe: In manchen Fällen kann vorübergehend eine Rumpforthese hilfreich sein. Das ist eine Art maßgeschneidertes Stützmittel, das von einem Orthopädietechniker angepasst werden muss. Dieses Stützkorsett übernimmt dann für einen gewissen Zeitraum die Funktion der zu schwachen Muskulatur und stützt die Wirbelsäule. Es sollte nur kurzfristig getragen werden, da es sonst die Muskulatur zusätzlich schwächt. Entzündungshemmende Schmerzmittel helfen, falls ein Nerv eingeklemmt ist und Schmerzen bereitet.

Behandlung: Physiotherapie und medizinische Massagen helfen in der ersten akuten Phase, um mögliche Schmerzen zu lindern. Auch Schmerzmittelinjektionen können sinnvoll sein. Bewährt hat sich beispielsweise die kaudale Überflutung oder die Periradikuläre Therapie (PRT), bei der ein entzündungshemmendes Medikament zusammen mit einem Lokalanästhetikum direkt an die Nervenwurzel gespritzt wird. Nur ganz selten und in schweren Fällen mit massiven Ausfällen ist eine Operation nötig. Dabei versteift man die entsprechenden Wirbelgelenke mit Schrauben, Drähten oder Platten (Seite 276). Dies ist ein sehr aufwendiger, risikoreicher Eingriff, bei dem in vielen Fällen zwei Operationen, einmal von vorne und einmal von hinten, durchgeführt werden müssen.

Vorbeugung: Das A und O ist eine kräftige Rumpfmuskulatur. Ganz wichtig dabei ist eine starke Bauchmuskulatur, die zusammen mit der Rückenmuskulatur wie eine ganz natürliche Rumpfstütze wirkt. Wer sich sein ganzes Leben lang ein relativ stabiles Muskelkorsett erhält, bekommt einfach weniger Rückenprobleme. Es ist erstaunlich, wie selbst ausgeprägtes Wirbelgleiten damit kompensiert werden kann. Wichtig also: Seien Sie sportlich aktiv!

Dr. Gregor Walden (60), Zahnarzt und Oralchirurg

»Bei mir und meinem Rücken ist wohl alles schiefgelaufen, was schieflaufen konnte. Ich bin ein sehr sportlicher Mensch, diesen Ausgleich brauche ich zu meiner hoch konzentrierten Arbeit als Zahnarzt und Oralchirurg. Ich laufe Ski, fahre Fahrrad und mache Krafttraining. Vor zwei Jahren hatte ich dann plötzlich eines Tages Probleme mit meinem rechten Bein. Ich ließ mir zunächst eine normale Schmerzspritze geben, doch das brachte nur kurz Erleichterung. Im Kernspin sahen die Ärzte dann eine lokale Stenose im Spinalkanal. Das Ganze wurde zunächst mit Injektionen therapiert, die auch ganz gut halfen. Leider wurden die Abstände zwischen den Spritzen immer geringer, zudem spürte ich leichte Ausfallerscheinungen, und meine Muskeln wurden zunehmend schwächer. Joggen konnte ich in dieser Zeit beispielsweise gar nicht mehr, weil mir einfach die Kraft dazu fehlte. Ich war so zermürbt von dem Ganzen, dass ich mich zum Einsetzen eines Coflex entschloss, das ist ein kleinen Metallstück, das die Wirbelsäule stabilisiert. Nach der Operation spürte ich jedoch überhaupt keine Verbesserung. Stattdessen entdeckte meine Freundin auf meinem Rücken einen dicken Knubbel, ein Serom. Zudem heilte die Wunde nicht. Ich hatte so starke Schmerzen, dass ich mit Morphium behandelt werden musste. Durch die hohen Dosen fühlte ich mich ständig wie in Watte gepackt, war irgendwie abwesend und apathisch. Die Ärzte entschlossen sich dann, den Coflex wieder zu entfernen. Innerhalb von 19 Tagen wurde ich siebenmal wieder aufgeschnitten, weil es immer wieder zu Wundheilungsstörungen kam. Danach war ich für drei Wochen in einer Rehaklinik – körperlich und psychisch am Ende. Doch nach den Morphiumgaben stellten sich irgendwann auch die Schmerzen wieder ein. Im Februar 2009 entschied ich mich deshalb zu einer erneuten Operation. Diesmal sollten zwei Lumbalwirbel verblockt, also versteift werden. Die Operation dauerte sechs Stunden. Da man während des Eingriffs meinen Arm falsch gelagert hatte, war er anschließend für zwei Tage komplett taub. Ich war regelrecht in Panik, dass ich nun neben meinem Rücken noch einen zweiten Totalausfall hatte.

Nach zehn Tagen Klinikaufenthalt wurde ich entlassen. Trotz Physiotherapie konnte ich mich nur sehr eingeschränkt bewegen. Arbeiten konnte ich gar nicht, an Sport war überhaupt nicht zu denken. Kurz danach stellten die Ärzte hohe Entzündungswerte in meinem Blut fest. An der Wunde hatte sich zudem ein Abszess gebildet. Ich bekam dagegen hohe Dosen von Antibiotika.

Momentan erhole ich mich gerade von diesem Trauma in der Klinik von Dr. Marianowicz, und es geht mir schon deutlich besser. Zusammenfassend haben mich diese Eingriffe fast meine Existenz gekostet. Meine Arbeit musste ich auf 15 Prozent herunterfahren, zeitweise war ich so depressiv, dass mir selbst das Hinausgehen mit meinem Hund wie eine riesengroße Hürde erschien.«

Gabriele Blachnik (56), Modedesignerin

»Seit meiner Jugend leide ich an Migräne, mal mehr, mal weniger stark. Im Laufe der Jahre wurde es besonders schlimm, wenn ich beruflich stark unter Druck war, etwa vor großen Modenschauen oder Messen. Der Schmerz fängt im Hinterkopf an, zieht sich dann über eine Gesichtshälfte, alles pocht, und die Muskulatur wird ganz hart. Ich hatte mich eigentlich *schon damit abgefunden, dass dieser extreme Kopfschmerz von Zeit und Zeit zu meinem Leben gehört. Durch Zufall hatte ich dann einen Termin im Diagnosezentrum von Herrn Dr. Marianowicz. Dort wurde festgestellt, dass der Kopfschmerz sehr wahrscheinlich vom Schultergelenk kommt. Ich bekam mehrere Spritzen und eine Physiotherapie. Besonders die Massagen haben mir sehr gutgetan. Ich fühlte direkt nach der Behandlung, wie sich meine verkrampfte Muskulatur bis in die Tiefe gelockert hatte, außerdem war die Massage eine Zeit der Geborgenheit im Gegensatz zum hektischen Alltagsleben. Heute ist die Migräne zwar nicht komplett verschwunden, aber sie tritt seltener auf, ist nicht mehr so heftig, und ich habe sie besser im Griff. Je weniger ich im Gleichgewicht bin, umso eher erwischt mich ein Schub. Deshalb lebe ich einfach ein wenig ausgeglichener, trinke wenig Alkohol und umso mehr Wasser, meide zu viel Kohlenhydrate. Wenn ein Anfall doch mal kommt, lege ich mich in ein abgedunkeltes Zimmer, höre leise Musik und brauche manchmal sogar nicht mal mehr eine Schmerztablette, um wieder fit zu werden.«*

3. TEIL

Was Sie für einen gesunden Rücken tun können

Luft und Bewegung sind die eigentlichen geheimen Sanitätsräte.

Theodor Fontane (1819–1898)

Die besten Workouts für ein stabiles Muskelkorsett

Büro-Bauch

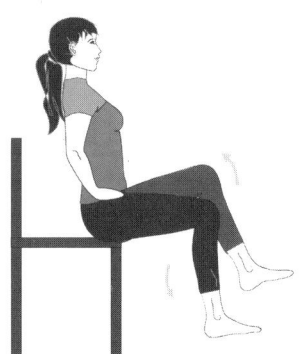

Für einen starken Bauch (und damit gleichzeitig einen kraftvollen Rücken) können Sie sogar zwischendurch am Schreibtisch trainieren. Setzen Sie sich auf die vordere Kante Ihres Bürostuhls. Heben Sie die Beine an, der Oberkörper geht dabei nach hinten. Den Rücken aber unbedingt gerade lassen. Die Hände in die Hüften stützen. Versuchen Sie jetzt in der Luft Fahrrad zu fahren oder die Beine ausgestreckt zu überkreuzen. 20 Sekunden, 3 Wiederholungen.

Crunch für den Unterbauch

Sie trainieren damit die gerade Bauchmuskulatur, aber auch den oft vernachlässigten Unterbauchbereich. Legen Sie sich auf

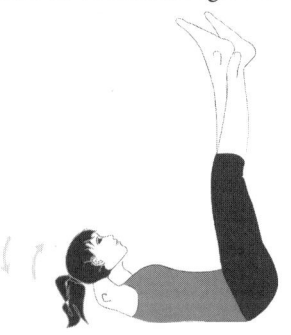

den Rücken, strecken Sie die Beine gerade nach oben aus und überkreuzen Sie die Füße in der Luft. Nehmen Sie die Hände an den Kopf, die Ellbogen zeigen zur Seite. Spannen Sie die Bauchmuskeln an, heben Sie Kopf und Schultern dabei leicht an, der Blick geht gerade nach oben. Legen Sie dann den Oberkörper wieder ab, der Kopf bleibt jedoch oben. Wiederholen Sie die Übung je nach Trainingszustand 15- bis 25-mal.

Rücken-Relax

Gehen Sie dafür in den Vierfüßler-Stand, das heißt, stützen Sie sich auf Knien und Händen ab. Der Rücken sollte dabei ganz gerade sein. Strecken Sie dann das linke Bein in Verlängerung des Rückens nach hinten aus, der rechte Arm zeigt gerade nach

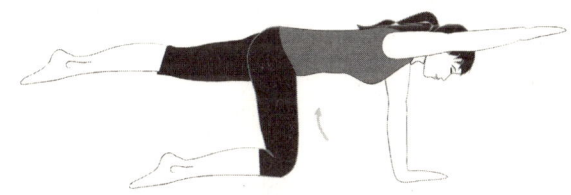

vorne. Spannen Sie jetzt die Bauchmuskulatur an und halten Sie die Spannung einige Sekunden. Atmen Sie dabei ruhig ein und aus. Gehen Sie zurück in den Vierfüßlerstand. Wiederholen Sie die Übung 8-mal, wechseln Sie dann die Seite und üben Sie in derselben Weise mit rechtem Bein und linkem Arm.

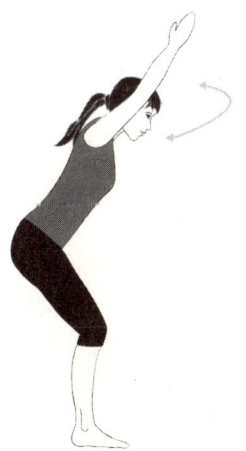

Hüftbeuge für einen gesunden Rücken

Stellen Sie sich aufrecht hin. Achten Sie dabei darauf, dass Sie die Schultern nicht hochziehen. Spannen Sie den Bauch an, indem Sie sich vorstellen, den Bauchnabel nach innen zu »saugen«. Gehen Sie nun leicht in die Knie und beugen Sie sich aus der Hüfte mit geradem Rücken so weit nach vorne, wie es Ihnen möglich ist, maximal bis in die Waagrechte. Strecken Sie die Arme nach vorn. Bewegen Sie den Oberkörper nach rechts und links wie ein Pendel, lassen Sie den Blick dabei zur jeweiligen Seite mitgehen. Wiederholen Sie das Pendeln 5-mal, kehren Sie dann zur Ausgangsposition zurück.

Balance-Crunch für den Bauch

Setzen Sie sich auf einen Gymnastikball und rollen Sie so weit nach vorne, dass Sie mit dem unteren Rücken darauf liegen, die Knie bilden ungefähr einen rechten Winkel, die Füße stehen fest auf dem Boden. Verschränken Sie die Hände unter dem Kopf, die Ellbogen zeigen nach außen. Den Blick richten Sie nach oben zur Decke. Heben Sie dann den Oberkörper leicht an, das Kinn geht in Richtung Brust. Aber überdehnen Sie dabei nicht den Nacken, die Hauptbewegung findet im Bauchbereich statt. Wichtig: Machen Sie diese Crunches sehr langsam und spüren Sie, wie die Bauchmuskulatur arbeitet. Wiederholen Sie das Ganze 10- bis 15-mal, je nach Kondition.

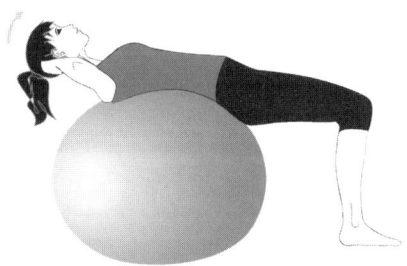

Für eine schöne Mitte

Ein flacher Bauch ist nicht nur schön, sondern unterstützt auch gleichzeitig die stark beanspruchte Rückenmuskulatur. Legen Sie sich auf den Rücken, verschränken Sie die Arme im Nacken, die Ellbogen zeigen nach außen. Heben Sie die Beine abgewinkelt hoch, spannen Sie die Bauchmuskulatur ordentlich an. Dann mit den Beinen in der Luft Rad fahren. Wichtig: Den Rücken dabei am Boden halten, nicht ins Hohlkreuz gehen. 2 Minuten durchhalten.

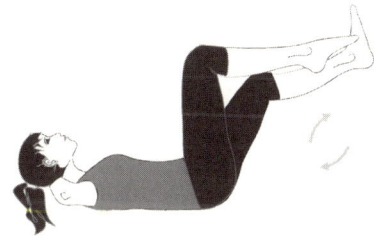

Einbeinstand für den Rücken

Stellen Sie sich entspannt hin, die Füße stehen parallel mit leichtem Abstand zueinander. Verlagern Sie Ihr Gewicht nun

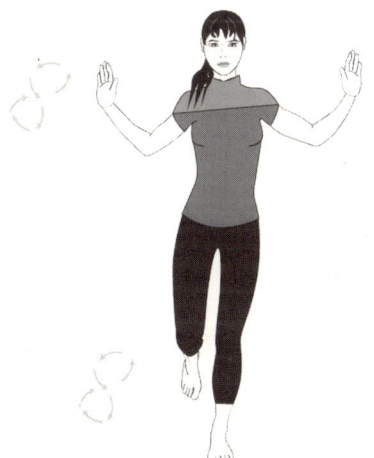

auf ein Bein und heben Sie das andere Bein leicht an. Halten Sie das Becken dabei stabil und achten Sie auf Balance. Bewegen Sie das angehobene Bein nun in leichten Achter-Bewegungen in der Luft. Versuchen Sie, auch die Arme in Achter-Bewegungen durch die Luft schwingen zu lassen. Wechseln Sie dann zur anderen Seite.

Seitstretch für Beine und Rücken

Mit dieser Übung dehnen Sie die Beininnenseite und stabilisieren die Wirbelsäule und das Becken. Gehen Sie dafür in eine breite Grätsche und beugen Sie das linke Bein. Strecken Sie den

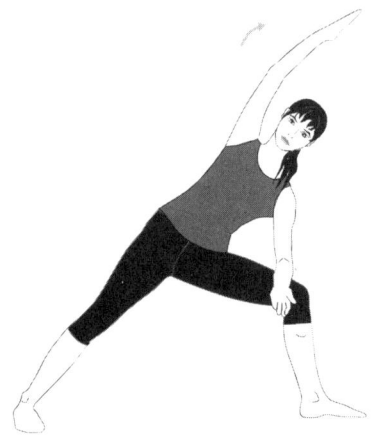

rechten Arm als Verlängerung des geraden Beines hoch und beugen Sie den Oberkörper zur Seite über das gebeugte Bein. Stützen Sie sich mit dem angewinkelten linken Arm auf dem gebeugten Bein ab. Wechseln Sie dann die Seite und wiederholen Sie den Stretch 2-mal auf jeder Seite.

Seiten-Crunch für einen flachen Bauch

Mit dieser Übung trainieren Sie die äußeren Schichten der seitlichen Bauchmuskulatur. Legen Sie sich auf den Rücken, stellen Sie die Beine angewinkelt auf. Lassen Sie dann beide Knie nach rechts kippen, die Brustwirbelsäule und die Schultern bleiben auf dem Boden. Die Hände im Nacken verschränken, die Ellbogen zeigen zur Seite. Der Blick geht Richtung Decke. Spannen Sie dann die Bauchmuskulatur an, heben Sie Schultern und Kopf leicht an. Senken Sie den Oberkörper wieder und nehmen Sie die Beine zur Mitte. Lassen Sie die Beine nach links kippen und verfahren Sie wie gehabt. Wiederholen Sie die Übung pro Seite 10- bis 15-mal, je nach Kondition.

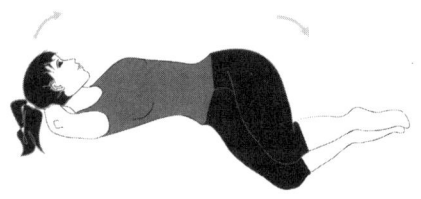

Regengebet für Stabilität und Bauchmuskeln

Mit dieser Übung stärken Sie neben der Bein- und Bauchmuskulatur auch den Gleichgewichtssinn. Stellen Sie sich gerade hin und winkeln Sie ein Bein an. Die Fußsohle des angehobenen Beins liegt an der Wade des anderen Beines. Strecken Sie dann die Arme zur Seite, die Handflächen zeigen dabei nach oben. Spannen Sie die Bauchmuskulatur kräftig an; das hilft Ihnen, die Balance besser zu halten. Vergessen Sie nicht, dabei ruhig zu atmen, spüren Sie, wie der Atem tief in Ihren festen Bauch fließt. Bleiben Sie einige Atemzüge in der Haltung und lösen Sie sie dann wieder auf. Machen Sie die Übung 6-mal hintereinander, dann ist das andere Bein dran.

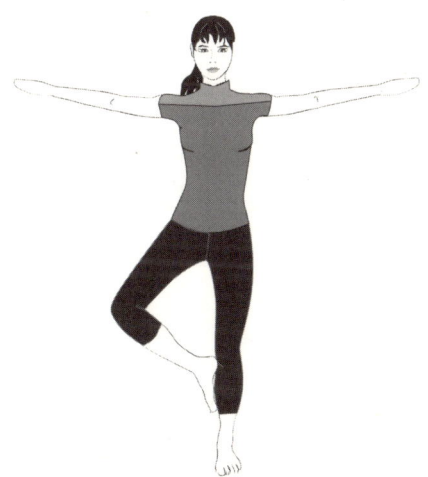

Die Brücke zum starken Rücken

Legen Sie sich auf den Rücken, die Beine aufgestellt, die Arme nach hinten ausgestreckt. Heben Sie dann das Becken an, bis die Hüfte gestreckt ist, und verlagern Sie das Gewicht auf ein Bein. Strecken Sie das andere Bein nach vorne aus, heben und

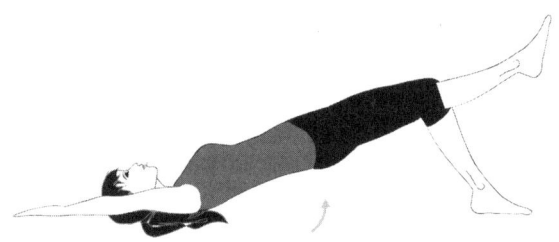

senken Sie es 5-mal, ohne es abzulegen. Stellen Sie es dann wieder auf und bringen Sie auch das Becken zum Boden zurück. Üben Sie zur anderen Seite ebenfalls 5-mal.

Alles in Balance

Damit trainieren Sie Bauch, Rücken, Po und Oberschenkel gleichermaßen. Sie stehen auf dem rechten Bein, winkeln das linke Bein an und strecken es dann lang nach hinten aus. Der Oberkörper geht dabei nach vorne, die Arme sind ausgestreckt und bilden eine Verlängerung von gestrecktem Bein und Rücken. Damit Sie die Balance halten können, sollten Sie die

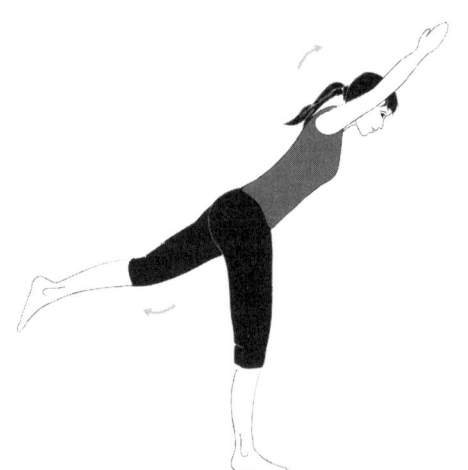

Bauchmuskulatur kräftig anspannen. Bleiben Sie für einige Sekunden in der Haltung, nehmen Sie dann die Arme wieder neben den Körper, winkeln Sie das Bein an und stellen es neben das andere Bein. Richten Sie dabei den Oberkörper wieder auf. Wiederholen Sie 6-mal, dann ist die andere Seite dran.

Mini-Rückenworkouts fürs Büro und unterwegs

Greifen Sie nach den Sternen

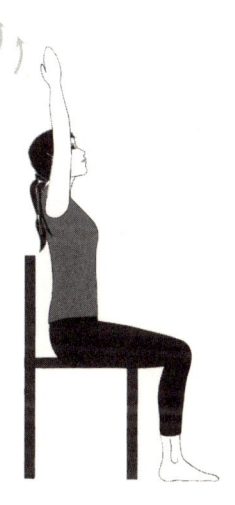

Mit dieser Übung machen Sie die Brustwirbelsäule beweglicher – und das ganz bequem auf Ihrem Bürostuhl. Setzen Sie sich dafür aufrecht hin, lehnen Sie sich nicht mit dem Rücken an. Beide Füße stehen fest auf dem Boden. Führen Sie dann beide Arme nach oben über den Kopf und strecken Sie sie abwechselnd so weit wie möglich nach oben aus, als ob Sie etwas aus der Luft greifen wollten. Der Blick ist nach oben gerichtet. Wiederholen Sie die Übung 10-mal.

Den Bogen raus

Wenn Schultern und Nacken nach einem langen Tag am Bildschirm verspannt sind, hilft dieses Workout. Es kräftigt den gesamten Schultergürtel und hilft so, Schmerzen zu vermeiden. Setzen Sie sich dafür gerade auf einen Stuhl, die Füße sind wie immer fest am Boden verankert. Heben Sie dann beide Arme so über den Kopf, dass sie einen Bogen bilden. Atmen Sie aus und drücken Sie die angewinkelten Ellbogen nach unten. At-

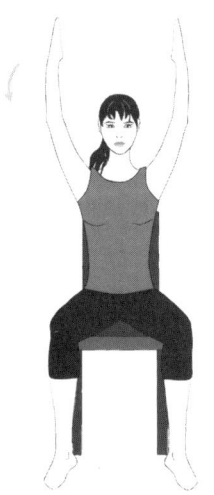

men Sie dann wieder ein und führen Sie die Arme wieder so nach oben, dass sie den Bogen vom Anfang bilden. Die Schultern sollen dabei möglichst locker bleiben. 10 Wiederholungen.

Schieben Sie mal etwas vor sich her

Auch über diese Übung freut sich die gesamte Schulterpartie. Setzen Sie sich dafür aufrecht auf den Bürostuhl, die Füße stehen fest auf dem Boden. Strecken Sie beide Arme gerade nach

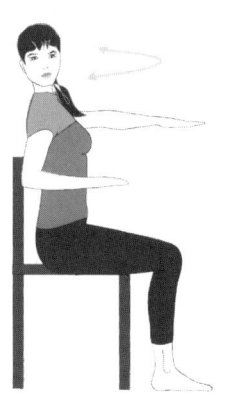

vorne aus. Atmen Sie ein und ziehen Sie den rechten Ellbogen hinter den Körper zurück, der Blick geht dabei über die rechte Schulter. Ziehen Sie dann den linken Ellbogen nach hinten. Der rechte Arm geht dabei gleichzeitig wieder gestreckt nach vorne, die Augen schauen nun über die linke Schulter. 5- bis 10-mal zu beiden Seiten wiederholen.

Zeigen Sie wahre Größe

Diese kleine Zwischendurchübung richtet die Brustwirbelsäule auf. Setzen Sie sich dazu ganz entspannt auf einen Stuhl und legen Sie die Unterarme auf den Oberschenkeln ab. Der Oberkörper ist leicht nach vorne gebeugt, der Blick geht nach unten, als ob Sie das Kinn in Richtung Brust ziehen wollten. Die Füße stehen fest und mit der ganzen Sohle am Boden. Strecken Sie den Oberkörper dann durch, der Kopf geht dabei nach oben, so dass der Blick wieder geradeaus gerichtet ist. Ziehen Sie dabei

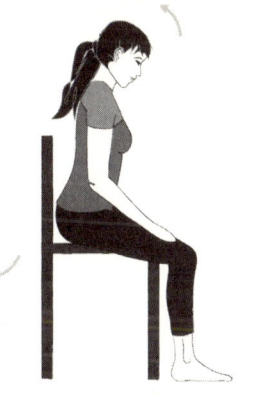

die weiterhin nach unten gerichteten Arme ganz gestreckt hinter den Körper – die Handflächen zeigen am Ende dieser Bewegung Richtung Decke – und bauen Sie so viel Spannung auf, wie es Ihnen gerade noch angenehm ist. Halten Sie diese Spannung einige Sekunden. Lassen Sie dann los und schütteln Sie die Arme kräftig aus. Wiederholen Sie die Übung 5-mal.

Einfach mal zurücklehnen

Pausen sind wichtig – für Körper und Geist. Mit dieser Übung lockern Sie die Brust- und Bauchmuskulatur. Diese bilden mit der Rückenmuskulatur zusammen das natürliche Korsett des Körpers, wollen also auch trainiert werden. Setzen Sie sich aufrecht hin, der Rücken ist hinten an den Bürostuhl gelehnt. Legen Sie die Wade des rechten Beins auf dem Oberschenkel des linken Beins ab, der linke Fuß muss dabei ganz fest auf dem Boden stehen. Verschränken Sie dann die Hände hinter dem Kopf und lehnen Sie sich mit geradem Rücken so weit wie möglich zurück. Achten Sie dabei auf das Gleichgewicht. Je stärker Sie die Bauchmuskulatur anspannen, umso eher gelingt es Ihnen, in Balance zu bleiben. Atmen Sie dreimal tief durch und setzen Sie sich wieder gerade hin. Die Muskulatur lassen Sie dann wieder locker. 3- bis 10-mal wiederholen, je nach Kondition. Üben Sie auch mit dem rechten Fuß aufgestellt und dem linken Bein auf dem rechten Oberschenkel.

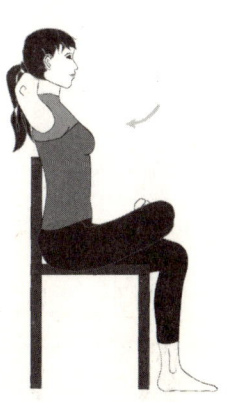

Auf die leichte Schulter nehmen

Wer im Stress ist, zieht oft unbewusst die Schultern hoch. Das führt schnell zu schmerzhaften Verspannungen. Allein das Ausschütteln der Arme ist oft zu wenig, um das Problem wieder in den Griff zu bekommen. Diese Übung hilft schnell bei stressbedingten Muskelverspannungen. Setzen Sie sich dafür aufrecht hin, die Beine stehen fest in den Boden gestemmt. Strecken Sie den rechtwinklig gebeugten rechten Arm diagonal

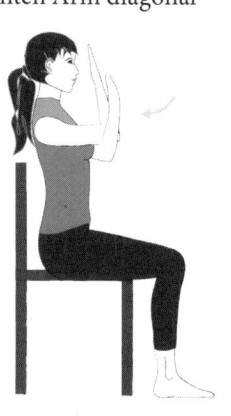

vor den Körper, die Handfläche zeigt dabei zum Gesicht. Legen Sie nun die linke Hand von außen an den Oberarm und ziehen Sie ihn in Richtung Körpermitte. Steigern Sie die Spannung so lange, bis Sie sie im Schulterbereich spüren. Nicht wippen, sondern langsam dehnen. Halten Sie die Spannung für drei Atemzüge und entspannen Sie dann die Muskulatur. Seitenwechsel, auf jeder Seite 5 Wiederholungen.

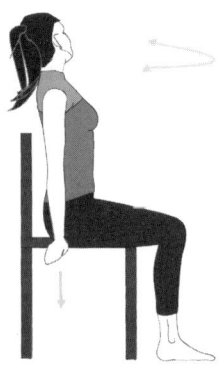

Sich nicht so viel aufhalsen

Wer sich zu viel aufhalst, spürt die Überlastung genau im Bereich des Halses. Die Halsmuskulatur verhärtet sich, das führt zu Schmerzen, Bewegungseinschränkungen und dem Gefühl, »wie erstarrt« zu sein. Mit diesem Mini-Workout können Sie die seitliche Halsmuskulatur samt Schultermuskulatur dehnen. Das hilft gegen eine Verkürzung der Muskeln, was wiederum Schmerzen vorbeugt. So geht's: Setzen Sie sich aufrecht auf Ihren Bürostuhl, der Blick geht gerade nach vorne.

Strecken Sie beide Arme seitlich am Körper in Richtung Boden aus und winkeln Sie die Handgelenke wie beim Charleston-Tanz nach außen ab. Versuchen Sie dann die linke Hand in Richtung Boden zu stemmen, als ob Sie einen Gegenstand in die Erde drücken wollen. Neigen Sie dabei den Kopf langsam zur rechten Schulter. Atmen Sie 3-mal tief durch und lösen Sie dann die Spannung. Seitenwechsel, insgesamt 3 Wiederholungen zu beiden Seiten.

FIT IM FLIEGER

Angenehm, wenn man sich einen Langstreckenflug in der Business- oder gar First-Class leisten kann. Doch die meisten von uns leiden wohl stumm in der Economy-Klasse, schlimmstenfalls eingepfercht auf einem Mittelplatz zwischen einem großen Dicken und einem dreisten Zeitgenossen, der noch vor dem Start beide Armlehnen in Beschlag nimmt. Und dann ist da noch der Sitzabstand zur Vorderreihe von manchmal nur kläglichen 76 Zentimetern. Kein Wunder, dass man sich da bei einem Zwölf-Stunden-Flug irgendwann verspannt. Die folgen-

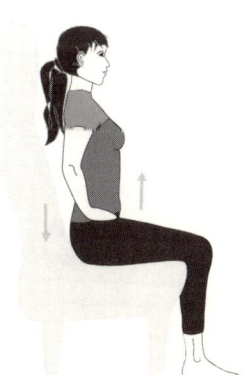

den vier Übungen können Ihnen helfen, auch nach einem Marathonflug noch entspannt aus dem Flieger zu steigen:

Rückenschaukel
Mit dieser Übung mobilisieren Sie Ihre Lendenwirbelsäule. Das beugt Schmerzen und Verspannungen in der Enge des Flugzeugsitzes vor. Setzen Sie sich dafür ganz aufrecht hin,

beide Füße stehen fest am Boden. Stützen Sie die Hände in die Hüften. Ziehen Sie dann abwechselnd die rechte und die linke Hüfte von der Sitzfläche hoch, so dass eine Art Schaukelbewegung entsteht. Wichtig: Der Oberkörper sollte dabei möglichst stabil bleiben und nicht mitschaukeln. 20 Wiederholungen.

Beckenkippen

Auch das ist eine Übung für die Lendenwirbelsäule. Aber sie tut dem gesamten Rücken gut. Setzen Sie sich möglichst gerade und aufrecht in Ihren Flugzeugsitz, die Füße sind fest in den Boden gepresst. Hände in der Hüfte aufstützen. Dann das Becken ganz langsam vor und wieder nach hinten kippen, der Oberkörper bleibt dabei gerade. 15- bis 20-mal wiederholen.

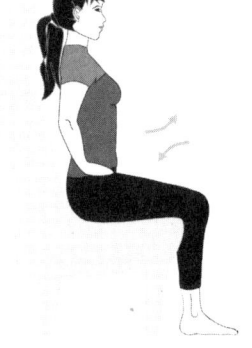

Drehsitz

Diese Übung streckt den Rücken und gibt somit der Wirbelsäule mehr Aufrichtung. So geht's: Setzen Sie sich gerade und aufrecht hin, beide Füße stehen fest am Boden. Die Arme befinden sich waagrecht ausgestreckt vor dem Brustkorb. Beim Ausatmen führen Sie den rechten Arm mit der ausgestreckten Hand gerade nach oben über den Kopf, der linke Arm wandert mit ausgestreckter Hand nach unten am Körper vorbei. Strecken Sie beide Arme so weit nach hinten, bis Sie eine leichte

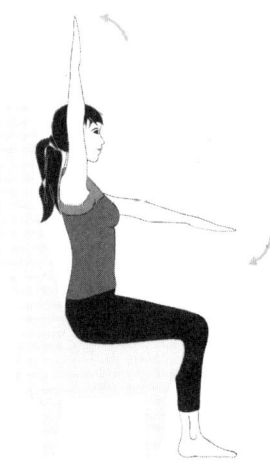

Spannung in der Rückenmuskulatur spüren. Leicht dehnen und die Spannung für einige Sekunden halten. Gehen Sie in die Ausgangshaltung zurück und üben Sie mit dem linken Arm nach oben und dem rechten nach unten. 10-mal zu beiden Seiten wiederholen.

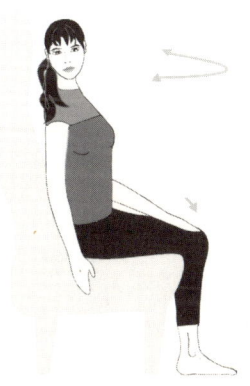

Wirbelsäulen-Power

Durch diese Drehübung können Sie Verspannungen auf einer langen Flugreise vorbeugen. Setzen Sie sich aufrecht in Ihren Sitz, die Füße sind mit der gesamten Sohle fest am Boden »verankert«. Legen Sie dann die linke Hand flach an die Außenseite des rechten Knies. Drehen Sie anschließend den Oberkörper langsam nach rechts und schauen Sie dabei so weit es geht über die rechte Schulter. Spannung über drei Atemzüge halten, Seitenwechsel. 5 Wiederholungen pro Seite.

AKTIV IM AUTO

Wer beruflich häufig lange Strecken mit dem Auto zurücklegen muss, spürt am Abend oft seinen Rücken überdeutlich. Dabei kann man einiges tun, um die Kilometerjagd wenigstens für den Rücken etwas angenehmer zu gestalten. Die meisten Autofahrer machen schon beim Ein- oder Aussteigen aus dem Wagen große Fehler. Denn, Hand aufs Herz, vermutlich steigen auch Sie zuerst mit dem einen und dann mit dem anderen Bein ins Auto ein. Dadurch kommt die Wirbelsäule kurzzeitig in eine extrem schiefe Position. So machen Sie es richtig:

Einsteigen: Setzen Sie sich mit geschlossenen Beinen auf den Sitz, schwenken Sie dann in einer 90-Grad-Drehung des Gesäßes die Beine ins Auto und ziehen Sie sich dabei mit der linken Hand ans Lenkrad heran.

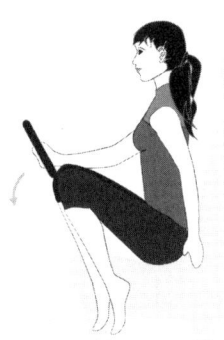

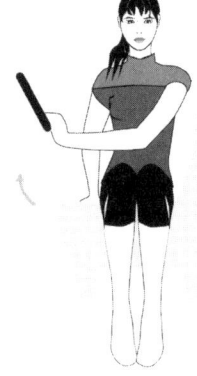

Einsteigen

Aussteigen

Aussteigen: Schwenken Sie beide (!) Beine in einer 90-Grad-Drehung aus dem Auto und stehen Sie dann über eine leichte Kniebeuge vom Sitz auf. Ziehen Sie sich dabei am Lenkrand nach vorne-oben und drücken Sie sich mit der anderen Hand vom Sitz ab.

Ganz wichtig zudem: Regelmäßige Pausen einlegen, in denen Sie sich bewegen. Die folgenden vier Workouts sind ideal für den kurzen Break auf dem Rastplatz:

Ellbogen-Kick

Setzen Sie sich dafür auf Ihren Autositz und winkeln Sie die Arme an, die Ellbogen stützen Sie dabei an der Rückenlehne ab. Stemmen Sie dann die Ellbogen fest in die Rückenlehne und versuchen Sie

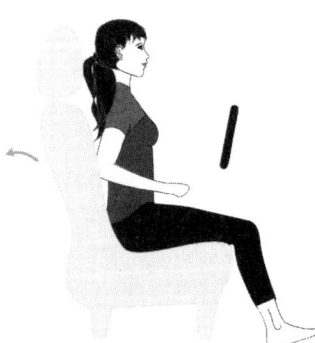

dabei, die Schulterblätter zusammenzuziehen. Über drei Atemzüge die Spannung halten, locker lassen. 5-mal hintereinander.

Langer Hals

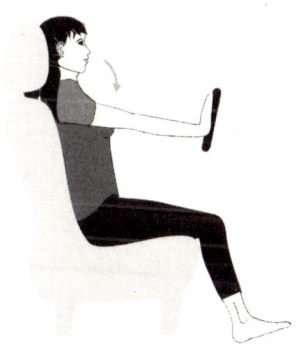

Mit dieser Übung richten Sie die Halswirbelsäule auf, das sorgt auch für eine entspannte Nackenmuskulatur. Lehnen Sie sich mit der Wirbelsäule fest an die Rückenlehne des Autositzes und mit dem Kopf fest an die Kopfstütze. Versuchen Sie eine Spannung im Nacken aufzubauen. Gerade so, dass es Ihnen noch angenehm ist. Drücken Sie dabei den Hinterkopf weiter gegen die Kopfstütze. Das Kinn sollten Sie dabei in Richtung Hals ziehen, so dass sich ein leichtes Doppelkinn bildet. Halten Sie die Spannung über drei Atemzüge, dann lassen Sie die Muskulatur wieder locker. 3 bis 5 Wiederholungen.

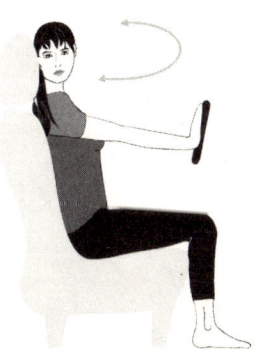

Kopfdrehen

Mit diesem kleinen Workout mobilisieren Sie Ihre Halswirbelsäule. Lehnen Sie sich dabei wie in der vorherigen Übung fest an Rückenlehne und Kopfstütze, die Füße stehen mit der ganzen Sohle fest auf dem Boden. Drehen Sie den Kopf dann langsam an der Rückenlehne entlang nach links und dann nach rechts. Der Blick sollte dabei so weit wie möglich nach hinten gehen. 5- bis 10-mal zu jeder Seite. Wichtig: Den Kopf langsam drehen, damit Ihnen nicht schwindelig wird.

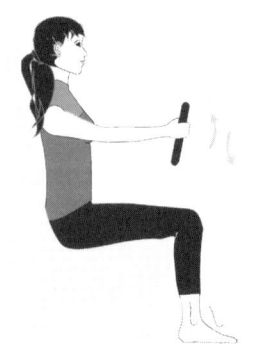

Lenkradübung

Hier wird das Lenkrad zum Trainingsgerät, mit dem Sie für Entspannung im oberen Rücken und Schulterbereich sorgen können. Setzen Sie sich dafür aufrecht hin, lehnen Sie sich an die Rückenlehne und pressen Sie die Füße fest auf den Boden. Legen Sie beide Hände dann rechts und links am Lenkrad so an, dass sie auf der Position »zehn vor zwei« lagern (das Lenkrad wird dabei als Uhr gedacht). Versuchen Sie dann mit beiden Händen das Lenkrad »auseinanderzuziehen«. Bauen Sie Spannung im oberen Rücken und in den Schultern auf und verkrampfen Sie sich möglichst nicht dabei. Lösen Sie die Spannung wieder und wiederholen Sie diese Übung 3-mal hintereinander. Machen Sie zwischendurch immer eine kleine Pause von drei bis vier Atemzügen.

Ernährung, die dem Rücken gut tut

Morgens schnell einen Espresso im Stehen, mittags ein Sandwich am Computer, zwischendurch ein Stück Geburtstagskuchen bei der Kollegin und abends eine große Portion Spaghetti Carbonara beim Italiener, natürlich gerne mit ein, zwei Gläschen Wein. Wer sich häufig so ernährt, muss sich über Müdigkeit, Gewichtszunahme und Konzentrationsprobleme nicht wundern. Und Übergewicht belastet Knochen und Gelenke zusätzlich.

Wie entscheidend der Zusammenhang zwischen Ernährung und Wohlbefinden ist, wissen inzwischen die meisten. Doch wussten Sie, dass Ihr Speiseplan auch einen großen Einfluss auf die Wirbelsäule hat? Denn auch Gelenke, Bandscheiben und Muskeln haben Appetit. Vitalstoffe aus der Nahrung versorgen auch unseren Bewegungsapparat und helfen ihm, gesund, fit und beweglich zu bleiben.

Doch wo stecken die wahren Rückenfreunde in der Nahrung? Ganz entscheidend, auch wenn es heute schon fast banal klingt, ist Wasser als Basis. Zwei bis drei Liter dürfen es gerne pro Tag sein. Die Flüssigkeit ist die Grundlage dafür, dass die gesamte Wirbelsäule ausreichend mit Nährstoffen versorgt wird, und hält die Bandscheiben, also die Puffer zwischen den einzelnen Wirbeln, schön prall und elastisch. So bleibt die Wirbelsäule besser vor Belastungen geschützt.

Doch der Körper braucht natürlich mehr als nur Flüssigkeit. Vitamine, Mineralien und Spurenelemente aus der Nahrung sind Vitalstoffe, die für neue Rückenpower sorgen können. Das sind die wichtigsten:

Vitamin E: Zeigt freien Radikalen die rote Karte

Vitamin E ist der Schutzpolizist des Körpers und ein wahrer Freund der Zellen. Das fettlösliche Vitamin ist nämlich in der Lage, freie Radikale zu bekämpfen. Das sind hoch aggressive Sauerstoffmoleküle, die die Körperzellen attackieren und zerstören sowie Entzündungen auslösen können. Vitamin E macht diese freien Radikale unschädlich, indem es ihnen ein Elektron klaut und sie somit zu trägen, für die Zellen unschädlichen Gesellen macht. Vitamin E kann zudem körpereigene Enzyme unschädlich machen, die Knochengewebe abbauen.

Untersuchungen haben zudem ergeben, dass bei chronischen Entzündungen meist ein signifikant niedriger Vitamin-E-Spiegel im Blut nachzuweisen ist. Zugleich werden durch den Entzündungsprozess verstärkt freie Radikale im Körper gebildet, das vorhandene Vitamin E zur Abwehr dieser Zellzerstörer deshalb noch schneller verbraucht – ein wahrer Teufelskreis. Von außen zugeführtes Vitamin E kann zum einen die freien Radikale unschädlich machen, zum anderen senkt es sogar die Produktion von entzündungsauslösenden Stoffen, den sogenannten Prostaglandinen. Manchmal kann bei Rückenschmerzen die Dosis der nicht-steroidalen (kortisonfreien) Entzündungshemmer durch gleichzeitige Einnahme von Vitamin E gesenkt werden. Das schont den Magen.

Viel Vitamin E steckt in hochwertigen kaltgepressten Pflanzenölen wie Oliven-, Sonnenblumen-, Kürbiskern-, Lein-, Traubenkern-, Sesam-, Raps- oder Walnussöl. Zu den Vitamin-E-reichsten Früchten gehören Avocados, Heidelbeeren sowie schwarze Johannisbeeren. Bei Gemüse sind vor allem Schwarzwurzel, Spargel, Wirsing und Grünkohl reich an dem Vitalstoff. Auch Nüsse, Keime und Vollkornprodukte sind gute Vitamin-E-Lieferanten.

Wenn Sie glauben, durch die Ernährung nur unzureichend mit Vitamin E versorgt zu werden, können Sie auch zu Nahrungsergänzungsmitteln mit dem Vitalstoff greifen. Die sind meist hoch dosiert – mit bis zu 1000 I. E (internationale Einheiten), das sind rund 670 mg – und sollten natürlichen Ursprungs sein. Denn im Gegensatz zu einigen anderen Vitaminen kann der Körper natürliches Vitamin E aus Pflanzenölen besser als synthetisch hergestelltes verwerten. Wer sicher sein möchte, dass er ein Produkt mit natürlichem Vitamin E kauft, sollte auf der Packung auf die Bezeichnung »RRR-alpha-Tocopherol« achten.

Vitamin C: Der Spezialist für Knochen und Knorpel

Vitamin C (Ascorbinsäure) gehört zu den wasserlöslichen Vitaminen. Der menschliche Körper kann es übrigens nicht selber herstellen, sondern nur über die Nahrung aufnehmen. Ganz im Gegensatz zu den meisten Tieren übrigens. Die sind nämlich mit wenigen Ausnahmen Selbstversorger und können den lebenswichtigen Schutzstoff aus Glukose, also Traubenzucker, selber herstellen.

Neben seiner Wirkung als Schützer des Immunsystems arbeitet Vitamin C eng mit Vitamin E zusammen. Die beiden machen buchstäblich einen Knochenjob. Sie helfen beim Einbau von stärkendem Eiweiß in das Knochen- und Knorpelgewebe und sorgen so für starke und dichte Knochen und stabile Gelenke.

Vitamin C wirkt wie ein Schutzschild für die Hautzellen. Es fängt freie Radikale ab, die die Zellkerne attackieren. Außerdem hilft es, neues Kollagen zu bilden, und hält dadurch das Bindegewebe straff.

Üppige Vitamin-C-Spender sind alle Zitrusfrüchte, Johannisbeeren, Sanddorn, Paprika, Kohl sowie Kartoffeln. Ansonsten lässt sich der Tagesbedarf von 150 mg über Vitamin-C-Kapseln decken. Vitamin C kann man übrigens (fast) nicht überdosieren. Wenn man zu viel davon zu sich nimmt, wird das innerhalb von 24 Stunden über den Urin ausgeschieden. Nur eine geringe Menge wird von den Nieren zurückgehalten und an den Stoffwechsel abgegeben. Und: Stress und Rauchen sind wahre Vitamin-C-Räuber.

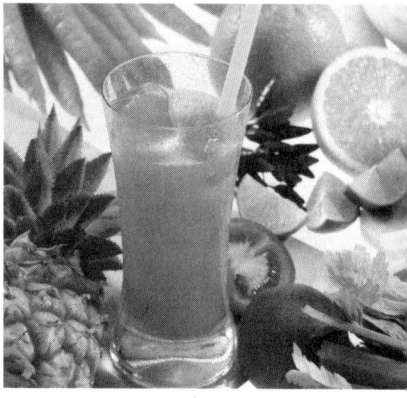

Vitamin B: Wichtig für die Muskeln

Genau genommen gibt es nicht *das* Vitamin B, sondern eine ganze Gruppe von B-Vitaminen. Die Vertreter dieser Gruppe wie Vitamin B_1, B_6 oder B_{12} treten normalerweise nicht einzeln im Körper auf, sondern immer umringt von ihren Schwestern und Brüdern. Die verschiedenen B-Vitamine unterstützen sich nämlich in ihrer Wirkung, wenn auch jedes unterschiedliche Schwerpunkte hat. Interessant für den Rücken sind besonders das Vitamin B_5, auch als Pantothensäure bekannt, sowie das Vitamin B_{12} (Kobalamin). Besonders Gelenksteife und Gelenkschmerzen, aber auch Taubheitsgefühle und Krämpfe in Armen und Beinen sind häufig ein Hinweis auf einen Vitamin-B_5-Mangel. Auch bei Untersuchungen an Arthritispatienten zeigte sich, dass fast alle einen signifikant niedrigen Vitamin-B5-Spiegel haben. 5 bis 10 mg Vitamin B5 pro Tag sind wichtig, Schwangere und Stillende sollten sogar 15 mg zu sich nehmen. Es ist enthalten in Innereien wie Leber und Nieren, aber auch in Bierhefe, Eigelb und Produkten aus Vollkorngetreide. Vitamin B12 dagegen ist entscheidend an der Nervenfunktion in der Muskulatur beteiligt. Ist zu wenig davon da, können bestimmte Reize nicht weitergeleitet werden, und das kann zu Taubheitsgefühlen in Armen und Beinen führen. Vitamin B12 ist außerdem für den Knochenbau entscheidend. Die Knochenbildung funktioniert nämlich nur, wenn in den Osteoblasten, also den knochenbildenden Zellen, genug Vitamin B12 eingelagert ist.

Vitamin D: Hält die Wirbelsäule stabil

Vitamin D, auch Calciferol genannt, fördert die Aufnahme von Kalzium aus dem Darm ins Blut und den Einbau der wichtigen Substanz in die Knochen. Vitamin D wird häufig auch als »Sonnenschein-Vitamin« bezeichnet, da es nur mit Hilfe des Sonnenlichts unter der Haut gebildet wird. Über die Nahrung können wir es streng genommen nur als Vorstufe (Pro-Vitamin) aufnehmen, die später im Körper in Kombination mit Sonnenlicht in Vitamin D umgewandelt wird. Besonders im Winter enthält die Sonne in unseren Breitengraden allerdings einen geringeren UVB-Strahlenanteil, der für die Vitamin-D-Bildung wichtig ist. Deshalb sollte man sich im Winter etwas länger draußen aufhalten. Dann kann die Einnahme von Vitamin-D-Präparaten sinnvoll sein, mindestens 400 I.E. pro Tag. Lassen Sie sich dabei jedoch unbedingt von Ihrem Arzt beraten, da Überdosierungen den Kalziumhaushalt erheblich stören können.

Kalzium: Powerstoff für starke Knochen

Mit der Kalzium-Propyhlaxe sollten Eltern bereits im Kindes- und Jugendalter beginnen. Je mehr Kalzium die Knochen nämlich bis zum Alter von 30 bis 35 einlagern und je besser sie durch Bewegung gestärkt werden, umso mehr Masse haben sie entgegenzusetzen, wenn der Abbauprozess beginnt. Achten Sie darauf, mindestens 1 g Kalzium am Tag zu sich zu nehmen; wenn Sie schwanger sind oder stillen, sogar 1,2 g. Diese Menge steckt schon in 150 ml Milch, 1 Scheibe Käse und anderthalb Bechern Joghurt. Besonders gute Kalziumlieferanten sind Milch und Milchprodukte wie Joghurt oder Quark. Wenn Sie keine Milch mögen, sollten Sie auf Käse setzen. Besonders Hartkäse wie Parmesan, Emmentaler, Appenzeller oder Greyerzer haben Kalziumpower. Ansonsten steckt Kalzium auch in Schalentieren, Nüssen, grünem Gemüse und Hülsenfrüchten. Notfalls können Sie Kalzium auch als Tabletten oder Brausetabletten zu sich nehmen. Es empfiehlt sich bei Frauen in den Wechseljahren immer die Kombination von Kalzium und Vitamin D_3. Oft unterschätzt werden auch die Kalziumkiller: Dazu gehören eiweißreiche Lebensmittel wie Wurst oder Fleisch, Süßigkeiten, Fertiggerichte, Softdrinks wie Cola oder Limonade, Kaffee und Tee.

Magnesium: Entspannt verspannte Muskeln

Dauerhaft verspannte Muskeln können zu Rückenschmerzen führen. Dagegen kann auch Magnesium helfen. Es hat eine Art Anti-Stress-Effekt auf die angespannten Muskeln und entkrampft sie auf physiologische Art. Zudem hat Magnesium einen Einfluss auf die Knochendichte und die Heilung von Knorpeln. 300 bis 350 mg Magnesium empfiehlt die Deutsche

Gesellschaft für Ernährung, bei bereits vorhandenen Rückenproblemen kann die Dosis auch auf bis zu 1000 mg pro Tag gesteigert werden. Das ist ungefährlich, die häufigste Nebenwirkung ist Durchfall. Viel Magnesium steckt in Vollkornprodukten, sattgrünem Gemüse wie Spinat, Mangold, Feldsalat, in Schnittlauch und Petersilie sowie in Hülsenfrüchten und Obst. Kleine Magnesiumbomben sind auch Weizenkleie, Nüsse und Samen wie Cashewnüsse, Sesam und Sonnenblumenkerne.

Zink: Wächter für das Immunsystem

Zink schützt die Körperzellen vor der Zerstörung durch freie Radikale und ist außerdem an der Zellneubildung beteiligt. Zink stärkt zudem das Immunsystem, beugt Entzündungen vor, verbessert die Wundheilung und sorgt für die Entgiftung des Körpers von Alkohol und Schwermetallen. Seefisch, Austern, Fleisch, Milch und Käse sowie Hafer, Gemüse und Hülsenfrüchte enthalten viel von dem Powerstoff.

Omega-3-Fettsäuren: Schutz vor Entzündungen

Fettreiche Seefische wie Thunfisch, Lachs, Makrele oder Sardinen sind besonders reich an Omega-3-Fettsäuren. Sie helfen bei chronischen entzündlichen Erkrankungen wie Asthma, Arthritis und Schuppenflechte. Durch diese Fette bildet der Körper zudem Gewebshormone, die die Blutgefäße freiputzen und so das Risiko eines Herzinfarktes senken. Doch die Omega-3-Fette können noch mehr: Sie schützen die Nervenzellen vor der Zerstörung und sind somit ein natürlicher Schutz vor Demenzerkrankungen wie Alzheimer.

Lycopin: Freund der Gelenke

Lycopin gibt Tomaten und Hagebutten ihre rote Farbe. Es ist ein exzellenter Radikalfänger, reduziert das Krebsrisiko und hilft sogar bei Rheuma und anderen Gelenkerkrankungen. Außerdem funktioniert Lycopin wie ein natürlicher UV-Filter und wirkt so der frühzeitigen Hautalterung entgegen. Reife To-

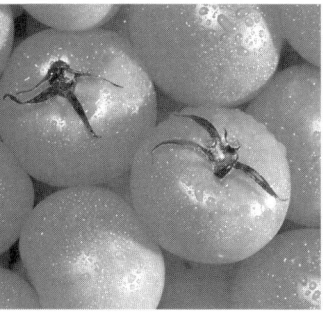

maten enthalten besonders viel Lycopin. Noch effektiver sind Dosentomaten und Tomatenmark. Zudem soll das Lycopin aus verarbeiteten und erhitzten Tomatenprodukten (Mark, Saft) für den Körper laut neuesten Studien leichter verwertbar sein als aus rohen Tomaten. Und: Ein Schuss Öl oder ein Klecks Butter verbessert die Aufnahme in den Körper.

Selen: Entgifter des Körpers

Das Spurenelement Selen schützt den Körper vor freien Radikalen, jenen aggressiven Sauerstoffmolekülen, die die Zellen angreifen und sie zerstören. Die Folgen: Vorzeitige Alterung, Rheuma, Arteriosklerose und möglicherweise auch Krebserkrankungen. Selen hat außerdem eine entgiftende Wirkung und hilft dem Körper, mit Umweltbelastungen besser fertig zu werden. Viel Selen steckt in Seefischen, Austern, Garnelen und Algen. Auch Reis, Nudeln und Brot aus Vollkorn enthalten Selen, ebenso Fleisch und Eier von selenhaltig gefütterten Tieren. Wichtig zu wissen: Selen und Vitamin E ergänzen sich in ihrer antioxidativen Wirkung, Vitamin C dagegen behindert die Aufnahme von Selen im Körper.

Gute Fette, böse Fette

Denken Sie daran: Jedes Pfund Fett, das sie zu viel auf die Waage bringen, muss die Wirbelsäule mittragen. Ist sie sowieso geschädigt oder sensibilisiert, so kann das fatale Auswirkungen haben. Achten Sie deshalb auf eine ausgewogene Ernährung. Den meisten von uns fällt da wohl zunächst das »böse« Fett ein.

Denn Fett gilt als der Dickmacher schlechthin. Das stimmt und stimmt auch wieder nicht. Fett kann sogar ein Fatburner sein, weil es an der Bildung von bestimmten Hormonen und Gallensalzen beteiligt ist, die für eine gute Verdauung sorgen.

WUSSTEN SIE EIGENTLICH ...

... dass Jod beim Fettverbrennen hilft?

Jod gehört zu den Spurenelementen, die der Körper in winzigen Mengen dringend braucht. Mit Jod sind wir schlecht versorgt, denn Deutschland zählt zu den Mangelgebieten, weil die Böden kaum etwas von dem wertvollen Stoff enthalten. Ein Jodmangel bringt die hormonellen Vorgänge im Körper durcheinander, führt zu einem Wachstum der Schilddrüse, zu einem Kropf und irgendwann zu einer Schilddrüsenunterfunktion. Die zeigt sich in Müdigkeit, Gewichtszunahme, Depressionen und trockener Haut. Und: Jod hilft dem Körper, Fett zu verheizen. Denn nur wenn ausreichend Schilddrüsenhormone gebildet werden, laufen die körpereigenen Fettverbrennungsöfchen auf Hochtouren. Seefische, Muscheln, Garnelen und Algen sind gute Jodquellen. Kaufen Sie neben Jodsalz auch jodierte Lebensmittel wie Brot, Käse oder Wurstwaren.

Es muss allerdings das richtige Fett sein. Es gibt sogenannte gesättigte Fette, das sind meist tierische Fette. Sie sind enthalten in rotem Fleisch, Butter, Käse, Wurst, Sahne, aber auch in harten Fetten wie Kokos- oder Palmfett. Gesättigte Fette erhöhen den Cholesterinspiegel, verstopfen die Blutgefäße und können zu Herzerkrankungen führen. Gute Fette sind dagegen sogenannte einfach ungesättigte Fette. Sie können vom Körper genau wie Vitamine nicht selber hergestellt werden, ihre Zufuhr ist daher lebenswichtig. Ungesättigte Fette stecken beispielsweise in Oliven-, Raps- und Avocadoöl, in Nüssen, Samen und Fisch – nicht umsonst haben die Menschen in Mittelmeerregionen weniger Herzinfarkte als im übrigen Europa. Gewöhnen Sie sich einfach an, täglich damit zu kochen, und lassen Sie Butter, Margarine oder Butterschmalz links liegen.

Das sollten Sie wiegen

Früher errechnete man das Idealgewicht aus Körpergröße in Zentimetern minus 100 minus 10 Prozent. Das ist heute passé. Genauer ist der Body-Mass-Index (BMI). Die Formel lautet:

BMI = Körpergewicht in Kilogramm
: (dividiert) durch Körpergröße (m) im Quadrat
Beispiel: 74 kg : (1,75 × 1,75) = 24

Heraus kommt eine Zahl, die Folgendes bedeutet:

- BMI unter 19: Untergewicht
- BMI zwischen 19 und 25: Idealbereich
- BMI zwischen 25 und 30: leichtes bis deutliches Übergewicht
- BMI über 31: starkes Übergewicht

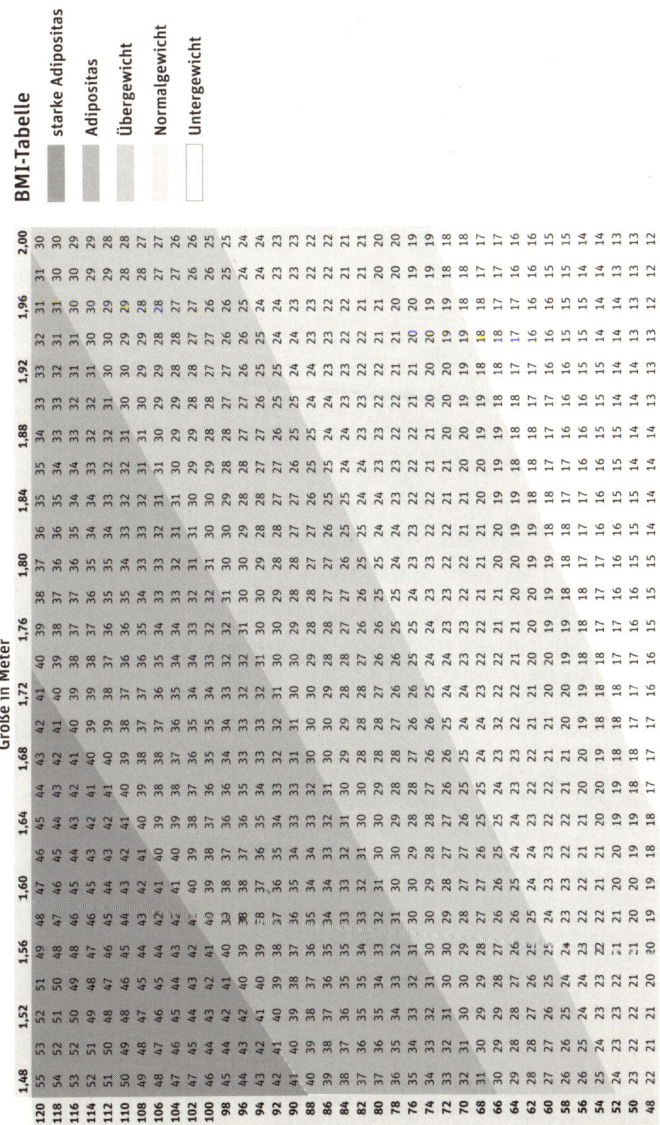

BMI-Tabelle

Legende:
- starke Adipositas
- Adipositas
- Übergewicht
- Normalgewicht
- Untergewicht

Größe in Meter · Gewicht in Kilogramm

Jürgen Scheurich (67), Bankkaufmann im Ruhestand

»Ich habe in der Banken- und Versicherungsbranche gearbeitet, saß viel am Schreibtisch oder im Auto. Bis 1979 konnte ich das immer noch gut mit Tennisspielen oder Segeln kompensieren, danach ließ mir mein Beruf immer weniger Zeit dazu. Das rächte sich 1993 mit einem Bandscheibenvorfall des 5. und 6. Lendenwirbels, der damals konservativ mit Massage, Physiotherapie und einem sechswöchigen Aufenthalt in einer Reha-Klinik behandelt wurde. Danach ging es mir allerdings nicht wirklich gut. Ich konnte mich relativ schlecht bewegen, hatte nach längerem Sitzen immer relativ starke Schmerzen. Drei Monate war ich damals krankgeschrieben. Nie vorher oder nachher musste ich eine so lange berufliche Auszeit nehmen. Wenn ich es gar nicht mehr aushielt, ging ich zu einem Landarzt in der Nähe von Garmisch-Partenkirchen, der mich dann mit seiner ganz eigenen Methode wieder einrenkte. Der Erfolg hielt aber immer nur kurz an. Immer wieder kamen die Schmerzen. Von Tabletten halte ich als Nichtraucher und Gesundheitsfanatiker nicht viel, deshalb habe ich versucht, das Ganze irgendwie zu ertragen. Dass das nicht sonderlich klug war, weiß ich erst heute. Denn durch die Schmerzen nimmt der Körper eine Schonhaltung ein, die wiederum zu neuen Verspannungen und Leiden führt.

Dann lernte ich Dr. Marianowicz kennen und entschloss mich 2002 zu einem minimalinvasiven ambulanten Eingriff in seinem Diagnosezentrum in der Augustenstraße in München. Das Ganze verlief sehr erfolgreich. Ich habe mir danach noch ein Wasserbett gekauft – und war eigentlich schmerzfrei.

Im Frühjahr 2008 bekam ich jedoch starke Schulterschmerzen, und damit begann ein wahre Orthopäden-Odyssee. Das Ganze stellte sich als kleiner Bandscheibenvorfall im Bereich der

Halswirbelsäule heraus. Ein Arzt wollte mir gleich zwei neue Bandscheiben hereinoperieren, ein Neurologe riet mir davon unbedingt ab. Ende 2008 behandelte mich Dr. Marianowicz wieder in einem kurzen Klinikaufenthalt von drei Tagen minimalinvasiv und mit Laser. Danach fuhr ich zum Reha-Aufenthalt in die Klinik Jägerwinkel. Bereits nach einer Woche konnte ich meinen Hals wieder drehen, hatte keine Schmerzen mehr in Arm und Schulter. Jetzt, fünf Monate nach dem Eingriff, fahre ich schon wieder viel Fahrrad, mache lange Spaziergänge und gehe schwimmen. Ich denke, dass meine Lebensqualität nach einer großen Operation viel länger eingeschränkt gewesen wäre – vom wirklichen Erfolg einmal ganz abgesehen.«

Uschi Glas (65), Schauspielerin

»Es muss Mitte der 1990er-Jahre gewesen sein, ich war gerade mitten in den Dreharbeiten zu der Serie ›Anna Maria – Eine Frau geht ihren Weg‹. Ich hatte mir vorgenommen, ein Drehbuch am Wochenende ein wenig umzuschreiben. Das Ganze war sehr arbeitsintensiv, und ich war am Sonntagabend dementsprechend müde. Ich drückte auf einen falschen Knopf am Computer, um das Ganze zu speichern – und die ganze Arbeit des Wochenendes war futsch. In meiner Not rief ich eine befreundete Computerexpertin an, die mich schon so manches Mal vor dem Super-GAU gerettet hatte. Sie forschte intensiv auf der Festplatte meines Computers nach – die Datei war unwiderruflich im Nirwana verschwunden. Für mich war das ein absoluter Alptraum, zumal jetzt eine ganze Filmcrew durch diese Verzögerung lahmgelegt war. Praktisch von einem Moment auf den anderen schoss mir ein solcher Schmerz in den Rücken, wie ich ihn noch nie erlebt hatte. Besonders die Halswirbelsäule

bereitete mir mörderische Schmerzen. Ich konnte meinen Kopf nicht mehr drehen, schlief in der Nacht furchtbar schlecht und musste mich morgens aus dem Bett rollen, weil ich nicht zu normalen Bewegungen fähig war. Ich versuchte es zunächst mit einer simplen Muskelsalbe, die jedoch überhaupt keinen Effekt hatte. Also ging ich zum Orthopäden. Der röntgte mich, schaute auf mein Geburtsdatum und lächelte nur ein wenig spöttisch. Ich solle mal auf mein Alter gucken, da seien solche Beschwerden ganz normal. Sprach's – und schickte mich mit einem Schulterklopfen wieder auf die Straße. Ich vereinbarte einen Termin bei einem anderen Orthopäden, der mir in kürzeren Abständen 16 Schmerzspritzen in die Halswirbelsäule setzte. Die brachten zwar kurzfristig eine Besserung, letztlich waren die Schmerzen aber schnell wieder da. Auch ein dritter Orthopäde, den ich zu Rate zog, war ziemlich hilflos und schob die Schmerzen auf den ganz normalen Alterungsprozess der Wirbelsäule. Also habe ich versucht, mich irgendwie wenigstens im Beruf zu beherrschen. Den Schmerz hatte ich zu dem Zeitpunkt schon fast als einen Teil meines weiteren Lebens akzeptiert.

Eines Tages saß ich bei Dreharbeiten in meinem Stuhl und muss wohl vor lauter Schmerzen so elend ausgesehen haben, dass mich die Regisseurin ansprach, was denn bloß mit mir los sei. Ich erzählte ihr von meinen starken Nackenschmerzen – und sie riet mir, einen Termin in der Praxis von Herrn Dr. Marianowicz auszumachen. Er war der Erste, der die eigentliche Ursache des Schmerzes aufspürte. Die saß nämlich gar nicht an der Halswirbelsäule, sondern war eine Entzündung im Schulter-Eckgelenk und strahlte nur Richtung Nacken aus. Ich bekam zwei Spritzen – und bin seitdem schon über zehn Jahre völlig schmerzfrei. Das klingt fast unglaublich, ist aber eine Tatsache.«

4. TEIL

5 Mein -Stufen-Plan gegen den Schmerz

Wenn man Krankheiten behandelt,
gewinnt oder verliert man.
Wenn man Menschen behandelt,
gewinnt man immer.

Patch Adams
US-Arzt, politischer Aktivist & Proficlown

Jetzt haben Sie so viel über Rückenerkrankungen, Schmerzen und Einschränkung der Lebensqualität gelesen, dass Sie natürlich endlich wissen möchten, wie Sie im konkreten Fall vorgehen sollen bzw. können. Ich habe dazu zusammen mit meinen Kollegen in der Praxis, im Diaganosezentrum und in meiner Klinik Jägerwinkel am Tegernsee einen 5-Stufen-Schmerz-Plan entwickelt, der sich für jeden Patienten individuell anpassen lässt. Denn kein Fall gleicht genau dem anderen, weder in Bezug auf die Ursache noch auf das persönliche Empfinden des Leids. Deshalb muss auch die Therapie aus vielen kleinen Bausteinen für jeden Patienten maßgeschneidert sein. Das Beste für einen Ischiasschmerz oder *die* Therapie beim Bandscheibenvorfall gibt es einfach nicht. Deshalb habe ich mir trotz meiner 25-jährigen Erfahrung auch abgewöhnt, dem Patienten beim ersten Besuch bei mir eine genaue Prognose zu stellen. Oft ist es so, dass große Veränderungen der Wirbelsäule oder auch Sequester innerhalb von ein, zwei Sitzungen völlig schmerzfrei werden. Andererseits hat man manchmal einen kleinen Befund, den man anfangs für eine Lappalie hält, an dem man sich jedoch später schier die Zähne ausbeißt.

Deshalb möchte ich die verschiedenen Behandlungsmethoden, die ich Ihnen auf den folgenden Seiten vorstelle, auch nicht bewerten. Denn entscheidend ist zunächst die genaue Diagnosestellung und natürlich die Wahl der Therapien nach der entsprechenden Indikation, aber auch nach der Person bzw. der Persönlichkeit und nach der Art der Beschwerden, unter denen der Patient leidet. Ich halte es hier ein bisschen mit dem Satz: Wer heilt, hat Recht. Die Therapie, mit der ich beginne, ist primär von der Erkrankung und von der Art der Symptome des Patienten abhängig. Dahinter steht immer das Anliegen, um eine offene Operation herumzukommen. In der Sprache des Fußballs: Wir versuchen nach Möglichkeit, den Ball flach zu halten und den kurzen, sicheren Pass zu spielen. Es geht bei uns immer von Weich nach Hart, von Leicht nach Schwer. Wir beginnen so gut wie immer mit der untersten Stufe des Therapieschemas, abhängig von der Selbsteinschätzung und dem Leid des Patienten. Bei einem Patienten, der zwar schon länger Schmerzen hat, sich aber auf der Schmerzskala bei 1 bis 2, also im Bereich der leichten Schmerzen bewegt, verordnen wir beispielsweise erst einmal Muskelkrafttraining und Physiotherapie, manchmal ergänzt durch Akupunktur und Entspannungstherapie. Gibt er Schmerzen im Bereich 4 bis 5 an, starten wir gleich mit der interventionellen Schmerztherapie, aber auch hier mit der am wenigsten invasiven Methode, beispielsweise

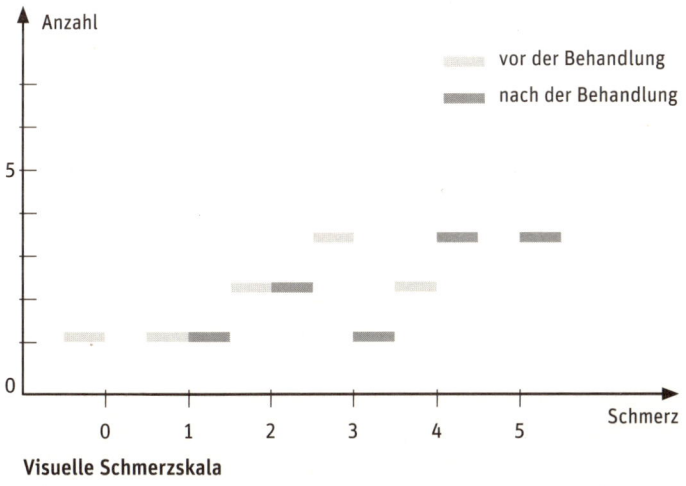

Visuelle Schmerzskala

einer Infiltration von Schmerzmitteln per Spritze. Erst wenn wir merken, dass diese Therapien nicht ausreichen, gehen wir auf der Behandlungsskala nach oben und lassen stärker invasive Therapien, wie beispielsweise die Mikrochirurgie, folgen. Nur selten müssen wir gleich höher einsteigen. Etwa wenn der Patient sehr, sehr starke Schmerzen hat (auf der Skala zwischen 8 und 10) oder der Neurologe uns mitteilt, dass das Leben des eingequetschten Nervs gefährdet ist und mit Lähmungen zu rechnen ist. Manchmal macht es auch Sinn, Therapien zu kombinieren. So ist beispielsweise eine Kombination von einer transforaminalen und einer epiduralen Injektion deutlich effektiver als jede der Behandlungen für sich. Der Weg an allen Stellen wird frei, so verteilt sich die heilende Flüssigkeit wesentlich besser im Schmerzbereich.

Was ihm hilft, merkt der Patient in der Regel ziemlich rasch – mit einer Schmerzlinderung und später mit Schmerzfreiheit. Ich habe Ihnen in diesem Kapitel zudem einige Fälle von Patienten mit klassischen Rücken- und Schultererkrankungen zusammengestellt und nenne die typischen Symptome sowie die jeweilige Individualtherapie, die ich angewandt habe.

Sanfte Methoden

Muskeltraining

Man kann es gar nicht oft genug betonen: Muskeltraining ist das A und O zur Vorbeugung von Wirbelsäulenproblemen, und es ist ebenfalls wichtig, schnell wieder damit in der Rehabilitationsphase nach einer Rückenerkrankung zu starten. Eine starke Muskulatur von Rücken und Bauch, aber auch von allen anderen Regionen ist einfach der beste Schutz vor Rückenproblemen. Moderates Krafttraining hilft bei bereits vorhandenen Schmerzen, aus einer ungesunden Schonhaltung herauszukommen und den Schmerz zu lindern. Ob Sie an Geräten oder mit Hilfsmittel wie Hanteln, Theraband, Ball oder Flexi-Bar trainieren, ist Geschmackssache. An Geräten kann man einerseits wenig falsch machen, weil der Bewegungsweg vorgegeben ist. Andererseits lässt sich daran nicht die Bewegung schulen und auch muskuläre Fehlhaltungen lassen sich nicht ausgleichen. Ganz wichtig, egal, ob beim Training an den Geräten oder bei freien Übungen mit Hilfsmitteln, ist ein gezieltes, für Ihr Problem maßgeschneidertes Trainingsprogramm, das Sie bei einem Physiotherapeuten oder ausgebildeten Sportlehrer erlernen. Entscheidend ist auch, dass die Bewegungen zwischendurch immer wieder durch einen qualifizierten Trainer oder Therapeuten korrigiert werden, damit sich keine Fehlhaltungen einschleichen, die eventuell zu neuen Problemen führen können.

Physiotherapie

Was heute Physiotherapie heißt, ist nichts anderes als die gute alte Krankengymnastik. Sie kann vom Arzt verschrieben werden. Eine Behandlung dauert zwischen 20 und 40 Minuten. Wir setzen sie bei uns nicht nur in der ersten Behandlungsstufe bei leichten Schmerzen ein, sondern kombinieren sie bei Patienten mit stärkeren Schmerzen in der Phase des Abklingens mit unseren interventionellen Schmerztherapien. In der akuten Schmerzphase halte ich von Physiotherapie allerdings wenig, denn zum einen ist der Therapeut frustriert, da der Patient wegen der Schmerzen kaum zu Übungen fähig ist, und andererseits fühlt sich der Patient nach der Therapie oft schlechter als vorher.

Zur Physiotherapie gehören einerseits aktive Übungen zur Muskelkräftigung und besseren Bewegungskoordination, andererseits aber auch passive Therapien mit natürlichen physikalischen Reizen wie Wärme, Kälte, Druck, Elektrizität und Strahlung. Es gibt sehr viele unterschiedliche Verfahren, nach denen Physiotherapeuten arbeiten. Das ist für den Patienten oft verwirrend. Manche Physiotherapierichtungen sind zudem sehr dogmatisch und betrachten sich als die einzig wahre Behandlungsmöglichkeit. Mein Rat: Es kommt weniger auf das Therapieverfahren, sondern viel mehr auf den Therapeuten an, in dessen Hände Sie sich begeben. Das muss man sich ein wenig so vorstellen, wie ein guter Handwerker, der ein Loch in die Wand bohren will. Dabei ist es relativ egal, ob er dazu eine Bohrmaschine der Firma X oder der Firma Y verwendet. Hilfreich für den Patienten kann es sein, sich bei anderen Rückenleidenden nach einem guten Therapeuten zu erkundigen, hier läuft viel durch Mund-zu-Mund-Propaganda.

Massagen

Massagen sind echte Glücksgriffe, um Körper, Seele und Geist wieder in Einklang zu bringen. Denn die Streicheleinheiten lösen nicht nur Verspannungen und Blockaden im Körper, sie haben auch eine stresslindernde Wirkung auf die Psyche. Durch Massagen wird nämlich das Anti-Stress-Hormon Oxytocin freigesetzt und gleichzeitig die Produktion von körpereigenen Wohlfühlhormonen wie Endorphinen angeregt. Sie sind es auch, die den ganzen Körper resistenter gegen Schmerzen machen – Nackenschmerzen, Muskelverhärtungen und chronische Rückenschmerzen lassen sich so oft auf erstaunlich schnelle Weise lindern. Allerdings sollten Massagen eher das Bonbon einer Therapie sein, sie ersetzen keinesfalls die aktive Kräftigung der Muskulatur.

Der Klassiker: Schwedische Massage

Sie ist die Mutter aller Handstreiche – und so simpel wie effizient. Erfunden wurde sie von dem Schweden Per Henrik Ling zu Beginn des 19. Jahrhunderts. Die schwedische Massage (auch klassische Massage genannt) verbessert die Durchblutung, regt den Lymphfluss an, verbessert den Spannungszustand der Muskeln, löst Muskelverhärtungen und sorgt für eine tiefere Atmung und natürlich für Entspannung auch auf seelischer Ebene. Sie beginnt immer mit sanften, streichenden Bewegungen als Einleitung, löst dann durch Kneten Verspannungen und macht

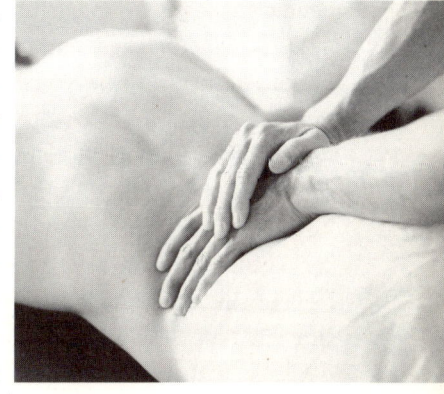

schließlich in der dritten Phase mit reibenden Bewegungen harte Muskeln weich. Zusätzlich kann der Therapeut noch trommelnde oder vibrierende Bewegungen einfließen lassen.

Alles im Fluss: Ayurveda-Ölmassage

Einige Rückenpatienten von mir schwören als begleitende Therapie auf Ayurveda. Wir bieten diese indische, jahrtausendealte Gesundheitslehre deshalb auch in meiner Klinik Jägerwinkel in Bad Wiessee an.

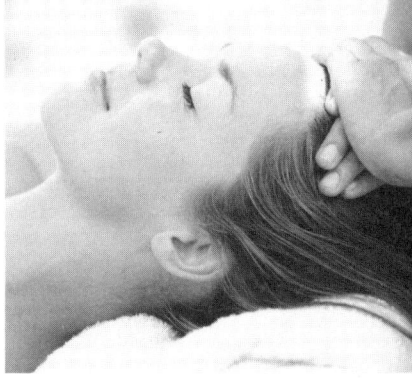

Einfach weil sie aus ganzheitlicher Sicht eine gute und sinnvolle Verbindung schafft zwischen den »harten« Facts der modernen Schulmedizin und dem alten, vielfach bewährten Wissen der asiatischen Kultur. Mittelpunkt einer ayurvedischen Therapie sind neben einer besonderen Ernährung und Entgiftungsmethoden das Abhyanga, eine Massage mit erwärmten pflanzlichen Ölen, oft von zwei Therapeuten gleichzeitig durchgeführt.

Zum Selbermachen und als Einstieg eignet sich eine Sesamöl-Fußmassage, die Sie fast zum Nulltarif bekommen. Sesamöl ist neben Kokosnussöl eines der beliebtesten Öle des Ayurveda. Es eignet sich für alle Konstitutionstypen und enthält außerdem eine große Anzahl an Antioxidantien, die freie Radikale im Körper unschädlich machen.

So geht's: Erwärmen Sie 3 bis 4 Esslöffel Sesamöl im Wasserbad auf eine für Sie angenehme Temperatur und massieren Sie Ihre Füße ausgiebig mit dem warmen Öl. Danach dünne Baumwollsocken überziehen und am besten sofort ab ins Bett.

Ganz unten: Fußreflexzonenmassage

Wussten Sie, dass ein Mensch in seinem Leben rund viermal um die gesamte Erde läuft? Unsere Füße müssen also einiges mitmachen, sie tragen unser gesamtes Gewicht und sind auch sehr robust, aber zugleich sind sie unglaublich sensibel. Was liegt also näher, als ihnen ein wenig mehr Aufmerksamkeit zu schenken?

Beispielsweise mit einer Fußreflexzonenmassage. Diese Therapieform geht davon aus, dass jedes Organ im Körper über bestimmte Energiebahnen mit einem Punkt am Fuß verbunden ist. Über eine Massage dieser Druckpunkte sollen Energien aktiviert werden, die einen Regenerationsimpuls an das betroffene kranke oder nicht voll funktionierende Organ senden sollen. So liegt etwa die Reflexzone für das Hüftgelenk um den Sprunggelenkknöchel herum, die Reflexzonen der Wirbelsäule liegen an den Innenseiten der Füße.

Eine Fußreflexzonenmassage eignet sich auch gut für die Selbstbehandlung, denn viel falsch machen kann man eigentlich nicht. So funktioniert's:

Das Wichtigste bei der Massage ist der sogenannte Raupengang. Ähnlich wie die Bewegung einer Raupe gleitet der Daumen über die zu behandelnden Areale. Legen Sie dazu den Daumen flach auf das Gebiet am Fuß, das sie behandeln wollen. Heben Sie dann das obere Daumenglied etwas an, ohne jedoch mit der Fingerkuppe ganz den Kontakt zur Fußsohle zu verlieren. Senken Sie nun das obere Daumenglied wieder, dadurch bewegt sich der Finger automatisch raupenartig nach vorne. Wichtig: Konzentrieren Sie sich auf die Bewegung, führen Sie sie langsam durch und spüren Sie Ihr Gewebe Millimeter für Millimeter.

Zum Ausprobieren können Sie gleich etwas gegen Ihren verspannten Nacken tun. Die Zone dafür liegt am unteren Knö-

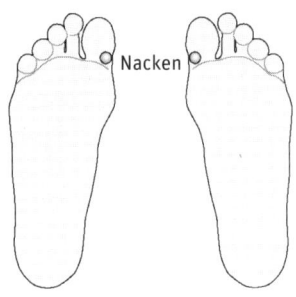

Nacken

chel des großen Zehs beider Füße, also am Zehansatz, und zwar an der Fußoberseite. Massieren Sie diese Zone einige Minuten lang in kleinen Raupenschritten von oben nach unten oder von links nach rechts.

Heiße Sache: LaStone®-Therapie

Nicht nur Promis wie Mode-Designerin Donna Karan oder Hollywood-Darling Gwyneth Paltrow schwören auf die LaStone®-Therapie. Kein Wunder, denn die 90-minütige Massage mit heißen Steinen entstresst innerhalb kürzester Zeit und lindert auf angenehme Art Verspannungen der Muskulatur. Bei der LaStone®-Therapie wird der Körper zunächst mit einem duftenden Massageöl eingerieben, dann legt der Therapeut auf etwa 50 Grad erhitzte, schwarze, abgerundete Basaltsteine auf die Energiezentren (Chakren) des Körpers. Das sind unter anderem Bauch, Stirn oder Kniekehle. Die Basaltsteine vulkanischen Ursprungs können aufgrund ihres hohen Eisengehalts die Wärme besonders gut speichern. Danach werden die schwarzen Basaltsteine im Wechsel mit kühlen Marmorstücken mit speziellen Massagegriffen über den Körper geführt. Durch die unterschiedlichen Temperaturreize wird die Durchblutung ordentlich angekurbelt, die Muskeln werden gelockert und die Sclbstheilungskräfte aktiviert.

Aloha-Feeling: Lomi Lomi

In München durfte ich vor kurzem eine Lomi-Lomi-Massage erleben, die mich wirklich beeindruckt hat. Sie hat übrigens wenig mit der klassischen schwedischen Massage zu tun, die man bei jedem Physiotherapeuten bekommt. Nichts dagegen, aber Lomi Lomi widmet sich auf eine ganz besondere, sehr intensive Weise dem Rücken und dem Bauch – jenem Muskelkorsett also, das uns vor Rückenschmerzen bewahrt.

Diese exotische Massage kommt aus Hawaii und war früher eine Heilzeremonie von Tempelpriestern, den Kahunas. Das Ritual zur Einleitung von besonderen Ereignissen im Leben eines Menschen wurde mit Musik begleitet und über Tage hinweg zelebriert. Tage dauert eine Lomi-Lomi-Massage glücklicherweise heute nicht mehr, aber bis zu drei Stunden Zeit sollten Sie sich dafür schon nehmen.

Ein Lomi-Lomi-Therapeut beseitigt Blockaden, indem er zu hawaiianischen Klängen mit kraftvollen Bewegungen über den Körper streicht, sanft schaukelt und die Körperpartien dehnt. Besondere Aufmerksamkeit erfahren bei der Massage der Rücken, der nach Schamanentradition Sitz der Zukunft ist, sowie der Bauch, der die Vergangenheit symbolisiert. Ganz wichtig sind auch die »vier Ecken« des Körpers, also Schultern und Hüften; durch sie sollen ungute Energien aus Ängsten und Sorgen nach außen abfließen. An sehr verspannten Stellen nimmt der Lomi-Lomi-Therapeut auch schon mal seine Unterarme zur Hilfe.

Akrobatisch: Thai-Massage

Wer schon einmal in den Genuss einer Thai-Massage gekommen ist oder auch nur zugeguckt hat, fühlt sich leicht an akrobatische Übungen erinnert. Denn Thai-Masseure arbeiten mit vollem Körpereinsatz und im engen Kontakt zum Patienten. Die Thai-Massage wird traditionell übrigens immer ohne Öl durchgeführt – das feuchtwarme Klima im Ursprungsland soll für eine genügende Befeuchtung der Haut sorgen. Die Massage ist eine Mischung aus ayurvedischen Strecktechniken und chinesischer Druckpunktbehandlung. So wird auf Energiebahnen,

Venen und Muskeln Druck ausgeübt, der das Chi – die Energie – in Bewegung bringen, die Durchblutung anregen, Schadstoffe aus dem Körper schleusen sowie die Muskeln aktivieren soll. Eine Thai-Massage beginnt immer an den Füßen, weil auf ihnen buchstäblich alles lastet. Durch sanfte Stimulation der Reflexpunkte wird der Körper auf die nachfolgende Massage vorbereitet.

Klopfen und Streichen: Tuina

Die Tuina-Massage gehört zur Traditionellen Chinesischen Medizin (TCM). Dabei werden sowohl die Energiebahnen (Meridiane) des Körpers wie auch einzelne Organe und das Bindegewebe bearbeitet. Bei Tuina wird geknetet, geklopft, gestrichen und teilweise auch punktuell starker Druck ausgeübt. Zusätzlich werden die Gelenke durch einfache chiropraktische Griffe gelockert. Ziel ist, das Gleichgewicht von Yin und Yang wiederherzustellen und zu erhalten. Das heißt vereinfacht gesagt, für den richtigen Tonus zu sorgen. Ins westliche Denken übersetzt bedeutet das auch, Verspannungen und Blockaden zu lösen und chronische Rückenschmerzen zu lindern. Denn die Massage verbessert Durchblutung und Lymphfluss und lockert das Gewebe und die Muskulatur. Ungewöhnlich ist, dass Tuina am bekleideten Körper durchgeführt wird.

Reiztherapien von A bis Z

Akupunktur

In Asien werden hauchfeine Nadeln seit rund 5000 Jahren zur Behandlung von diversen Erkrankungen eingesetzt. In der Traditionellen Chinesischen Medizin (TCM) geht man davon aus, dass der gesamte Körper von Leitbahnen, sogenannten Meri-

Fallbeispiel 1

Herbert Fuchs (77, Name geändert) leidet seit Jahren unter immer wiederkehrenden Schmerzen in der Lendenwirbelsäule. Seit drei Jahren wird er mit kortisonfreien Schmerzmitteln behandelt, er geht außerdem zum Physiotherapeuten. Wenn die Schmerzen besonders stark werden, bekommt er gelegentlich eine Kortisonspritze im Bereich der Lendenwirbelsäule. Seit einem Jahr hat Herbert Fuchs zunehmende Schmerzen im unteren Rückenbereich und in beiden Oberschenkeln. Die zwingen ihn bei Spaziergängen oder beim Einkaufen oft zum Hinsetzen oder Stehenbleiben. Nachts wacht er oft durch Krämpfe in den Oberschenkeln und Waden auf. Schmerzfrei kann er nur noch eine Strecke von rund 500 Metern zurücklegen, außerdem fühlt er sich beim Gehen mehr und mehr unsicher und hat Angst hinzufallen.

Mein Befund: Herbert Fuchs hat eine hochgradige Spinalstenose, also eine Einengung der Nerven im Wirbelkanal, im Bereich des 2. und 3. sowie des 4. und 5. Lendenwirbels. Hier hat er zusätzlich eine beidseitige Foramenstenose. Außerdem leidet er unter degenerativen Veränderungen der Wirbelkörper im Bereich des Kreuzbeins und der unteren Lendenwirbelsäule.

Mein Therapie-Konzept:
Step 1: Herbert Fuchs bekommt zunächst eine sogenannte kaudale Überflutung. Dabei wird eine Medikamentenlösung über einen Zugang am Steißbein in den Rückenmarkskanal gespritzt. Zudem injiziere ich ihm einen Cocktail aus Kortison und einem Lokalanästhetikum direkt in die betroffenen

Nervenwurzeln. Das passiert unter Röntgenkontrolle, damit die Injektion so zielgenau wie möglich ist. Diese so genannte periradikuläre Infiltration (PRT) lindert den akuten Schmerz und lässt die gereizte Nervenwurzel abschwellen. Drei Injektionen im Abstand von einer Woche sind ideal.

Step 2: Der Patient bekommt für drei Tage einen Epiduralkatheter gelegt, über den zweimal täglich Schmerzmittel gespritzt werden.

Step 3: Um den Gesundheitszustand zu erhalten, bekommt Herbert Fuchs alle vier bis sechs Wochen eine kaudale Überflutung sowie eine PRT, dazu geht er regelmäßig zur Physiotherapie.

Das Ergebnis: Nach der 1. Schmerzinjektion sind die Schmerzen von Herbert Fuchs zunächst gelindert, er kann kurzfristig auch eine längere Strecke gehen und fühlt sich sicherer. Erst nach dem Legen des Epiduralkatheters sind diese Fortschritte dauerhaft. Herbert Fuchs ist dauerhaft schmerzfrei, die Gangunsicherheit ist behoben – und er kann ein bis anderthalb Stunden schmerzfrei laufen.

dianen, durchzogen ist. Auf diesen Meridianen fließt das Chi oder Qi, die Lebensenergie. Kommt es zu Störungen oder Blockaden dieses Energieflusses, fühlt man sich schlecht oder wird sogar ernsthaft krank. Anfangs glaubte die Schulmedizin noch, dass es sich bei der asiatischen »Piekserei« um reine Placeboeffekte handle. Inzwischen hat man festgestellt, dass die diversen Akupunkturpunkte an Stellen liegen, wo Gefäße und Nerven besonders nah an der Hautoberfläche liegen und wo ein sehr viel geringerer Hautwiderstand herrscht. Man vermutet,

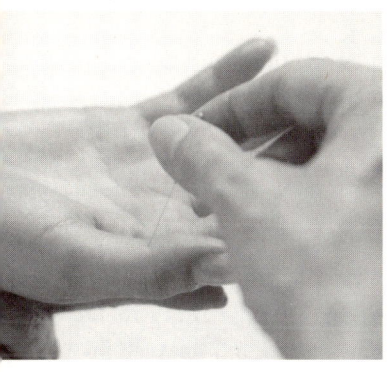

dass es durch die Nadelreizung zu einer Ausschüttung von bestimmten Hormonen kommt, die wiederum über elektrische Impulse bestimmte schmerzfördernde Botenstoffe hemmen. Zudem ist sehr wahrscheinlich, dass die Akupunkturnadeln Endorphine aktivieren – schmerzlindernde und stimmungsaufhellende Botenstoffe – und das nicht nur während der Nadelbehandlung, sondern längerfristig. Das Wichtigste aber: Akupunktur wirkt, besonders bei Rückenleiden wie akuten Bandscheibenproblemen, Hexenschuss, Ischias, Phantomschmerzen, aber auch bei Arthrose und chronischen Rückenschmerzen. Da es inzwischen zahlreiche wissenschaftliche Belege über die Wirksamkeit der Akupunktur gibt, übernehmen viele Krankenkassen die Kosten für die Behandlung.

- **Kosten:** Je nach Aufwand ab 30 Euro pro Behandlung.
- **Zahlen die Kassen?** Die privaten ja, die gesetzlichen nur bei autorisierten Ärzten.

Chirotherapie/Chiropraktik

Chirotherapie bedeutet nichts anderes als »mit der Hand heilen« und heißt deshalb auch Manualtherapie. Die Chirotherapie ist Ärzten vorbehalten, Heilpraktiker wenden die Chiropraktik an. Diese Behandlungsmethode steht und fällt mit dem Therapeuten, der sie anwendet. Denn sie kann ein Segen sein – oder regelrecht gefährlich. Besonders im Bereich der Halswirbelsäule ist bei der Chirotherapie äußerste Behutsamkeit erforderlich, denn hier verlaufen lebenswichtige Arterien, die bei unsachgemäßer Behandlung gequetscht werden können. Das kann – in sehr seltenen Fällen – zu Lähmungen oder sogar Schlaganfällen führen. Die Heilmethode war, wenn auch in abgewandelter Form, schon Hippokrates, dem Begründer der europäischen Medizin im 5. Jahrhundert v. Chr., bekannt. Die moderne Chirotherapie wurde von dem kanadischen Heiler Daniel David Palmer am Ende des 19. Jahrhunderts initiiert.

Generell geht es bei der Chirotherapie darum, blockierte Gelenke wieder funktionsfähig zu machen. Dabei setzt der Therapeut zwei Techniken ein, die mobilisierende und die manipulative. Bei der mobilisierenden Technik wird die Beweglichkeit der Gelenke mit sanften, häufig wiederholten Dehnungen wiederhergestellt. Bei der manipulativen Technik werden die Gelenke mit einer schnellen, eher ruckartigen Bewegung wieder in die richtige Stellung gebracht. Ganz wichtig im Vorfeld ist eine genaue Anamnese, inklusive Röntgenaufnahmen oder noch besser, CT- oder MRT-Bildern, die eine genauere Aussage über die Wirbelsäulenschäden geben. Die Chirotherapie sollte nicht angewendet werden bei akuten Bandscheibenvorfällen, Spondylitis, Verletzungen oder Frakturen der Wirbelsäule sowie bei Tumorerkrankungen im Bereich des Rückens.

- **Kosten:** 50 bis 80 Euro pro Behandlung.

- **Zahlen die Kassen?** Viele Kassen übernehmen die Behandlung durch den Arzt (Chirotherapeuten), teilweise auch durch den Heilpraktiker (Chiropraktiker).

Elektrotherapie

Fast schon ein Klassiker, der bei akuten Problemen wie Ischias oder einem Hexenschuss, aber auch bei chronischen Rückenschmerzen und Verspannungen Erleichterung bringen kann. Bei dieser Methode werden Elektroden auf die Haut der

Fallbeispiel 2

Markus Schmiedinger (37, Name geändert) ist ein sportlicher und durchtrainierter Mann. Seit drei Tagen hat er stetig zunehmende Schmerzen im Bereich der unteren Lendenwirbelsäule. Als er es vor Schmerzen kaum noch aushält, kommt er in meine Praxis. Er erzählt, dass die Schmerzen in allen Positionen gleich stark sind, im Sitzen und Stehen geht es ihm allerdings besonders schlecht. Die stärksten Schmerzen empfindet er beim Bücken und Aufstehen aus dem Sitzen. Er gibt außerdem an, starke Schmerzen beim Umdrehen von der einen auf die andere Seite im Bett zu haben, Schlafen kann er deshalb höchstens für zwei oder drei Stunden. Seit zwei Tagen strahlt der Schmerz zudem in die linke Gesäßhälfte sowie das ganze hintere Bein bis zur Fußsohle aus. Seit gestern hat er noch dazu Probleme beim Gehen, da er den linken Fuß nur schwer anheben kann.

Mein Befund: Markus Schmiedinger leidet unter einem großen sequestrierten Bandscheibenvorfall im Bereich zwischen 5. Lendenwirbel und Kreuzbein links mit Kontakt zur linken Wurzel des 1. Kreuzbeinwirbels. Außerdem hat er eine leichte Spondylarthrose im Bereich von 4. und 5. Lendenwirbel und von 5. Lendenwirbel und Kreuzbein. Bei der neurologischen Untersuchung zeigt sich eine Reizung der Nervenwurzel links im Bereich des 1. Kreuzbeinwirbels, die Reflexe links sind abgeschwächt, zudem hat er eine leichte Fußheberschwäche.

Mein Therapiekonzept:
Step 1: Um die schlimmsten Schmerzen schnell zu lindern,

bekommt der Patient zunächst eine kaudale Überflutung sowie eine periradikuläre Infiltration im Bereich 4./5. Lendenwirbel sowie 5. Lendenwirbel/Kreuzbein. Wegen der Stärke der Beschwerden Aufnahme in die Rückenklinik Jägerwinkel.

Step 2: Am nächsten Tag wird Markus Schmiedinger für drei Tage ein Epiduralkatheter gelegt. Er kann sich damit weitgehend normal bewegen. Beginn von Entspannungsübungen und Lockerungsgymnastik.

Step 3: Die letzten Restbeschwerden in Form einer Schmerzausstrahlung in die Rückseite des linken Beines werden mit einer periradikulären Infiltration im Bereich 4./5. Lendenwirbel und 5. Lendenwirbel und Kreuzbein beseitigt. 10 Tage nach dem Epiduralkatheter beginnt Markus Schmiedinger eine Physiotherapie, um die Muskulatur der Lendenwirbelsäule zu stärken. Gerätetraining zur Steigerung der Fitness sowie tägliche Wassergymnastik und Aqua-Jogging.

Das Ergebnis: Markus Schmiedinger ist rund 14 Tage später so gut wie schmerzfrei, lediglich eine leichte Fußheberschwäche ist noch zu verzeichnen. Er wird in der Physiotherapie ambulant weiterbehandelt.

schmerzenden Areale geklebt, durch die dann schwache elektrische Gleichstromimpulse geleitet werden. Dieser Stromreiz sorgt dafür, dass sich die Muskulatur entspannt, gleichzeitig schüttet der Körper Endorphine aus, die die Schmerzweiterleitung blockieren. Es gibt verschiedene Varianten der Elektrotherapie. Für zu Hause und unterwegs sind sogenannte kleine TENS-Geräte (Transkutane Elektrische Nerven-Stimulation) ideal, die ebenfalls mit kleinen Soft-Elektroden zum Aufkleben und schwachen Stromimpulsen arbeiten. Bei dem sogenannten Stangerbad sitzt man in einer Badewanne mit Elektroden im warmen Wasser, durch das schwacher Strom geleitet wird. Das Ganze bewirkt eine Durchblutungssteigerung um rund 500 Prozent. Die ökonomische, weil Wasser sparende Variante des Stangerbades heißt Vierzellenbad. Dabei liegen nur beide Arme und beide Beine in einzelnen Wannen mit Stromimpulsen. Die Wirkung ist in etwa dieselbe. Elektrotherapieanwendungen sind nichts für Patienten mit Herzschrittmacher oder schweren Herzproblemen.

- **Kosten:** Ab 20 Euro.
- **Zahlen die Kassen?** Ja.

Kältetherapie

Kälte hilft generell bei Rückenproblemen, die mit Entzündungen einhergehen. So ganz eindeutig kann man aber nicht sagen, welcher Mensch darauf anspricht. Letztlich muss jeder Patient selber ausprobieren, ob ihm Wärme oder eher Kälte gut tut. Das ist meist recht eindeutig. Man kennt das Wirkprinzip von Kältesprays, die zur kurzfristigen Schmerzlinderung bei Muskelverletzungen, aber auch bei oberflächlichen kleinen chirurgischen Eingriffen eingesetzt werden. Sie verengen die Blutgefäße, blockieren die Schmerzrezeptoren samt den weiterleitenden Nerven und lindern so den Schmerz. Die einfachste Form der Kältetherapie sind sogenannte Cool-Packs, mit nicht gefrierendem Gel gefüllte Kunststoffkissen, die man im Eisschrank aufbewahrt. Am besten vor der Anwendung noch mal in ein dünnes Baumwolltuch hüllen, sonst könnte der Kältereiz zu stark sein. Auch Heilerde oder Quark eignen sich für kalte Wickel und Umschläge. Eine Hightechvariante der Kältetherapie ist die Kryotherapie. Bei der lokalen Anwendung wird flüssiger, minus 180 Grad kalter Stickstoff als Dampf auf die schmerzenden Stellen geblasen. Das lindert Schmerzen und macht die Gelenke kurzfristig beweglicher – die ideale Basis für eine nachfolgende Physiotherapie. Kälte am ganzen Körper spürt man in der minus 110 Grad kalten Kältekammer. Drei Minuten im Badeanzug – aber mit Handschuhen und Fußschützern – reichen, um Schmerzen kurzfristig fast völlig zum Verschwinden zu bringen. Nach einer Phase von 20 Kältekammerbesuchen gaben sogar 90 Prozent aller Patienten an, deutlich schmerzfreier zu sein und weniger Medikamente zu brauchen. Die Kältekammer soll zudem eine Stimulation des Immunsystems bewirken, deswegen hilft sie auch bei entzündlichen Rückenerkrankungen gut.

- **Kosten:** Kältekissen ab 3 Euro, lokale Kryotherapie rund 20 Euro pro Sitzung, Kältekammer rund 30 Euro pro Behandlung.
- **Zahlen die Kassen?** Nein.

Osteopathie

Leben ist Bewegung: An diesem Leitsatz orientiert sich die Osteopathie. Sie ist eng mit der Chirotherapie verwandt, allerdings gilt sie als wesentlich sanfter. Daher sind auch unerwünschte Nebenwirkungen seltener. Ende des 19. Jahrhunderts wurde die Methode von dem US-Arzt Andrew Taylor Still begründet. In Deutschland hat sie erst seit ungefähr 40 Jahren als alternativmedizinisches Verfahren eine Bedeutung. Laut Still können Bewegungseinschränkungen der Gelenke und Faszien (das ist die Bindegewebsschicht, die Organe, Muskeln und Muskelfasern umhüllt) früher oder später zu Erkrankungen des Bewegungsapparates, aber auch des Herz-Kreislauf-Systems oder anderer Organe führen. Durch gezieltes Drücken,

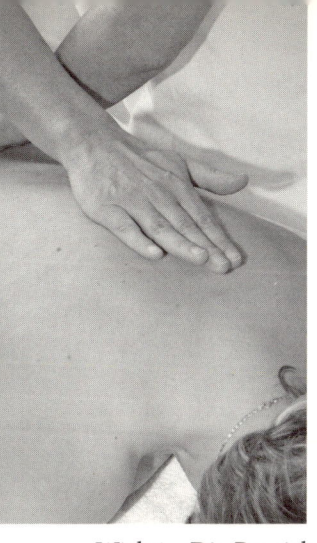

sanftes Drehen oder leichtes Bohren sollen diese Bewegungseinschränkungen wieder gelöst werden. Dabei gibt es verschiedene Formen der Osteopathie. Bei der strukturellen Osteopathie liegt der Schwerpunkt auf Muskeln, Knochen und Gelenken, bei der viszeralen auf den inneren Organen. Auch die Craniosacraltherapie hat sich aus der Osteopathie entwickelt. Hier steht eine Stimulation des zentralen Nervensystems in Vordergrund, behandelt wird vor allem das Rückenmark.

Wichtig: Die Bezeichnung Osteopath ist in Deutschland leider nicht geschützt. Schon als Absolvent eines Wochenendkurses kann man sich so nennen. Eine echte Osteopathieausbildung dauert dagegen 4 bis 5 Jahre und ist nur Ärzten, Heilpraktikern und Physiotherapeuten vorbehalten. Gut, wenn ein Mediziner ein Diplom zum Osteopathen von einem der Mitglieder der Bundesarbeitsgemeinschaft Osteopathie (BAO) nachweisen kann oder den US-Titel D.O. (Doctor of Osteopathy) trägt. Dann hat er an einem US-College studiert, das oft einer Universität angeschlossen ist, und ist Arztkollegen, die den Titel M.D. (Doktor der Medizin) tragen, gleichgestellt.

- **Kosten:** Ab 40 Euro pro Sitzung.
- **Zahlen die Kassen?** Nein.

Rolfing und Rebalancing

Zimperlich darf man nicht sein, denn diese Mischung aus Massage und Körperarbeit dringt tief ins Bindegewebe ein, kann manchmal schmerzhaft sein und sogar für tagelangen Muskelkater sorgen. Dafür soll man aber mit einer aufrechteren Haltung, weniger Rückenschmerzen, Verspannungen und Kopfschmerzen belohnt werden. Entwickelt wurde die Methode in den 50er-Jahren des 20. Jahrhunderts von der amerikanischen Biochemikerin Ida Rolf. Sie sah in einer Fehlhaltung des Körpers die Ursache vieler Erkrankungen. Der Körper besteht ihrer Meinung nach aus verschiedenen Abschnitten, die bei richtiger Haltung wie Bausteine eines Turms im Lot aufeinanderliegen. Wird durch eine Erkrankung, Fehlhaltung oder auch Operation nur ein Baustein »verschoben«, gerät der ganze Turm, sprich der Körper, aus der Balance. Das kann sich in verschiedenen physischen, aber auch psychischen Beschwerden ausdrücken.

Die später entwickelte Methode des Rebalancing griff unter anderem Elemente des Rolfing auf. Diese Technik ist weniger schmerzhaft, da man sehr, sehr langsam in das tiefe Bindegewebe vordringt. Dadurch lassen sich sogar jahrzehntealte Verspannungsmuster und damit verbundene emotionale Blockaden auflösen. Rebalancing ist ideal bei chronischen Verspannungen, Migräne und Haltungsschäden.

- **Kosten:** 60 bis 80 Euro pro Stunde, zehn Behandlungen im Abstand von einer bis zwei Wochen sind anfangs ratsam, danach eine Behandlung pro Monat.
- **Zahlen die Kassen?** Nein.

Schröpfen

Keine Angst, hier ist nicht von Blutegeln und Anritzen der Haut die Rede, sondern vom modernen unblutigen Schröpfen mit Schröpfköpfen aus dünnem Glas, die auf bestimmten Reflexzonen des Rückens angesetzt werden. Meist durch Erhitzung wird ein Unterdruck in dem Glas erzeugt, es saugt sich auf der Haut an. Durch den Unterdruck wird die Durchblutung in diesem Bereichen verstärkt, auch der Lymphfluss kommt in Schwung. Schadstoffe sollen über die Haut aus dem Körper geschleust werden. Die Methode kann erfolgreich sein bei Verspannungen, Verhärtungen oder einem Hexenschuss.

Eine moderne Weiterentwicklung des Schröpfens ist die Pneumatische Pulsationstherapie (PPT). Sie verbindet Schröpfen, Lymphdrainage und klassische Bindegewebsmassage miteinander. Die Methode galt lange als Geheimwaffe von Profisportlern bei Muskelverletzungen und wird jetzt auch von einigen Physiotherapeuten für die breite Masse angeboten. Über verschiedene Saugglocken, die an ein Gerät angeschlossen sind, wird wechselweise ein Unter- und dann Normaldruck erzeugt, der das Gewebe mit bis zu 200 Schwingungen pro Minute sanft durchrüttelt. Dadurch entspannt sich die Muskulatur, das Gewebe wird gelockert, Durchblutung und Lymphfluss werden angeregt. Außerdem werden schmerzlindernde Botenstoffe wie Endorphine und Serotonin ausgeschüttet.

- **Kosten:** Rund 20 Euro pro Schröpfbehandlung, etwa 35 Euro für die PPT.

- **Zahlen die Kassen?** Nein.

Triggerpunkt-Therapie

Über die schmerzhaften, etwa erbsengroßen, überempfindlichen Triggerpunkte haben Sie bereits auf Seite 131ff. gelesen. Und auch, dass sie in den seltensten Fällen von selber wieder verschwinden. Wenn Dehn- und Kräftigungsübungen nicht den gewünschten Erfolg bringen, wendet der Therapeut unterschiedliche Techniken an, um die Triggerpunkte aufzulösen. Bewährt hat sich die Behandlung mit Nadeln, dry needling genannt, weil kein Medikament in das Gewebe gespritzt wird.

Auch mit niedrig dosierten Stoßwellen oder rein manuell mit Druck durch die Hände oder einen Stab lassen sich die Triggerpunkte zerstören. Gut ist auch die osteopathische Strain/Counterstrain-Methode. Dabei wird der schmerzende Körperteil passiv vom Therapeuten in eine Position der größtmöglichen Schmerzfreiheit geschoben und für jeweils 90 Sekunden gehalten. Dadurch sollen die Dehnungsrezeptoren der Muskulatur »lernen«, wieder in eine gesunde Balance zu kommen, die der Entstehung von Triggerpunkten entgegenwirkt.

- **Kosten:** Rund 20 Euro pro Sitzung.
- **Zahlen die Kassen?** Nein.

Wärmeanwendungen

Bei Rückenschmerzen, die eine entzündliche Ursache haben, ist Wärme eher kontraproduktiv. Bei allen anderen Rückenleiden hingegen, vor allem bei Verspannungen, einem Hexenschuss oder Muskelschmerzen bedingt durch Arthrose, kann wohlige Wärme eine deutliche Linderung bringen. Sie regt den Stoffwechsel des Körpers an, fördert die Durchblutung, Nährstoffe werden besser zu den Zellen, Schadstoffe schneller abtransportiert. Zudem entspannt sich die Muskulatur, und die Dehnfähigkeit des Gewebes wird verbessert. Bei einer sogenannten Hyperthermiebehandlung, bei der sich auch das Gewebe in der Tiefe auf rund 40 Grad erwärmt, werden zusätzlich weiße Blutkörperchen vom Körper produziert, die die Abwehrkräfte stärken. Die einfachsten Formen der Wärmetherapie sind ein heißes Bad, die gute alte Wärmflasche, die Rotlichtlampe oder eine Thermobandage. Alles können Sie bequem ohne großen Aufwand zu Hause durchführen. Diese Methoden lindern den Schmerz kurzfristig und schaffen bei akuten Schmerzen erst einmal Erleichterung. Sie lassen sich auch gut mit der innerlichen Einnahme von kortisonfreien antirheumatischen Mitteln (NSAR) kombinieren. Die Dosis dieser Schmerzmittel lässt sich auf diese Weise so niedrig wie möglich halten. Profis wie Physiotherapeuten, Masseure und medizinische Bademeister bieten eine ganze Palette weiterer Wärmeanwendungen an. Die Klassiker sind Packungen und Bäder mit Schlamm, Torf, Fango oder Moor, häufig in Kombination mit Massagen. Diese Substanzen enthalten wichtige Mineralien und Spurenelemente, außerdem entzündungshemmende Substanzen. Gut bei Rückenerkrankungen sind auch Heublumenbäder oder Heublumensäckchen als Umschläge. Sie lockern durch ihre feuchte Wärme die Muskulatur, haben aber auch gleichzeitig eine stark beruhigende Wirkung. Per Ultraschall, Hochfrequenz oder Infrarot lässt sich ebenfalls eine Erwärmung von Gewebe und Muskulatur erzielen.

- **Kosten:** Rotlichtlampen für zu Hause kosten rund 15 Euro, Wärmebandagen gibt es ab 5 Euro in Apotheken.

- **Zahlen die Kassen?** Für physiotherapeutische Anwendungen wie vom Arzt verordnete Moor-, Fango- und Schlammpackungen und medizinische Bäder ja, manchmal gibt es auch nur Zuschüsse.

Entspannungsmethoden

Anspannung entspannt: Progressive Muskelrelaxation

Ein echter Klassiker und, wie ich finde, so simpel wie wirksam ist die progressive Muskelrelaxation. Der Amerikaner Edmund Jacobson erfand diese geniale Relax-Methode. Ein Freund von mir zwingt damit regelmäßig seine Flugangst in die Knie – und meiner Tochter hat sie bei den schwierigen Abiturprüfungen geholfen. Das Besondere an dieser Methode: Sie können alle

Fallbeispiel 3

Kai Sollmann (22, Name geändert) ist Student. Er kommt in meine Praxis, weil er seit ungefähr einem Jahr einen brennenden, dumpfen Schmerz im Bereich der unteren Lendenwirbelsäule spürt. Dieser Schmerz tritt aber nur nach langem Sitzen und stärkerer körperlicher Belastung, etwa beim Sport, auf. Bei moderater Bewegung werden die Beschwerden besser. Beim Liegen im Bett hat Kai Sollmann keine Probleme, er wacht jedoch morgens relativ früh durch einen dumpfen Schmerz im Bereich der Lendenwirbelsäule auf, der allerdings nicht ins Gesäß oder in die Beine ausstrahlt. Kai Sollmann gibt den Schmerz auf der visuellen Schmerzskala, die von 0 bis 10 geht, mit einer 5 bis 6 an. Direkt nach dem Aufstehen ist der Schmerz am ausgeprägtesten, im Lauf der ersten halben Stunde wird er deutlich besser. Durch Einnahme von Schmerztabletten verschwindet der Schmerz schnell, kommt aber bei entsprechender Belastung auch rasch wieder.

Mein Befund: Die neurologische Abklärung zeigt keine Anzeichen einer Reizung der Nervenwurzeln, die Reflexe sind unauffällig, die Muskelaktivität ist normal. Kai Sollmann hat allerdings eine Bandscheibenvorwölbung im Bereich 4./5. Lendenwirbel.

Mein Therapiekonzept:

Step 1: Die vorgewölbte Bandscheibe wird in einem minimalinvasiven Eingriff mit dem Laser geschrumpft. Danach muss Kai Sollmann für sechs Wochen eine sogenannte Lumbalorthese tragen, das ist eine Art stützendes Korsett.

Step 2: Drei Wochen nach dem Eingriff beginnt der Patient mit einer Physiotherapie. Das Ziel ist ein konsequenter Muskelaufbau im Bereich der Lendenwirbelsäule und des Bauches zur Stabilisierung und Entlastung. Zusätzlich Akupunktur zur Lösung der Verspannungen und Restschmerzen.

Das Ergebnis: Relativ schnell nach dem Eingriff hat Kai Sollmann deutlich weniger Schmerzen. Durch die Physiotherapie lernt er zudem, wie er seine Muskulatur gezielt einsetzen kann, um Schmerzen vorzubeugen.

Muskelgruppen des Körpers nahezu unbemerkt von der Umwelt bearbeiten und bringen sich damit nach und nach in einen Zustand angenehmen Entspanntseins. Alles, was Sie tun müssen, ist, einen oder auch mehrere Muskeln mit aller Kraft rund vier Sekunden anzuspannen und dann abrupt loszulassen. Sie können dazu auch kurz die Luft anhalten und beim Entspannen des Muskels tief durch den Mund ausatmen. Ideal ist es, wenn Sie nach der Entspannung einer Muskelgruppe eine kurze Pause machen und dann erst zur nächsten Körperpartie weitergehen.

Einen Gang herunterschalten: Autogenes Training

Manchmal sitze ich stundenlang am Computer. Etwa, wenn ich einen Vortrag für einen Ärztekongress oder eine Rede für ein Symposium schreiben muss. Dann merke ich oft am nächsten Tag, dass ich mich während des Textens ganz schön verspannt habe. Schulter- und Nackenschmerzen sind die Folge, manchmal tut zusätzlich auch der Kopf weh. Mir hilft dann eine Miniübung aus dem autogenen Training, der Mutter aller modernen westlichen Entspannungsmethoden. Legen oder setzen Sie sich dafür entspannt hin, schließen Sie die Augen und sagen Sie sich folgende Sätze: »Mein Nacken ist entspannt, weich und warm. Meine Schultern hängen ganz locker herunter, fühlen sich leicht an. Meine Stirn ist angenehm kühl, mein Kopf leicht und klar.« Wiederholen Sie das drei- bis viermal. Während des Übens versuchen Sie tief durch die Nase ein- und durch den geöffneten Mund wieder auszuatmen.

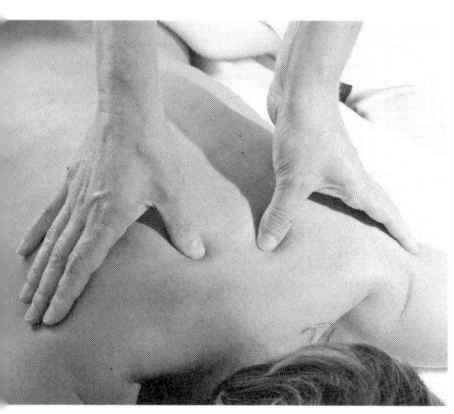

Druck gegen Druck: Shiatsu und Akupressur

Die Traditionelle Chinesische Medizin (TCM) nimmt in meiner Klinik Jägerwinkel einen großen Stellenwert ein. Unter Leitung der erfahrenen TCM-Ärztin und Akupunkteurin Dr. Gabriele Meditz setzen wir jahrtausendealte asiatische Heilverfahren gepaart mit modernem westlichen Medizin-Know-how mit großem Erfolg gegen Rückenbeschwerden ein. Auch die Akupressur gehört zu den TCM-Techniken. Die Japaner haben übrigens eine sehr ähnliche Technik, Shiatsu genannt. Beides sind Druckpunktmassagen, hinter denen ein Gedanke steht: Der Körper ist mit Energiebahnen durchzogen, auf denen die Lebensenergie, das Chi oder Qi, fließt. Sind diese Bahnen beispielsweise durch Stress blockiert, kann die Energie nicht mehr richtig fließen, man fühlt sich unwohl oder wird sogar krank. Mit speziellen Druckpunktmassagen bei einem erfahrenen Shiatsu- oder Akupressurspezialisten soll die Energie wieder in Fluss gebracht werden.

Zum Selbermachen gibt es jedoch einen SOS-Griff gegen Stress: Drücken Sie mit dem rechten Daumen den Punkt, der auf dem linken Handrücken unterhalb des Daumenknochens liegt. Sie spüren ihn deutlich als kleine Einbuchtung, die Asiaten nennen ihn auch »Tal der Ruhe«. Drücken Sie ihn ca. zehn Sekunden lang, lassen Sie zwei Sekunden locker und pressen Sie dann für zehn Sekunden wieder etwas fester. Das Ganze wiederholen Sie sechsmal hintereinander, dann ist die andere Hand dran. Ein weiterer Akupressurpunkt liegt etwa drei Querfinger breit unter dem Nabel; er trägt den schönen Namen »Meer der Kraft«. Wann immer Sie sich vom Stress aufgefressen fühlen, drücken Sie diesen Punkt drei bis fünf Minuten lang mit Zeige- und Mittelfinger. Atmen Sie dabei ganz normal weiter tief ein und aus und konzentrieren Sie sich auf den Atem, der bis tief in den Bauch fließen sollte.

Die Entdeckung der Langsamkeit: Qigong

Bei einem Ärztekongress in China habe ich es das erste Mal gesehen: Qigong. Früh am Morgen stehen Menschen jeden, wirklich jeden Alters im Park und üben sich in Langsamkeit. Wie in Zeitlupe absolvieren sie eine Reihe von Übungen, sehr bewusst, sehr ruhig und sehr ausgeglichen. Selbst sehr alte Menschen haben eine Beweglichkeit und Harmonie in ihren Bewegungen, die mich verblüfft hat. Zu Hause habe ich mich dann ein wenig in diese jahrtausendealte Anti-Stress-Therapie eingelesen.

Die älteste und gleichzeitig eine sehr bekannte Übungsreihe des Qi Gong sind die »acht Brokate«. Diese Übungen können Ihnen helfen, Verspannungen und Blockaden, die aus dem täglichen Stress des Alltags entstehen, zu lösen und so gleichzeitig dafür sorgen, dass Rückenschmerzen gar nicht erst chronisch werden.

Vorbereitung: Qigong hat viel mit Gefühl und Intuition zu tun und ist kein Sport, den man mal eben hektisch durchzieht wie 20 Minuten auf dem Laufband. Bauen Sie sich die 20 bis 30 Minuten dafür in Ihren Tagesablauf ein und betrachten Sie Qigong nicht als lästige Pflicht, sondern als essenziell zum Leben gehörend. Auf Essen, Trinken oder Schlafen würden Sie ja auch nicht einfach verzichten. Bleiben Sie beim Üben möglichst locker und verkrampfen Sie sich nicht: Und: Seien Sie möglichst genau in der Ausführung der Übungen, sonst lohnt sich der ganze Aufwand nicht. Ein Qigong-Kurs hilft natürlich gerade am Anfang, Fehler zu vermeiden. Dennoch möchte ich Ihnen die wichtigsten drei Grundpositionen sowie die acht Brokate kurz vorstellen.

Der hüftbreite Stand: Diese Übung ist die Grundposition der meisten Qigong-Übungen im Stehen. Wenn man sie erst einmal verinnerlicht hat, geht sie ganz leicht. Anfangs mag Ihnen das Stehen in dieser Art anstrengend oder ungewöhnlich vorkommen, das gibt sich jedoch nach kurzer Zeit. Und so geht's:

- Stellen Sie sich mit hüftbreit entfernten Beinen hin, die Füße stehen parallel nebeneinander, die Fußspitzen zeigen nach vorne. Knie und Becken sind in einer Linie über den Füßen. Sie sollten auf beiden Füßen gleich fest stehen und nicht auf einem Bein mehr Körpergewicht tragen.

- Gehen Sie dann leicht in die Knie. Der Rücken sollte dabei aber gerade bleiben, gehen Sie also nicht ins Hohlkreuz. Sie werden merken, dass das Körpergewicht so nach unten sinkt und Ihnen einen sichereren Stand verleiht, als wenn die Knie durchgedrückt sind.

- Die Arme hängen locker am Körper herunter, sollten aber nicht an die Seiten gepresst werden; etwas Abstand ist gut.

- Der Blick geht geradeaus nach vorne, die Kinnspitze zeigt ebenfalls geradeaus, das Kinn bitte nicht auf die Brust pressen.

- Stellen Sie sich dann vor, dass Ihr gesamter Körper von einem imaginären Faden sanft nach oben in Richtung Decke gezogen wird.

- Sowie Sie einen sicheren Stand spüren, können Sie die Augen schließen, und versuchen Sie ganz entspannt ein- und auszuatmen.
  Spüren Sie, wie der Atem durch den Körper fließt, wie sich der Brustkorb hebt und senkt. Achten Sie weiterhin auf einen guten Stand.

- Wenn sich die Übung anstrengend in den Beinen anfühlt, können Sie sie auch zwischendurch leicht ausschütteln.

Der Reitersitz: Der Reitersitz ist im Grunde genommen, eine Abwandlung des hüftbreiten Standes. Durch ihn bekommen Sie sehr viel Stabilität im Unterkörper.

- Die Füße stehen fest auf dem Boden, und zwar in einem doppelt hüftbreiten Abstand.

- Beugen Sie dann die Knie und die Hüftgelenke so weit, dass Beine und Becken einen Bogen formen. Sie können sich einfach ein Pferd mit seinen breiten, ausladenden Flanken zwischen Ihren Beinen vorstellen.

- Entspannen Sie dann im Bereich der Lendenwirbel ein wenig, etwa so, als wollten Sie sich auf einen Stuhl setzen.

- Der Blick geht geradeaus nach vorne.

- Spannen Sie Hüfte und Rücken dabei nicht zu sehr an, so bleiben Sie beweglicher.

Die Schrittstellung: Diese ist normalerweise keine Ausgangsposition, sondern sie kommt innerhalb von Übungsfolgen vor, um eine Gewichtsverlagerung zu erreichen.

- Gehen Sie in den hüftbreiten Stand. Verlagern Sie dann das Körpergewicht auf das rechte Bein. Drehen Sie sich dabei leicht nach links in Richtung des linken, unbelasteten Beines. Der linke Fuß sollte dabei auf der Ferse leicht mitdrehen.

- Dann setzen Sie den linken Fuß um eine Fußlänge nach vorne (in die Richtung, in die der linke Fuß weist), Sie sind jetzt in der Schrittstellung, der rechte Fuß ist leicht nach außen gestellt.

- Sie können die Übung natürlich auch zur anderen Seite hin mit einer Gewichtsverlagerung auf das linke Bein ausführen.

Die acht Brokate

- *Den Boden berühren:* Stellen Sie sich hüftbreit fest auf den Boden. Beugen Sie dann den Oberkörper vor, indem Sie sich Wirbel für Wirbel langsam abrollen, bis Sie mit den Händen die Füße berühren können. Lassen Sie Kopf und Arme dabei entspannt nach unten baumeln, schütteln Sie die Arme etwas aus. Beim Aufrichten sollten Sie das Becken ein wenig nach unten sacken lassen und den Rücken dann Wirbel für Wirbel wieder nach oben aufrollen. Achten Sie bei dieser Übung bewusst darauf, dass die Füße fest auf dem Boden stehen und das Gewicht auf ihnen ruht. Wiederholen Sie die Übung einmal.

- *Den Bogen spannen und zielen:* Nehmen Sie den Reitersitz ein. Heben Sie dann die Arme vor dem Körper an und kreuzen Sie sie vor der Brust. Die Handflächen sind dem Körper zugewandt. Strecken Sie die linke Hand und den linken

Unterarm auf Schulterhöhe nach außen und bilden Sie mit Zeige- und Mittelfinger ein V, durch das Sie durchschauen können. Der rechte Arm zieht nach hinten, die rechte Hand spannt dabei einen imaginären Bogen. Peilen Sie mit den Augen ein Ziel an. Dann sinken die Schulterblätter und bewegen sich aufeinander zu, die Ellenbogen ziehen dabei nach unten. Lassen Sie nun die Arme ganz sinken, drehen Sie den Kopf wieder zur Mitte. Erneut in die Bogenhaltung gehen, dann zur anderen Seite 2-mal wiederholen.

- **Mit den Fäusten schlagen:** Stellen Sie sich mit hüftbreit geöffneten Beinen und leicht gebeugten Knien hin. Machen Sie zwei geschlossene, aber weiche Fäuste und heben Sie die Arme entspannt in Brusthöhe. Schlagen Sie erst mit der rechten, dann mit der linken Faust gerade nach vorne. Achten Sie auf langsame, kontrollierte, niemals ruckartige Bewegungen. Drehen Sie die Faust dabei leicht, so dass die Fingerknöchel am Ende des Schlags nach oben zeigen. Schlagen Sie dann mit einer leichten Oberkörperdrehung zunächst mit der rechten Faust nach rechts, mit der linken Faust nach links. Wiederholen Sie das Ganze 2-mal auf jeder Seite.

- **Den Mond anhimmeln:** Stellen Sie sich mit hüftbreit geöffneten Beinen stabil hin. Beugen Sie den Oberkörper und den Kopf nach rechts, das Becken bleibt gerade und aufrecht. Drehen Sie dann den Kopf nach links oben und »himmeln« Sie mit Ihrem Blick den Mond an. Kommen Sie langsam wieder in die Ausgangsposition zurück, beugen Sie Oberkörper und Kopf nach links und richten Sie Ihren Blick wieder auf den imaginären Mond. Üben Sie zu jeder Seite hin 2-mal.

- **Alles hinter sich lassen:** Diese Übung wirkt entspannend auf Nacken, Schultern und Arme. Stellen Sie sich dazu hüftbreit hin und drehen Sie den Kopf langsam zur Seite, der Rumpf dreht sich dabei nicht mit. Die Arme hängen entspannt seitlich am Körper herunter. Die Handfläche des Armes, der dem Blick abgewandt ist, drehen Sie etwas nach vorne-oben. Kehren Sie dann in die Ausgangsstellung zurück und üben Sie entsprechend zur anderen Seite. Pro Seite wiederholen Sie die Übung 3-mal.

- **Die Füße heben:** Stellen Sie sich mit hüftbreit auseinandergestellten Beinen hin. Die Armen hängen locker neben dem Körper, die Handflächen zeigen nach hinten. Verlagern Sie dann Ihren Schwerpunkt nach vorne auf die Zehenspitzen, die Ferse hebt vom Boden ab. Die Arme drehen sich dabei, bis die Handflächen nach vorne zeigen. Setzen Sie die Fersen wieder am Boden ab, dabei drehen sich auch die Arme wieder zurück, bis die Handflächen nach hinten zeigen. Wiederholen Sie diese Übung 10-mal.

- **Den Himmel und die Erde stützen:** Stellen Sie sich mit hüftbreit geöffneten Beinen hin. Heben Sie einen Arm im Bogen über die Außenseite nach oben, die Handfläche zeigt mit abgewinkeltem Handgelenk in Richtung Himmel, als würden Sie ihn stützen. Die Handfläche des nach unten hängenden Arms ist parallel zum Boden, als würde sie sich darauf stützen; das Handgelenk ist hier ebenfalls abgewinkelt. Führen Sie dann den nach oben gerichteten Arm im Bogen wieder nach unten und gleichzeitig den anderen Arm hinauf und verfahren Sie entsprechend auf dieser Seite. Wichtig bei dieser Übung: Bleiben Sie so aufrecht wie möglich und verziehen Sie den Körper nicht seitlich. Wiederholen Sie sie 2-mal auf jeder Seite.

- **Schaukeln wie ein Fisch:** Stellen Sie sich gerade hin, die Füße stehen parallel in hüftbreitem Abstand zueinander. Der

Oberkörper ist leicht nach vorne geneigt, so dass die Hände locker auf den Knien liegen können. Beschreiben Sie mit dem Oberkörper eine liegende Acht, die Augen sollten dabei der Bewegung folgen. Zur rechten Seite einatmen und zur linken Seite ausatmen. Der Bewegungsimpuls geht dabei vom Rücken aus. Die Hüfte dreht dabei mit und auch der Po schwingt rhythmisch mit. Diese Übung 7-mal wiederholen. Langsam aufrichten.

Psychotherapie und Psychosomatik

Die Psychotherapie oder auch die Psychosomatik nimmt einen großen Stellenwert in der Therapie gerade von chronischen Rückenschmerzen ein. Diese sind ja oft ein Ausdruck davon, dass im Gesamtsystem etwas nicht stimmt. Die Ursache davon können auch psychische Belastungen sein. Manchmal sind diese den Patienten auch bewusst. Manche Menschen schleppen aber auch über lange Zeit seelischen Ballast mit sich herum, der dann in Schmerzen zum Ausdruck kommt, ohne dass ihnen die Ursache überhaupt klar ist. Dann kann eine Therapie weiterhelfen. Es gibt hier sehr unterschiedliche Formen. Für manche kann eine kurzzeitige Verhaltens- oder Fokaltherapie nützlich sein, andere unterziehen sich einer Gesprächspsychotherapie, einer tiefenpsychologischen Psychotherapie oder auch der oft sehr langwierigen analytischen Psychotherapie. Bei einem klar umrissenen Problembereich im Beruf oder im Privatleben kann auch ein Coaching helfen. Das müssen Sie allerdings selbst bezahlen, eine Verhaltenstherapie, eine Kurzzeittherapie, eine analytische Psychotherapie oder eine tiefenpsychologische Psychotherapie kann von den Kassen übernommen werden.

Fallbeispiel 4

Der Architekt Marcus Friedrich (44, Name geändert) hatte seinen sechs Monate alten Sohn aus dem Kinderbettchen gehoben, dabei spürte er einen rasch einschießenden Schmerz im Rücken. Er nahm dann für einige Tage das Schmerzmittel Diclofenac ein und versuchte, sich ein wenig zu schonen. Die Schmerzen nahmen jedoch zu, sie schossen zudem wie elektrische Schläge in den Oberschenkel und in das Knie ein. Er ging dann zum Masseur und zum Osteopathen. Die Schmerzen wurden dadurch zwar kurzfristig besser, kamen dann aber umso heftiger zurück. Schließlich kam er zu mir in die Praxis – mit fast unerträglichen Schmerzen und so gut wie gehunfähig. Außerdem fühlte sich der Patient durch Beruf und Familie überfordert und stand unter starkem Druck.

Mein Befund: Bei der neurologischen Untersuchung war die volle Kraft in der Muskulatur vorhanden, es gab keine Anzeichen einer Nervenwurzelschädigung. Die Kernspinbilder zeigten eine leichte Bandscheibenvorwölbung im Bereich 3./4. Lendenwirbel, links stärker als rechts. Eine Nervenwurzelirritation mit einer starken Entzündung war ebenfalls vorhanden. Sicherheitshalber machten wir dann noch ein CT, um eventuelle knöcherne Schädigungen auszuschließen. Auch hier war nur eine leichte Foramenstenose im Bereich 3./4. Lendenwirbel zu sehen.

Mein Therapiekonzept:
Step 1: Kaudale Überflutung und periradikuläre Infiltration rechts.

Step 2: Da die Schmerzlinderung nur kurz anhält, haben wir am nächsten Tag einen epiduralen Schmerzkatheter gelegt.

Step 3: Übergabe in die Physiotherapie zur Lockerung der Muskulatur.

Step 4: Stressabbau durch Entspannungstechniken, psychosomatische Mitbetreuung.

Ergebnis: Bereits zwei Tage nach dem Legen des Schmerzkatheters war Marcus Friedrich völlig schmerzfrei. Dieser Zustand hält dank regelmäßigen Muskeltrainings an.

Sport, Bewegungstraining und Yoga

Falls Sie als bekennender Couch-Potatoe schon bei dem Wort »Sport« nach Luft schnappen, dann nennen Sie es doch einfach »Bewegung«! Die ist nämlich essenziell für einen gesunden Rücken, ein starkes Herz und ein gutes Körpergefühl. Sie müssen übrigens keinen schweißtreibenden Box-Aerobic-Kurs besuchen, sich beim Halbmarathon bis zur Leistungsgrenze verausgaben oder als Kitesurfer waghalsige Wassermanöver wagen. Ganz im Gegenteil, moderate Bewegung bekommt dem Rücken am besten und minimiert gleichzeitig das Risiko von Verletzungen durch einseitige oder zu extreme Belastung von Muskeln, Bändern und Gelenken. Von den klassischen Sportarten sind Schwimmen, Fahrradfahren, Walking, Jogging, Nordic Walking, Wandern, Tanzen, Skilanglauf und sanftes Krafttraining am rückenfreundlichsten. Und selbst wenn Sie Fan von rasanteren Sportarten wie Fußball, Abfahrtslauf oder Tennis sind, würde ich Ihnen das als Arzt bei Rückenproblemen nicht verbieten. Hier gilt die Devise: Jede Art von Sport ist besser als kein Sport!

Meine besondere Empfehlung bei Rückenproblemen aber sind drei ganzheitliche Bewegungsmethoden, die zugleich auf sanfte Art die Muskulatur stärken, entspannend wirken, das Körpergefühl verbessern und die Koordination schulen. Das sind meine »Top 3«:

1. Starke Mitte: Pilates

Seit einigen Jahren gilt Pilates in Deutschland als absoluter Trendsport, dabei ist die Körpertrainingsmethode deutlich älter. Der deutsche Immigrant Joseph Hubert Pilates (1880–1967) entwickelte sie bereits zur Zeit des Ersten Weltkrieges in Großbritannien, um damit mit ihm internierte, verletzte Soldaten zu trainieren. 1926 wanderte er nach New York aus und eröffnete dort im Gebäude des New York City Ballet sein erstes Pilatesstudio, das schnell zum Mekka für Tänzer, Sportler und Showstars wurde. Heute schwören Stars wie Madonna, Uma Thurman oder Brad Pitt auf diesen raffinierten, ganzheitlichen Mix aus Yoga, Tanz, Kampfsport und Bodybuilding. Wichtig sind zudem das Stretching der Muskulatur sowie richtiges Atmen. Der Fokus von Pilates aber liegt auf dem sogenannten Powerhouse. Dahinter verbirgt sich die gesamte Muskulatur rund um die Wirbelsäule, die durch Pilates gezielt gekräftigt wird. Schöne »Nebenwirkungen« sind eine verbesserte Haltung, mehr Kondition, eine bessere Bewegungskoordination und eine geschärfte Körperwahrnehmung. Pilatesübungen werden normalerweise am Boden durchgeführt, es gibt aber auch fünf klassische Geräte, die gerade Anfängern die verschiedenen Positionen erleichtern. Pilateskurse, egal, ob auf der Matte oder an Geräten, finden Sie mittlerweile zahlreich in Fitnessstudios, an Volkshochschulen oder in speziellen Pilatesstudios.

2. Alles in Balance: Yoga

Yoga ist eine uralte Methode, um Körper, Geist und Seele in Einklang zu bringen, und hervorragend geeignet, um muskuläre Dysbalancen auszugleichen und damit Rückenschmerzen zu vermeiden bzw. zu lindern.

Versuchen Sie es für den Anfang doch mal mit dem Sonnengruß. Er ist auch ohne Vorkenntnisse leicht zu üben, regt Atmung und Kreislauf sanft an, hilft der Konzentration und dehnt die Muskulatur.

Wichtig: Atmen Sie auch bei den neuen ungewohnten Übungen wie gewohnt weiter – möglichst ohne darüber nachzudenken. Passen Sie nicht das Tempo der Bewegung an den Atem an, sondern lassen Sie den Atem die Dauer Ihrer Bewegungen bestimmen. Und üben Sie möglichst barfuß, so haben Sie ein besseres Körpergefühl.

- Stellen Sie sich gerade hin, die Füße stehen parallel etwa hüftbreit auseinander. Legen Sie die Handflächen in Brusthöhe aneinander (Gebetshaltung) und atmen Sie tief durch den Mund aus.

- Strecken Sie die Arme seitlich aus und führen Sie sie in einem großen Bogen ausgestreckt über den Kopf, die Handflächen zeigen dabei nach oben. Atmen Sie bei dieser Bewegung ein. Heben Sie den Brustkorb dabei an, so dass ein ganz leichtes Hohlkreuz entsteht.

- Beugen Sie dann den Oberkörper vor, winkeln Sie die Arme an und schieben Sie das Becken dabei nach hinten. Beugen Sie die Beine so weit, bis der Bauch die Oberschenkel berührt. Stellen Sie die Fingerspitzen am Boden vor den Füßen auf.

- Atmen Sie durch die Nase ein, strecken Sie dabei die Wirbelsäule und heben Sie den Kopf leicht an.

- Atmen Sie wieder aus, ziehen Sie den Oberkörper wieder in Richtung Oberschenkel und stellen Sie die Fingerspitzen seitlich von den Füßen auf.

- Machen Sie mit dem rechten Bein einen großen Ausfallschritt nach hinten, die Fußspitze berührt den Boden, die Ferse ist abgehoben. Heben Sie dann den Brustkorb und den Kopf wieder an, die Finger sollen dabei jedoch nicht den Boden verlassen. Atmen Sie dabei ein.

- Nehmen Sie dann das linke Bein zurück und stellen es neben das rechte. Schieben Sie das Gesäß nach oben, so dass der Körper ein umgekehrtes V bildet, atmen Sie dabei aus. Der Kopf liegt zwischen den Armen, atmen Sie dann wieder ein.

- Beugen Sie die Beine, legen Sie die Knie am Boden ab, das Gesäß zieht beim Ausatmen zu den Fersen, der Kopf wird auf dem Boden abgelegt. Die Arme liegen ausgestreckt nach vorne. Die Zehenspitzen bleiben dabei aufgestellt.

- Atmen Sie ein, heben Sie Kopf und Wirbelsäule vom Boden ab nach vorne. Die Arme bilden eine Verlängerung der Wirbelsäule. Richten Sie sich auf, der Blick geht nach vorne, und kommen Sie in den Vierfüßlerstand.

- Schieben Sie das Gesäß ausatmend wieder nach oben, gehen Sie in die Haltung des umgekehrten V, diesmal ist die Fußsohle möglichst komplett am Boden.

- Machen Sie mit dem rechten Bein einen großen Ausfallschritt nach vorne, heben Sie den Kopf an, der Blick geht wieder nach vorne, und atmen Sie dabei ein. Die Fingerspitzen sind nach wie vor auf dem Boden abgestützt.

- Stellen Sie mit dem Ausatmen beide Füße wieder parallel nebeneinander, der Oberkörper ist nah an den Oberschenkeln, die Knie gebeugt. Der Kopf zeigt nach unten, die Hände sind weiter am Boden aufgestützt. Atmen Sie ein und heben Sie dabei leicht den Kopf.

- Gehen Sie beim Ausatmen in die Hocke, indem Sie die Beine ganz beugen, der Kopf zeigt Richtung Boden, die Hände berühren den Boden.

- Richten Sie sich während des Einatmens langsam wieder ganz auf, führen Sie die ausgestreckten Arme in einem großen Bogen vorne über den Kopf, der Blick geht geradeaus. Strecken Sie sich, heben Sie den Brustkorb, so dass wieder ein leichtes Hohlkreuz entsteht.

- Lassen Sie beim Ausatmen die Arme im großen Bogen seitlich sinken und führen Sie die Hände wieder vor der Brust zur Gebetshaltung wie am Beginn zusammen.

Wiederholen Sie den Sonnengruß vier- bis sechsmal.

3. Wirbelsäule im Mittelpunkt: Gyrotonic

Eine schwere Wirbelsäulenverletzung war es, die den deutsch-ungarischen Solo-Tänzer Juliu Horvath (geboren 1942 im rumänischen Temeswar) in den 1980er-Jahren dazu brachte, die Gyrotonic-Methode zu entwickeln. Nach dem Ende seiner Karriere zog er sich nach St. Thomas auf den Virgin Islands zurück und kreierte aus verschiedenen Elementen wie Yoga, Tanz und moderner westlicher Bewegungslehre ein ganzheitliches Bewegungskonzept. Nach dem Motto »There is no wrong movement« (»Es gibt keine falsche Bewegung«) ließ er dafür diverse Gyrotonic-Geräte bauen, die völlige Bewegungsfreiheit ermöglichen und keine Einschränkungen bezüglich Bewegungsvielfalt und Intensität haben.

Das Besondere an Gyrotonic sind seine dreidimensionalen Bewegungsabläufe, die nicht, wie sonst üblich, einzelne Muskeln, sondern ganze Muskelfunktionsketten trainieren. Ziel ist es, die Gelenke beweglicher und die Wirbelsäule flexibler, dynamischer und kraftvoller zu machen sowie den Körper aufzurichten. Jede Bewegung wird dabei durch die Atmung unterstützt und ohne Unterbrechung fließend-rhythmisch ausgeführt. Gyrotonic-Geräte stehen mittlerweile in zahlreichen Fitnessstudios und Reha-Zentren.

Gutes Training, schlechtes Training – Tipps zum Durchhalten

Egal, für welches Training Sie sich entscheiden – bevor der innere Schweinehund zu laut bellt, sollten Sie sich folgende Tipps durchlesen.

Sichtweise: Versuchen Sie die Bewegung nicht als lästiges Muss zu sehen, sondern räumen Sie ihr genauso wie Ihrem Job, Ihrer Familie oder dem Haushalt einen festen Platz im Leben ein.

Zielvorgabe: Stellen Sie sich ruhig bildlich vor, wie positiv ein Mehr an Bewegung Ihren Körper verändern wird, wie stark Ihr Rücken wird und wie die Schmerzen verschwinden.

Sanfte Sache: Von null auf hundert? Keine gute Idee für Trainingseinsteiger. Denn wer seinen Körper überfordert, erzielt schnell das Gegenteil, und die Motivation ist dahin. Denken Sie dran: Bewegung und Sport sollen kein Krieg gegen den Körper sein, sondern eine sanfte Veränderung bewirken.

Dranbleiben: Sie haben gerade mit Ihrem neuen Trainingsprogramm begonnen, da kommt im Job plötzlich unendlich viel Arbeit auf Sie zu. Vorsicht, jetzt nicht schlappmachen, sonst fangen Sie wieder ganz von vorne an. Halten Sie das Feuer irgendwie am Brennen: Gehen Sie in der Mittagspause eine halbe Stunde stramm durch den Park, laufen Sie mal einige Stationen, statt auf Bus oder U-Bahn zu warten, räumen Sie notfalls mit Elan die Wohnung auf.

Naheliegend: Wenn Sie ein Sport- oder Reha-Studio suchen, sollten Sie darauf achten, dass es nah bei Ihrer Wohnung oder dem Arbeitsplatz liegt. Wenn Sie joggen oder walken wollen, wählen Sie Routen vor der Haustür. Denn: je näher das Workout, umso ferner die Ausreden.

Partnersuche: Suchen Sie sich einen Trainingspartner. Gemeinsam lässt sich der innere Schweinehund oft leichter überwinden. Achten Sie jedoch darauf, dass Sie beide ähnliche Voraussetzungen und Ziele haben, sonst ist Frust auf einer Seite vorprogrammiert.

Glaubensfrage: Auch wenn Sie ewig lange keinen Sport gemacht haben, glauben Sie an dessen positive Wirkung auf den Rücken und den gesamten Körper.

Dokumentation: Führen Sie ruhig ein Bewegungstagebuch. Notieren Sie sich täglich, welche Erfolge Sie erzielt haben, was Sie dabei in Sachen Rücken spüren, ob Sie sich schmerzfreier, fitter, beweglicher und ausgeglichener fühlen.

Schmerzmittel

Generell gilt: Spielen Sie nicht den Helden, wenn Ihnen vor lauter Schmerzen eigentlich zum Weinen zumute ist. Akute Schmerzzustände sollten mit einem wirksamen Schmerzmittel so schnell wie möglich gelindert werden. Das verhindert, dass sich der Schmerz ins Gedächtnis einbrennt. In diesem Fall gilt: So kurz wie möglich, aber so lange wie nötig behandeln. Und das mit einer Dosis, die den Schmerz ausschaltet und normale Bewegungsabläufe wieder möglich macht. Denn komplette Ruhe ist auch für einen schmerzenden Rücken absolut kontraproduktiv. Bei chronischen Schmerzen dagegen sollte man sehr vorsichtig mit dem Dauergebrauch von Schmerzmitteln sein. Sie haben nicht selten Nebenwirkungen, oft muss man eine immer höhere Dosis einnehmen, und letztlich bekämpfen sie zwar den Schmerz, nicht aber seine wirkliche Ursache. Die bekommen Sie mit einem stabilen Muskelkorsett langfristig besser und vor allem gesünder in den Griff.

Ich möchte Ihnen hier die wichtigsten Schmerz- und Entzündungshemmer vorstellen, die bei Rückenproblemen zum Einsatz kommen.

Kortison- und opioidfreie Schmerzmittel und Entzündungshemmer (NSAR)

Acetylsalicylsäure (ASS)

- *Wie es wirkt:* Der Klassiker unter den Schmerzmitteln wirkt nicht nur bei Kopfschmerzen, sondern auch bei leichten bis mittleren Rückenleiden. Acetylsalicylsäure (ASS) hat sowohl eine schmerzlindernde als auch in höherer Dosierung eine entzündungshemmende Wirkung. ASS hemmt die Bildung von sogenannten Prostaglandinen, das sind Gewebshormo-

Fallbeispiel 5

Heike Marquard (34, Name geändert) war mit ihrer kleinen Tochter in einem Schwimmbad. Auf dem glatten Fliesenboden ist sie ausgerutscht und dabei auf Nacken und Hinterkopf gefallen. Da sie benommen war, wurde sie sofort ins Krankenhaus eingeliefert. Dort wurden Kernspinaufnahmen des Schädels und der Halswirbelsäule gemacht. Es zeigte sich eine Einengung im Wirbelsäulenkanal im Bereich C 5/6, die laut Aussage der Ärzte sofort operiert werden musste, weil sonst eine Querschnittslähmung drohe. Jeden Sport wie Skifahren oder Tennis sollte sie unterlassen. Heike Marquard hatte jedoch außer leichten Kopfschmerzen keinerlei Beschwerden, wollte deshalb unbedingt eine zweite Meinung einholen, entließ sich selbst aus der Klinik und kam zu uns in die Praxis.

Mein Befund: Bei Heike Marquard zeigte sich eine mittelgradige Einengung des Wirbelsäulenkanals. Neurologisch war das Ganze völlig unauffällig, ohne Anzeichen einer Druckschädigung des Rückenmarks.

Meine Therapie:
Step 1: Da die Patientin jetzt keine Beschwerden und auch vorher niemals Probleme im Bereich der Halswirbelsäule hatte, haben wir nach diesem Befund beschlossen, gar nichts zu machen.

Das Ergebnis: Die Kopfschmerzen waren nach wenigen Tagen verschwunden, Heike Marquard hat bis heute keinerlei Probleme oder Schmerzen.

ne, die Entzündungen im Körper »am Kochen« halten. Sie sind auch an der Entstehung eines Schmerzgedächtnisses beteiligt.

- *Nebenwirkungen:* Die Wirkung der ASS ist gleichzeitig auch seine größte Nebenwirkung. Prostaglandine fungieren nämlich als Schützer der Magenschleimhaut. Durch die Hemmung der Prostaglandinbildung wird dieser Schutz teilweise aufgehoben. Das ist der Grund, warum ASS häufig zu Magen- und Darmbeschwerden führt. Acetylsalicylsäure hat zudem eine blutverdünnende Wirkung, die bis zu einer Woche anhalten kann. Deshalb sollte man vor einer anstehenden Operation oder auch größeren zahnärztlichen Eingriffen eine Woche lang kein ASS einnehmen.

- *Wechselwirkungen:* Größere Mengen Alkohol zusammen mit ASS-Präparaten können die magenschädliche Wirkung verstärken. Das gilt auch für Kortisonpräparate (nicht jedoch für Salben oder Inhalatoren) oder für Kombinationen mit anderen NSARs, die beispielsweise gegen Rheuma eingenommen werden.

- *Dosis:* Die Einmaldosis sollte zwischen 500 und 1000 mg ASS liegen, pro Tag sollten Sie maximal 4 g Acetylsalicylsäure einnehmen.

Paracetamol

- *Wie es wirkt:* Paracetamol wirkt vor allem im zentralen Nervensystem und hemmt die Weiterleitung von Schmerzimpulsen. Gegen Entzündungen wirkt es weniger gut. Dieser Wirkstoff ist am besten bei leichten bis mittleren Rückenschmerzen geeignet.

- *Nebenwirkungen:* In niedrigen Dosen ist Paracetamol gut verträglich. Vorsichtig sein sollten Sie, wenn Sie bereits unter einer Leber- oder Nierenfunktionsstörung leiden. Dann kann auch eine normalerweise geringe Dosis des Wirkstoffs zu Vergiftungserscheinungen führen.

- *Wechselwirkungen:* Bestimmte Medikamente gegen Epilepsie oder Tuberkulose machen die Leber empfindlicher hinsichtlich der Wirkung von Paracetamol. Hier sollte die Dosis so niedrig wie möglich gehalten werden.
- *Dosis:* Paracetamol ist einerseits in geringen Dosen sehr gut verträglich, größere Mengen können aber zu regelrechten Vergiftungserscheinungen führen. Das Tückische: Der Grat zwischen einer ausreichend hohen Dosis, um den Schmerz zu bekämpfen, und einer zu hohen Dosis, die zu schwersten Leberschädigungen führen kann, ist relativ schmal. Wichtig ist es vor allem, die Einmaldosis von 500 bis 1000 mg nicht zu überschreiten. Alle sechs Stunden kann man dann 1 g schlucken, die Tageshöchstdosis liegt bei 4 g. Würde man die auf einmal schlucken, könnte das zu deutlichen Vergiftungserscheinungen führen. In Großbritannien schätzt man die Zahl der Paracetamol-Geschädigten bereits auf rund 30 000 pro Jahr. Und: Länger als drei bis vier Tage sollte man Paracetamol (wie andere Schmerzmittel auch) nicht einnehmen.

Diclofenac, Ibuprofen, Naproxen

- *Wie sie wirken:* Diese Substanzen wirken besonders gut bei mittleren bis stärkeren Schmerzen, die mit Entzündungen einhergehen, wie beispielsweise bei rheumatischen Erkrankungen, sowie Nervenwurzel-Reizzuständen wie Bandscheibenvorfällen oder bei aktivierten Arthrosen. Die antientzündliche Wirkung ist höher als bei Acetylsalicysäure oder Paracetamol. Aus meiner Praxis kann ich sagen, dass Ibuprofen das günstigste Verhältnis von Wirkung und Nebenwirkung für den Patienten hat.

- *Nebenwirkungen:* Dies können Leber-, Nieren- oder Magenprobleme sein. Die Wirkstoffe sind deshalb nicht geeignet für Patienten mit Magen- und Darmgeschwüren, Kinder unter zwölf Jahren (bei Diclofenac unter 15 Jahren) sowie für Schwangere. Wer unter Allergien und Asthma leidet, sollte ebenfalls vorsichtig mit den drei Wirkstoffen sein, sie haben ein erhöhtes Allergiepotenzial.
- *Wechselwirkungen:* Diese Schmerzmittelgruppe kann bei Medikamenten wie Diuretika (Entwässerungsmitteln), blutdrucksenkenden Mitteln oder ACE-Hemmern die Wirkung abschwächen. Eine gleichzeitige Einnahme von anderen NSARs oder auch Kortison kann das Risiko von Magen-Darm-Geschwüren erhöhen. Das Gleiche gilt übrigens, wenn Sie zur Behandlung von Depressionen sogenannte Selektive Serotonin Wiederaufnahmehemmer (SSRI) nehmen müssen, ein sehr häufig eingesetztes modernes Antidepressivum.
- *Dosis:* Bei Diclofenac liegt die Einmaldosis bei 50 mg, die Tageshöchstdosis bei 150 mg (bei Retard-Tabletten 200 mg). Bei Ibuprofen sollten Sie 200 bis 400 mg auf einmal einnehmen, 1200 mg sind die Höchstdosis in 24 Stunden. Bei Naproxen dürfen Sie 250 bis 500 mg auf einmal nehmen, die Tageshöchstdosis liegt bei 1000 mg.

Selektive COX-2-Hemmer (Coxibe)

- *Wie es wirkt:* Diese Wirkstoffgruppe hemmt fast ausschließlich das Enzym Cyclooxygenase-2 (COX-2), das die Produktion von Entzündungsbotenstoffen fördert. Andere NSARs hemmen sowohl die COX-2 als auch die COX-1. COX-1 haben jedoch eine wichtige Schutzfunktion für die Nieren und die Magenschleimhaut. Deshalb ist die größere Nebenwirkung der NSARs auch die Förderung von Nieren-, Ma-

... dass es bei Schmerzsalben auf die richtige Anwendung ankommt?

Sehr beliebt bei Rücken- oder Gelenkbeschwerden sind Salben zum Einreiben mit Wirkstoffen wie Diclofenac oder Ibuprofen. Diese sind frei verkäuflich, Wunder sollte man aber von der alleinigen Anwendung ohne Schmerztabletten nicht erwarten. Wichtig ist vor allem die richtige Anwendung. Diese Salben sollten drei- bis viermal täglich dünn auf die betroffenen Bereiche aufgetragen und leicht einmassiert werden. Bitte nicht zu großflächig anwenden, sondern nur im schmerzenden Bereich bleiben, dann gelangt auch weniger des Wirkstoffs als bei einer Tablette in den Blutkreislauf. Und das bedeutet weniger Nebenwirkungen.

gen- und Darmproblemen. Viele Patienten spüren allerdings durch die COX-2-Hemmer eine geringere schmerzlindernde Wirkung als durch Ibuprofen oder Diclofenac.

- *Nebenwirkungen:* Obwohl die COX-2-Hemmer schützend auf die Magenschleimhaut wirken, haben sie eine andere gravierende Nebenwirkung. Sie scheinen das Risiko eines Herzinfarktes zu steigern. Einige COX-2-Hemmer wurden deshalb schon wieder vom Markt genommen, andere sind zwar in Deutschland zugelassen, in den USA aber beispielsweise verboten. Eine Studie mit 140 000 Teilnehmern der Universität Oxford von 2006 gab allerdings wieder Entwarnung. Dabei wurden COX-2-Hemmer mit anderen NSARs hinsichtlich ihres Herzinfarktrisikos verglichen. Das Ergebnis: Diclofenac und Ibuprofen haben ein ähnlich hohes

Herzinfarktrisiko wie COX-2-Hemmer. Lediglich Naproxen scheint dagegen sicherer zu sein. Dennoch sollten COX-2-Hemmer nicht bei Patienten mit Herzproblemen, nach Schlaganfällen und bei peripheren arteriellen Durchblutungsstörungen verschrieben werden.

- *Wechselwirkungen:* Blutdrucksenkende Mittel können durch COX-2-Hemmer in ihrer Wirkung abgeschwächt werden. Bei ACE-Hemmern kann es zu einer Verschlechterung der Nierenfunktion kommen.
- *Dosis:* Die Tageshöchstdosis liegt bei 100 bis 150 mg, die Einzeldosis bei 50 mg. Verschreibungspflichtig.

Metamizol

- *Wie es wirkt:* Metamizol hat in der Gruppe der NSARs die höchste schmerzstillende und fiebersenkende Wirkung, es wirkt auch leicht entzündungshemmend. Alles in allem ist es ein sehr potentes, aber auch sehr umstrittenes Schmerzmittel, das heute eher selten, und wenn, dann nur bei sehr schmerzhaften Bandscheibenvorfällen und starken akuten Rückenschmerzen eingesetzt wird. In Kliniken wird es dagegen häufiger gebraucht, beispielsweise nach Operationen, bei Verletzungen mit hohem Fieber, Koliken oder bei Tumorpatienten, deren Schmerzen anders nicht zu bekämpfen sind.
- *Nebenwirkungen:* In vielen Ländern, wie beispielsweise Schweden, den USA, Japan, Australien und Teilen der EU, ist Metamizol verboten. In Deutschland ist es nach wie vor zugelassen. Die gravierendste Nebenwirkung ist die Gefahr einer sogenannten Agranolozytose. Darunter versteht man eine extreme Verringerung einer bestimmten Art von weißen Blutkörperchen. Dadurch ist das Immunsystem sehr stark geschwächt. Denn die weißen Blutkörperchen wirken

wie eine Art Körperpolizei, die schädliche Eindringlinge in Schach halten und abtransportieren. Die Anzeichen einer Agranolozytose sind: allgemeine Schwäche, Fieber und Entzündungen im Bereich der Schleimhäute. Wenn diese Blutbildveränderung nicht behandelt wird, kann sie tödlich enden. Eine andere Folge der Immunschwäche kann ein extremer Blutdruckabfall sein, der unter Umständen ebenfalls lebensbedrohlich ist.

- *Wechselwirkungen:* Vorsicht ist geboten bei Patienten mit Asthma oder Allergien, Blutbildungs- oder Nierenfunktionsstörungen.

- *Dosis:* 500 bis 1000 mg Metamizol sind die übliche Einmaldosis, mehr als 4 g des Wirkstoffs pro Tag sollte man nicht einnehmen. Verschreibungspflichtig.

Kortison

- *Wie es wirkt:* Kortison hat eine stark entzündungshemmende Wirkung. Ich kann nur sagen, dass ich Kortison für einen Segen in der Schmerztherapie halte. Wichtig ist allerdings die richtige Dosierung. Denn bei Kortison kommt es nicht auf die hohe Dosis an, sondern auf die zielgenaue Behandlung. Dann kommt man auch mit sehr geringen Dosen gut aus. Kortison ist ein Hormon, das unter anderem von der Nebenniere produziert wird. In der Therapie kommt ein künstlich hergestelltes Kortison zur Anwendung. Die Dosis sollte allerdings höher sein als die, die der Körper normalerweise selber produzieren würde.

- *Nebenwirkungen:* Die Nebenwirkungen von Kortison zeigen sich besonders bei längerfristiger und dauerhafter Anwendung. Der Körper drosselt beispielsweise seine eigene Kortisonproduktion; deshalb darf man das Medikament nicht abrupt absetzen, sondern muss es langsam ausschleichen. Zudem hat Kortison eine schädigende Wirkung auf die Knochen und kann Osteoporose begünstigen, allerdings auch erst nach langer Verabreichung und in hohen Dosen. Dagegensteuern kann man durch eine Ernährung mit viel Kalzium, Vitamin D oder Fluor. Bei Langzeitbehandlung kann Kortison auch Diabetes auslösen.

- *Wechselwirkungen:* In Kombination mit NSARs können kortisonhaltige Medikamente die Gefahr von Magengeschwüren erhöhen. Die Antibabypille kann zu einer stärkeren Wirkung von Kortison führen. Schwächer wird es durch Thrombosemedikamente, Mittel gegen hohen Blutdruck, Insulin und Medikamente, die den Blutzucker senken.

- *Dosis:* Das ist unterschiedlich und wird vom Arzt bestimmt. Verschreibungspflichtig.

Muskelrelaxantien

- *Wie es wirkt:* Zu den Muskelrelaxantien gehört eine ganze Gruppe von Wirkstoffen, am häufigsten wird das Valiumverwandte Tetrazepam eingesetzt. Es gehört zu den Benzodiazepinen, also den Beruhigungsmitteln mit angstlösender Wirkung, ist jedoch ausschließlich als muskelentspannendes Mittel zugelassen. Es wirkt, wie andere Muskelrelaxantien auch, im zentralen Nervensystem und verhindert, dass Nervenimpulse, die Muskeln zur Kontraktion bringen, umgesetzt werden. Das verhindert eine Daueranspannung der Muskulatur und damit Verspannungen und Schmerzen. Muskelrelaxantien sind aber keinesfalls ein Dauermedikament. Sie sollten eigentlich nur dazu dienen, die Schmerzen während der Suche nach der Ursache zu lindern. Danach kommen dann andere Medikamente oder Therapien zum Einsatz.

- *Nebenwirkungen:* Die häufigste Nebenwirkung von muskelentspannenden Mitteln sind Müdigkeit und Benommenheit. Bei Tetrazepam kommt aber, genau wie bei anderen Benzodiazepinen, ein anderes gravierendes Problem hinzu: Es macht innerhalb von kürzester Zeit abhängig. Ein abruptes Absetzen des Medikaments führt deshalb zu schweren Entzugserscheinungen, deshalb sollte man es nur mit ärztlicher Hilfe langsam ausschleichen.

- *Wechselwirkungen:* Alkohol verstärkt die dämpfende Wirkung dieser Mittel, ebenso andere Mittel, die im zentralen Nervensystem wirken, wie Antidepressiva oder Schlafmittel. Bei schweren Leber- und Nierenfunktionsstörungen dürfen Sie kein Tetrazepam nehmen, da es nicht richtig abgebaut werden kann.

- *Dosis:* Diese bestimmt der Arzt, da Muskelrelaxantien mit Ausnahme von Chininsulfat rezeptpflichtig sind. Für Chininsulfat gilt: Je nach Ausprägung der Beschwerden für 2 bis 6 Wochen 200 bis 400 mg täglich vor dem Schlafengehen.

Opioide

- *Wie sie wirken:* Bei Verletzungen sendet der Körper Endorphine aus, körpereigene Botenstoffe, die schmerzlindernd und stimmungshebend wirken. Das erklärt auch, dass Menschen nach extremen Unfällen, bei denen beispielsweise Gliedmaßen abgetrennt werden, zunächst relativ wenig Schmerzen empfinden. Das ist eine Schutzreaktion des Körpers, um kurzfristig aktiv bleiben und eventuelle Hilfe holen zu können. Opioide ahmen die Wirkung dieser Endorphine nach. Sie helfen auch bei stärksten Schmerzen, etwa nach Operationen, bei Tumorerkrankungen oder bei entzündlichen, degenerativen Gelenkerkrankungen. Zu den Opioiden gehören das besonders starke Morphium, das dem Betäubungsmittelgesetz unterliegt, aber auch das deutlich schwächere Tramadol, das gleichzeitig antidepressiv wirkt. Gerade bei chronischen Schmerzen kann das wichtig sein. Die Wirkung von Opioiden wird im Gegensatz zu anderen Schmerzmitteln im Laufe der Zeit nicht geringer, es sind also nicht immer höhere Dosen nötig. In Deutschland werden diese hochwirksamen Schmerzhemmer im Vergleich zu anderen europäischen Ländern immer noch recht zögerlich verschrieben, weil viele Ärzte Angst haben, ihre Patienten könnten davon abhängig werden. Diese Befürchtung ist jedoch bei richtiger Dosierung unbegründet. Vielmehr kann ein starkes Schmerzmedikament bei starken Schmerzen davor bewahren, dass sich ein Schmerz ins Gedächtnis einbrennt und chronisch wird. Leider werden Opioide in Form von Schmerzpflastern in letzter Zeit ein wenig inflationär verschrieben. Ich setze sie nur sehr selten ein, besonders dann, wenn der Patient noch zusätzliche schmerzhafte Erkrankungen hat. Bei Tumorschmerzen und anderen nicht beherrschbaren Schmerzzuständen haben Opioide natürlich ihre Berechtigung, bei Wirbelsäulenerkrankungen setze ich lieber auf Medikamente, die den Schmerz vor Ort bekämpfen.

- *Nebenwirkungen:* Morphium und Tramadol können anfangs zu Übelkeit und Erbrechen führen, beides vergeht jedoch meist recht schnell. Die häufigste Nebenwirkung bei längerer Anwendung ist Verstopfung. Morphium führt zudem zu einer verlangsamten Atmung. Bei Schmerzpatienten ist das aber meist nicht von Bedeutung, da die Schmerzen das Atemzentrum stimulieren und so den Effekt ausgleichen.
- *Wechselwirkungen:* Beruhigungsmittel wie Benzodiazepine können die atemlähmende Wirkung von Morphium und

Tramadol verstärken. Auch bei Asthma ist deshalb Vorsicht geboten. Leber- oder Nierenerkrankungen sollten bei der Morphiumdosierung beachtet werden. Zusammen mit bestimmten Medikamenten gegen Depressionen oder Schizophrenie kann Tramadol Krampfanfälle auslösen. Alkohol kann die dämpfenden Eigenschaften beider Medikamente extrem verstärken.

- *Dosis:* Das ist unterschiedlich und wird vom Arzt bestimmt. Verschreibungspflichtig. Teils unterliegen die Medikamente sogar dem Betäubungsmittelgesetz.

Natur-Power

Mittel aus der Natur, sogenannte Phytotherapeutika, sind sicherlich nicht die Wahl bei starken, stärksten und chronischen Schmerzen. Bei leichteren akuten Rückenproblemen wie Verspannungen oder Blockaden können sie aber durchaus Linderung bringen – und das ganz ohne Chemie und Nebenwirkungen.

Die folgenden Mittel und Methoden haben eine entzündungshemmende Wirkung und tun dem Rücken gut.

Arnika

Die gelbe Wiesenpflanze enthält ätherische Öle, Flavonoide sowie Cumarine, die entzündungshemmend und schmerzlindernd wirken. Salben oder Öle mit Arnikaextrakt werden direkt auf die schmerzende Stellen aufgetragen und leicht einmassiert. Achtung: Arnika hat ein relativ hohes Allergiepotenzial. Wer allergisch gegen Korbblütler ist, zu denen auch Kamille, Beifuß und Schafgabe gehören, sollte auf andere Naturheilmittel ausweichen.

Fallbeispiel 6

Heinz Peters (54, Name geändert) hatte immer einen gesunden Rücken. Eines Tages bekam er akute Schmerzen im Bereich des rechten Beines mit Pelzigkeitsgefühlen der Nerven des großen Zehs und der Wadenaußenseite. Die Kraft im Bein war jedoch unvermindert. Seine Schmerzen auf der Schmerzskala erreichten eine Stärke zwischen 7 und 8. Sein Arzt verschrieb ihm Physiotherapie und NSARs, also kortisonfreie Schmerzmittel. Beides blieb ohne Erfolg. In seiner Not begab sich Heinz Peters in eine große Klinik in München, dort wurde ein Kernspin gefahren. Die Ärzte empfahlen ihm daraufhin eine große Bandscheibenoperation. Der Operationstermin wurde bereits wenige Tage später anberaumt. Um eine zweite Meinung einzuholen, kam Heinz Peters zwei Tage vor der Operation in meine Klinik.

Mein Befund: Ein großer Sequester im Bereich 4./5. Lendenwirbel auf der rechten Seite. Der neurologische Befund ergab keine Schädigung der Nervenwurzel.

Meine Therapie:

Step 1: Zwei Tage vor dem angesetzten Operationstermin machten wir eine kaudale Überflutung sowie eine periradikuläre Infiltration im Bereich 4./5. Lendenwirbel und 5. Lendenwirbel/Kreuzbein.

Step 2: Wiederholung dieser Maßnahmen nach drei Tagen.

Step 3: Wiederholung beider Injektionen nach einer Woche.

Step 4: Übergabe in die Physiotherapie zur Weiterbehandlung. Im Mittelpunkt weiterer vorbeugender Maßnahmen stand eine Kräftigungstherapie.

Ergebnis: Bereits nach der ersten Behandlungen gab Heinz Peters einen Schmerzrückgang von rund 80 Prozent an. Er sagte die Operation sofort ab. Nach der zweiten Behandlung waren die Schmerzen bereits so weit zurückgegangen, dass er ohne Probleme zu einer geschäftlichen Besprechung nach Zürich fliegen konnte.

Aromatherapie

Aromatherapie wirkt, das ist inzwischen wissenschaftlich bewiesen. Krankenhäuser beispielsweise nutzen die unterschiedliche Wirkung von Düften, um beispielsweise Krebskranken während einer Chemo- oder Strahlentherapie ein wenig von ihrer Angst zu nehmen. In japanischen Firmen werden Zitrusaromen in die Luft geblasen, um die Konzentrationsfähigkeit der Angestellten zu steigern. Und Kaufhäuser bedienen sich der angenehmen Beduftung, um Kunden kauffreundlicher zu stimmen. Die Wirkung erklärt sich so: Über die Riechzellen in der Nase gelangen die Duftmoleküle ins limbische System im Gehirn. Dieser älteste Teil ist unter anderem zuständig für die Verarbeitung von Gefühlen. Signalisiert ein Duft dem Hirn »Entspannung«, so fühlen wir uns innerhalb kürzester Zeit gleich viel gelassener. Diese beruhigende Wirkung von ätherischen Ölen lässt sich auch bei stressbedingten Rückenschmerzen nutzen. Eine Relaxwirkung haben beispielsweise ätherische Öle wie Lavendel, Neroli, Kamille, Vanille oder Melisse. Doch Aromaöle wirken nicht nur durchs Einatmen, sie können auch bei direkter Anwendung auf der Haut helfen. Durchblutungsfördernd sind beispielsweise Öle wie Rosmarin, Majoran, Geranie, Koriander oder Pfefferminz. Sie sollten allerdings – wie fast alle ätherischen Öle mit Ausnahme von Lavendel und Teebaum – nicht direkt auf die

Haut aufgetragen werden, sondern mit einem neutralen hautfreundlichen Basisöl (Jojoba-, Mandel-, Avocado-, Macadamianuss- oder Olivenöl) im Verhältnis 100 ml Basisöl zu maximal 20 Tropfen ätherischem Öl gemischt werden.

Beinwell

Beinwell wird traditionell, wie der Name schon sagt, auch bei Venenproblemen und schweren Beinen eingesetzt. Der Grund ist seine durchblutungsfördernde, abschwellende Wirkung, außerdem wirkt die Pflanze entzündungshemmend. Das macht Beinwell auch zum idealen Therapeuten bei Rückenproblemen, Verspannungen und Verstauchungen. Die Hauptwirkstoffe der Pflanze sind Rosmarinsäure, Cholin und spezielle Schleimstoffe. Aktuelle Studien haben sogar ergeben, dass Salben mit Beinwellextrakt eine ähnliche Wirksamkeit wie Salben mit dem chemischen Wirkstoff Diclofenac haben. Beinwell hat zudem eine wärmende Wirkung, das tut doppelt gut bei Verspannungen. Wichtig: Da Beinwellextrakt in geringen Mengen eine leberschädigende Substanz (Pyrrolizidinalkaloide) enthält, sollten Salben mit diesem Wirkstoff nach Empfehlung des Bundesinstituts für Arzneimittel nur vier bis sechs Wochen im Jahr angewendet werden.

Bockshornklee

Schon Hippokrates war ein Fan von Bockshornklee. Er verwendete ihn damals bei Frauen zur Geburtserleichterung. Heute weiß man viel mehr über die Pflanze und stellte in zahlreichen Studien fest, dass sie auch bei entzündlichen Rückenschmerzen hilfreich sein kann. Im Bockshornklee, der übrigens auch Bestandteil jedes guten Currypulvers ist, finden sich nämlich Stoffe, die den Körper zur Bildung von entzündungshemmenden Botenstoffen anregen. Außerdem enthält das heuartig duftende Kraut Saponine, die dafür sorgen, dass die Wirkstoffe auch in tiefere Gewebeschichten gelangen und dort besonders effektiv wirken können. Gemahlene Bockshornkleesamen eignen sich besonders für Umschläge. Sie werden mit kochendem Wasser zu einem dicken Brei angerührt und nach dem Abkühlen auf die Haut gestrichen. Mindestens 30 Minuten einwirken lassen. Besonders wirksam ist es, wenn Sie diese Auflage täglich über etwa zwei Wochen konsequent machen.

Borretschöl

Im Gegensatz zum allseits bekannten Nachtkerzenöl ist Borretschöl leider nur wenig bekannt. Ganz zu Unrecht, denn es enthält im Vergleich zum Nachtkerzenöl rund die doppelte Menge an ungesättigten Fettsäuren, wie zum Beispiel die Omega-6-Fettsäure Gammalinolensäure. Diese Säuren haben einen Einfluss auf den Prostaglandinspiegel und können so entzündliche Prozesse im Körper unterdrücken. In mehreren klinischen Studien konnte nachgewiesen werden, dass die längerfristige Einnahme von Borretschöl zu einer deutlichen Verbesserung der Symptome bei rheumatoider Arthritis führt. In einer anderen Studie wurde bei den Probanden eine deutliche Verringerung von entzündungsfördernden Stoffen im Blut wie Leukotrien B4 und C2 oder Prostaglandin E festgestellt. Borretschöl lässt sich zum Einreiben verwenden, es kann aber auch zur Zubereitung von Speisen verwendet werden. Wer unter Rheuma und entzündlichen Rückenerkrankungen leidet, sollte bis zu 7 g des Öls am Tag zu sich nehmen. Übrigens: Während Borretschkraut Pyrrolizidinalkaloide enthält, die eine leberschädigende Wirkung haben (weshalb seine Anwendung nicht mehr populär ist), kommen im Borretschöl diese Alkaloide nicht oder höchstens in sehr geringen Spuren vor, weshalb man es unbedenklich auch über einen längeren Zeitraum verwenden kann.

Brennnessel

Auch wenn die Berührung mit einer Brennnessel meist eher eine abschreckende Wirkung hat, kann sie den Rücken glücklich machen. Sie enthält Mineralsalze, ungesättigte Fettsäuren und Kieselsäure und hat eine abschwellende sowie entzündungshemmende Wirkung. Bei rheumatischen Beschwerden wird sie seit Jahrhunderten traditionell angewendet, damals hat man allerdings durch den Direktkontakt mit der Pflanze eher auf die stark durchblutungsfördernden Eigenschaften gesetzt. Neue Studien haben gezeigt, dass Brennnesselextrakt in Form von Frischsaft oder Tee eine ähnlich gute und völlig schmerzfreie Wirkung auf geschundene Bandscheiben und abgenutzte Knorpel hat.

Cayennepfeffer

Was in Cayennepfeffer und Chilischoten so ordentlich auf der Zunge brennt, ist der Inhaltsstoff Capsaicin. Doch dieser Scharfmacher hat auch eine therapeutische Wirkung bei Problemen mit der Wirbelsäule. Er hemmt die Freisetzung eines Schmerzbotenstoffes namens Substanz P. So kommen keine Schmerzsignale mehr im Gehirn an. Capsaicin oder sein chemischer Verwandter, der Wirkstoff Nonivamid, sind in sogenannten Wärmepflastern und Salben enthalten. Sie werden auf die schmerzenden Stellen aufgeklebt oder einmassiert und entfalten ihre heiße, Muskel entspannende Wirkung dort über Stunden. Wer sehr empfindliche oder geschädigte Haut hat, sollte mit Wärmepflastern allerdings vorsichtig sein, denn manchmal ist die Reizwirkung zu stark. Bei offenen Wunden verbieten sich derlei Pflaster und Salben selbstverständlich.

Herbstzeitlose

Die Herbstzeitlose hat zwei Gesichter: Sie wurde im Altertum sowohl für Heilzwecke als auch für Giftmorde verwendet.

... dass Enzyme auch Spezialisten für Schmerztherapie sind?

Enzyme sind die Katalysatoren für fast alle Vorgänge im Körper, sie haben eine entzündungshemmende, reinigende und abschwellende Wirkung, unterstützen aber auch das Immunsystem in positiver Weise. Man setzt sie deshalb auch nach kleineren Operationen ein, da sie die Wundheilung beschleunigen. Hilfreich können sie auch bei Ischiasbeschwerden und einem akuten Hexenschuss sein.

Enzympräparate wirken am besten in einer Art Stoßtherapie. Über einen kurzen Zeitraum von einer Woche sollte man möglichst hohe Dosen gemäß den Anwendungshinweisen auf dem Beipackzettel einnehmen. Das ist wirksamer als eine niedrig dosierte Dauertherapie. Enzyme können auch per Spritze injiziert werden.

Heute nutzt man glücklicherweise nur noch ihre positive Seite – und setzt sie bei Rücken- und Gelenkbeschwerden ein, die durch Gicht ausgelöst werden. Gicht ist eine erblich bedingte Stoffwechselstörung, bei der sich Harnsäurekristalle in den Gelenken ablagern. Zu 95 Prozent trifft diese Erkrankung Männer, meist im mittleren Alter. Durch die Ablagerung der Harnsäurekristalle in den Gelenken kommt es im akuten Stadium zu Entzündungen und starken Schmerzen. Die chronische Gicht führt zu Knochenabbau, Gelenkdeformierungen, Schädigungen der Niere sowie Nierensteinen. Die Herbstzeitlose enthält einen Wirkstoff namens Colchinin, der einerseits hochgiftig ist, in Fertigpräparaten aber in einer standardisierten, ungiftigen

Dosis vorhanden ist. Er unterbricht die Kettenreaktion bei einem akuten Gichtanfall sehr schnell. Präparate mit Herbstzeitlosenextrakt sind rezeptpflichtig. Selber experimentieren sollte man mit der Pflanze keinesfalls.

Johanniskraut

Den meisten ist Johanniskraut wohl eher als nebenwirkungsarmes Antidepressivum bekannt. Da aber bei chronischen Schmerzen oft eine Depression dazukommt, kann die Anwendung in doppelter Weise hilfreich sein. Johanniskraut wirkt nämlich auch schmerzhemmend und entspannt die Muskulatur. Das Öl aus den Johanniskrautblüten, aufgrund seiner tiefroten Farbe auch »Rotöl« genannt, eignet sich hervorragend zur äußerlichen Behandlung von Muskelverspannungen und Gelenkbeschwerden. Kommen aufgrund der Schmerzen Schlaflosigkeit, Unruhe und Konzentrationsschwierigkeiten hinzu, kann man die Wirkung durch die Einnahme von Johanniskrauttabletten noch unterstützen. Wichtig ist eine ausreichend hohe Dosis von 900 mg pro Tag, am besten verteilt auf dreimal 300 mg. Zu beachten ist: Johanniskrauttabletten und auch das Rotöl machen die Haut deutlich lichtempfindlicher. Wenn Sie während der Behandlungszeit in die Sonne gehen, dann bitte nur mit einem sehr hohen Lichtschutzfaktor von über 50.

Kampfer

Kampfer wird traditionell bei der Behandlung von Krämpfen, Durchblutungsstörungen und Schmerzen eingesetzt. Seine ätherischen Öle haben eine positive Wirkung bei Verspannungen und Gelenkschmerzen. Kampfer steckt daher in Salben mit durchblutungsfördernder Wirkung, oft in Kombination mit anderen ätherischen Ölen wie Eukalyptus, Nelke, Rosmarin oder Menthol. Bewährt für Einreibungen hat sich auch Kampferspiritus, den Sie in der Apotheke bekommen. Damit kann man die schmerzenden Stellen zweimal pro Tag leicht massieren. Wichtig: Wer an Asthma leidet, sollte Kampfer meiden. Er kann nämlich zu allergischen Symptomen mit Hautausschlägen, Schwellungen und einer Verkrampfung der Bronchialmuskeln verbunden mit Atemnot führen.

Roter Sonnenhut (Echinacea purpurea)

Sonnenhut ist ein guter Helfer bei chronischen Rückenschmerzen in Kombination mit einer Entzündung. Diese Substanz stärkt vor allem das Immunsystem, deshalb kommt sie auch vorbeugend bei Erkältungen und anderen Infekten zum Einsatz. Echinacea gibt es auch als alkoholhaltige Tinktur. Achtung: Der Rote Sonnenhut hat ein gewisses Allergiepotenzial. Wer allergisch auf Korbblütler wie Arnika, Ringelblume, Kamille, Estragon oder Beifuß reagiert, sollte den Sonnenhut meiden.

Schwarzkümmel

Schwarzkümmel ist nicht mit Kreuzkümmel zu verwechseln. Geschmack und medizinische Wirkung unterscheiden sich stark voneinander. Schwarzkümmel enthält wie Borretsch- oder Nachtkerzenöl sehr viele ungesättigte Fettsäuren wie Linol- oder Gamma-Linolensäure. Sie stärken das Immunsystem, indem sie einerseits die Produktion abwehrstärkender Stoffe steigern und andererseits entzündungsauslösende Substanzen unterdrücken. Schwarzkümmel kann man als Tee trinken, es gibt aber inzwischen auch praktische Kapseln mit Schwarzkümmelöl zum Einnehmen.

Teufelskralle

Diese südafrikanische Pflanze hat es in sich. So ganz genau wissen Experten allerdings noch nicht, warum. Entscheidend ist wohl der in den Wurzeln der Pflanze enthaltene Wirkstoff Harpagosid. Er greift in den sogenannten Arachidonsäure-Stoffwechsel ein und fördert so die Produktion von Schmerz und entzündungshemmenden Botenstoffen. In einer Studie der Uniklinik Frankfurt zeigte sich, dass Rückenschmerzen mit Teufelskrallepräparaten teilweise effektiver behandelt werden konnten als mit herkömmlichen Rheumamitteln. Und das bei deutlich weniger Nebenwirkungen.

Die Wirkung der Teufelskralle lässt sich übrigens noch steigern durch den Zusatz von hoch dosiertem Vitamin E (800 mg pro Tag, siehe dazu auch die Informationen zu Vitamin E auf Seite 180f.). Teufelskralle-Präparate sind einen Versuch wert bei Arthrose, Rheuma und chronischen Rückenschmerzen. Bei der Wirkung sollten sie nicht zu ungeduldig sein. Wie bei vielen pflanzlichen Mitteln braucht die Substanz rund drei Wochen, bis man etwas spürt. Dafür eignet sie sich zur Langzeitbehandlung und ist deutlich besser verträglich als chemische Schmerzmittel.

Weidenrinde

Weidenrinde ist sozusagen die Ursubstanz des klassischen Schmerzmittels Acetylsalicylsäure (ASS). Sie wirkt schmerzlindernd, entzündungshemmend und hilft gegen Fieber. Sie hemmt die Freisetzung von Prostaglandinen, also Entzündungsbotenstoffen. Der Hauptwirkstoff der Weidenrinde ist das sogenannte Salicin, das in der Leber zum Wirkstoff Salicylsäure umgebaut wird. Im Gegensatz zur chemischen Substanz ASS hat Weidenrindenextrakt keine schädigende Wirkung auf die Magenschleimhaut, ist daher besser verträglich und eignet sich deshalb auch zur längerfristigen Anwendung. In einer Studie mit 120 Patienten mit chronischer Polyarthritis zeigte sich bei 70 Prozent der Probanden nach ein bis vier Wochen Behandlungsdauer eine eindeutige Verbesserung. Die Schmerzen hatten abgenommen, die Patienten fühlten sich insgesamt beweglicher. Weidenrindenextrakt gibt es in Tablettenform in der Apotheke.

Fallbeispiel 7

Peter Dillinger (55, Name geändert) ist übergewichtig und Raucher. Er treibt keinen Sport, fährt mit dem Auto ins Büro und geht selbst kurze Strecken nur selten zu Fuß. Einmal im Jahr kommt er mit Rückenschmerzen, die in beide Beine ausstrahlen, zu mir in die Praxis.

Mein Befund: Peter Dillinger leidet unter einer Spondylolistese, also einem Wirbelgleiten, zweiten Grades im Bereich 5. Lendenwirbel/Kreuzbein mit immer wiederkehrenden Wurzelreizungen, die im Abstand von ungefähr einem Jahr auftreten. Neurologisch hat er keine Ausfallerscheinungen und keine Nervenschädigungen.

Meine Therapie:
Step 1: Bei akuten wiederkehrenden Schmerzen bekommt Peter Dillinger ein bis zwei periradikuläre Injektionen der Nervenwurzeln im Bereich 5. Lendenwirbel/Kreuzbein auf beiden Seiten oder eine kaudale Überflutung.
Step 2: Er führt eine intensive Physiotherapie mit ärztlich kontrollierter Kräftigungstherapie durch. Zusätzlich erhält er eine Ernährungsberatung, um sein Gewicht zu reduzieren, und soll sich einem Fitnesstraining unterziehen.

Ergebnis: Peter Dillinger ist für rund ein Jahr schmerzfrei und wieder voll leistungsfähig.

Schmerzmittel-Injektionen/ interventionelle Schmerztherapie

Wenn die Schmerzen trotz Gabe von innerlichen Schmerzmitteln nicht besser werden oder unerträglich bleiben, sonstige Therapien der 1. Stufe keinen Erfolg zeigen oder der Patient starke Schmerzen auf der visuellen Schmerzskala aufweist (ab 4 aufwärts), dann kommt die interventionelle Schmerztherapie zum Einsatz. Schmerzmittel werden dabei direkt an den Ort des Geschehens gespritzt, also an die gereizte Nervenwurzel. Das geschieht immer unter Bildgebung durch C-Bogen, CT oder Kernspintomographie. Nur so haben wir die absolute Sicherheit, dass wir keine Verletzungen herbeiführen und dass die Medikamente genau an die Stelle kommen, an der wir behandeln wollen. Dadurch haben wir eine Komplikationsrate, die gegen null geht.

Eine andere Möglichkeit sind Injektionen von körpereigenen Eiweißen, die das Immunsystem stärken, eine entzündungshemmende und knorpelschützende Wirkung haben, oder Gleitmittel wie Hyaluronsäure, die verschlissene Gelenke wieder schmieren. Immerhin kann 80 Prozent aller Patienten mit einer Therapie der Stufe 2 geholfen werden. Sie werden langfristig schmerzfrei – ohne Mikrochirurgie oder gar eine große Bandscheibenoperation mit den entsprechenden Nebenwirkungen und Risiken.

Peridurale und epidurale Injektion (kaudale Überflutung) sowie periradikuläre Injektion

Der Rückenarzt und orthopädische Schmerztherapeut spritzt dabei einen Mix aus einem örtlichen Betäubungsmittel, durchblutungsfördernden Mitteln, Enzymen sowie schmerzlindernden und entzündungshemmenden Wirkstoffen direkt an die gereizte Nervenwurzel, von der der Schmerz ausgeht. Das Ganze findet unter sterilen Bedingungen statt, wie sie in einem Operationssaal herrschen. Zur größtmöglichen Sicherheit bekommt der Patient vorher ein Kontrastmittel gespritzt, das dem Arzt eindeutig zeigt, wo die betreffende Nervenwurzel genau sitzt. Das wird auf einem Monitor kontrolliert. Erst wenn die Schmerzquelle sicher aufgespürt wurde, wird der Medikamentencocktail injiziert. Je nachdem, wo die Injektion gesetzt wird, heißt die Methode peridural (Zugang auf Höhe der Bandscheiben), epidural (Zugang vom Steißbein in den Wirbelkanal, auch kaudale Flutung oder Überflutung genannt) oder periradikulär (Zugang direkt an den Nervenaustrittspunkten). Dadurch kommt es zu einer schnellen Abschwellung des entzündeten Gewebes und damit zu einer raschen Schmerzlinderung.

Sicher ist, dass alleine der Spüleffekt Entzündungsbotenstoffe beseitigt und so zu einer Schmerzlinderung führt. Zudem kommt es durch die Injektionen zu einer maximalen Abschwellung der entzündeten Strukturen; so kann sich die Nervenwurzel an die neuen Verhältnisse anpassen. Auch das verringert die Schmerzen. Ein starker Effekt ist auch die Steigerung der Durchblutung, was der Patient bereits bei der Injektion in Form eines wohligen und warmen Gefühls in den Beinen und Armen merkt. Und: Die Injektion führt zu einem Abbau eines Teils des Fettgewebes, das den Epiduralraum auskleidet. Auch das schafft mehr Platz für die gereizte Nervenwurzel. Zu wie viel Prozent diese einzelnen Faktoren am Gesamtprozess der Schmerzlinderung und Entzündungshemmung beteiligt sind, weiß man heute allerdings noch nicht genau.

Die meisten Patienten fühlen sich bereits direkt nach dem Mini-Eingriff deutlich besser. Und der Vorteil der Methode ist: Sie wird ambulant durchgeführt, dauert von geübter Hand nur wenige Minuten, und der Patient bekommt lediglich eine lokale Betäubung, ist direkt danach also sofort wieder »gesellschaftsfähig«. Meist sind drei bis fünf Sitzungen nötig, anfangs im Abstand von zwei bis drei Tagen, dann von einer Woche und zum Schluss von bis zu zwei Wochen. So dauert die ganze Therapie bis zu acht Wochen. Der Schmerzabbau verläuft dabei in Wellen und ist nicht linear. 80 Prozent aller Patienten mit Schmerzen in der Lendenwirbelsäule werden so innerhalb von kurzer Zeit schmerzfrei, bei Halswirbelsäulenpatienten sind es sogar über 90 Prozent. Die Ergebnisse in diesem Bereich sind so gut, dass wir pro Jahr weniger als fünf Patienten zur offenen Operation schicken müssen.

- **Zahlen die Kassen?** Ja.

Facetten-Infiltration

Sind die kleinen Facettengelenke durch eine Arthrose verändert, behandelt man sie genauso wie Arthrosen am Knie oder an der Hüfte. Man spritzt entweder Lokalanästhetika in Kombination mit Kortison, Hyaluronsäure als Gleitmittel und Ersatz für die Gelenkschmiere oder auch Orthokin (Seite 261f.). Je nach verwendetem Medikament und Krankheitsbild sind, wie an anderen Gelenken auch, drei bis fünf Behandlungen nötig.

- **Zahlen die Kassen?** Ja.

Hyaluronsäure-Injektion

Hyaluronsäure ist ein natürlicher Bestandteil des menschlichen Bindegewebes, auch die Gelenkflüssigkeit besteht zu großen Teilen daraus. Bei einer Arthrose ist die normalerweise dickflüssige Gelenkschmiere dünn wie Wasser und hat deshalb keine Wirkung mehr. Knochen reibt dann auf Knochen, und das tut weh. Spritzt man Hyaluronsäure direkt in das schmerzende Gelenk, wirkt das wie ein Schmiermittel, der Schmerz lässt nach. Bewährt haben sich diese Injektionen neben der Knie- und Hüftarthrose auch bei leichter Arthrose der Facettengelenke. Es ist, als würde man ein gutes Öl in ein schlechtes Kugellager geben.

- **Zahlen die Kassen?** Ja.

Anti-Interleukin-1-Therapie

Die Anti-Interleukin-1-Therapie ist eine relativ neue und sehr vielversprechende Methode, die aus der Molekularbiologie kommt. Dabei werden körpereigene Eiweißstoffe in Wirbelgelenke oder an die entzündete Nervenwurzel gespritzt. Ideal ist dies für Arthrosepatienten sowie bei Ischiasbeschwerden oder gereizten Nerven nach einem Bandscheibenvorfall. Für diese Therapie muss dem Patienten ein wenig Blut abgenommen werden. Es enthält nämlich einen fantastischen Wirkstoff, das Anti-Interleukin-1. Diese Substanz ist in der Lage, den Knorpel zu schützen, und hemmt gleichzeitig entzündungsfördernde und gelenkzerstörende Botenstoffe des Immunsystems. Dieser Wirkstoff im Blut des Patienten wird in unserem Labor zur Vermehrung angeregt, isoliert, in Spritzen abgefüllt und zunächst eingefroren. Fünf bis acht Injektionen mit diesem

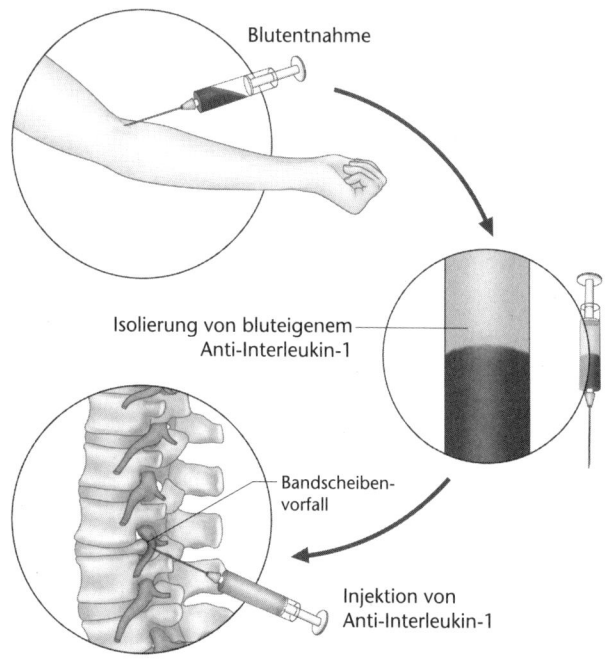

Blutentnahme

Isolierung von bluteigenem Anti-Interleukin-1

Bandscheiben-vorfall

Injektion von Anti-Interleukin-1

körpereigenen Wundermittel sind nötig für eine Verbesserung, die zwischen einem und drei Jahren anhält. Vorteil ist, dass die körpereigene Substanz ohne Nebenwirkungen ist und selbst bei Patienten mit Medikamentenunverträglichkeit oder Diabetes bedenkenlos eingesetzt werden kann.

- **Zahlen die Kassen?** Die gesetzlichen Krankenkassen zahlen die rund 1000 Euro teure Therapie bisher leider nicht, private auf Antrag.

Mikrotherapie

Epidurale Neuroplastie mit Kathetertechnik

Mit dem »M-Kath« lassen sich Rückenprobleme zielgenau da behandeln, wo sie liegen. Dieser Katheter wurde von uns aufgrund der jahrzehntelangen Erfahrungen in der Therapie von Wirbelsäulenbeschwerden mitentwickelt und ist eine sinnvolle Weiterentwicklung anderer Kathetersysteme. Er eignet sich zur Behandlung von akuten und chronischen Bandscheibenvorfällen, Narben nach Voroperationen und leichten bis mittelschweren Spinalstenosen (siehe Seite 146). Für die Behandlung sind eine lokale Betäubung sowie eine leichte Sedierung durch einen Anästhesisten, auch Dämmerschlaf genannt, nötig. Dabei sind Sie zwar bei Bewusstsein, ansprechbar und atmen selbstständig, fühlen sich aber ein wenig schläfrig, sind gelassen und angstfrei. Ohne chirurgischen Schnitt wird dann an der natürlichen Öffnung des Steißbeins der M-Kath unter genauer Bildkontrolle in den Wirbelkanal eingeführt. Dabei handelt es sich um einen hochelastischen dünnen Spezialschlauch aus Kunststoff mit einem Innendraht aus Nitinol (Nickel-Titan-Legierung). Dieser sorgt dafür, dass der Schlauch sehr elastisch, aber auch äußerst formstabil ist und beim Einführen in den Wirbelkanal nicht abknicken kann. An der Spitze des Schlauchs befindet sich eine abgerundete Kunststoffspitze, die direkt an das entzündete, geschwollene und eingeengte Gewebe der betreffenden Bandscheibe geschoben wird. Über diesen Schlauch werden zielgenau antientzündliche, abschwellende, schmerzstillende, durchblutungsfördernde und narbenlösende Substanzen injiziert. Der Katheter bleibt zwei bis drei Tage im Körper, zweimal täglich wird der Medikamentencocktail nachgespritzt. Der Eingriff dauert rund 30 Minuten und wird auch ambulant durchgeführt. Bei starken Schmerzzuständen, bei älteren oder Risikopatienten ist ein stationärer Aufenthalt nötig. Dank des flexiblen Schlauchs kann man sich frei mit dem Katheter bewegen, arbeiten sollte man allerdings erst wieder nach der Entfernung des Katheters.

- **Zahlen die Kassen?** Ja.

Bandscheiben schrumpfen (PLDD)

Die PLDD ist eine moderne Methode, wenn es um die minimalinvasive Behandlung von leichten Bandscheibenvorfällen geht, bei denen der Faserring noch intakt ist. Belastung und Ausfallzeit für den Patienten sind dabei sehr gering, die Ergebnisse langfristig sehr gut. Dabei kommen Therapiemethoden zum Einsatz, die schmerzendes Bandscheibengewebe mit Laser, Radiofrequenzen, Hitze, kleinen Fräsen oder einem starken Wasserstrahl zum Schrumpfen bringen. Über einen nur 0,3 bis 1 Millimeter winzigen Stich wird eine Minisonde ins Gewebe geschoben. Über sie werden unter C-Bogen oder CT-Kontrolle Mikroinstrumente wie Thermosonden, Glasfaserkabel mit Laser oder Dekompressoren eingeführt, das sind spiralförmige Instrumente, die Bandscheibengewebe herausschneiden und absaugen. Diese Behandlungen können alle ambulant durchgeführt werden, sie dauern rund eine halbe Stunde.

- **Zahlen die Kassen?** Die gesetzlichen Kassen zahlen nur teilweise.

Facettengelenke denervieren/Thermosonde/Kryotherapie

Rückenschmerzen, die durch eine Abnutzung der kleinen Facettengelenke verursacht werden, lassen sich durch eine kleine, elegante Behandlung lindern. Man verödet dabei mittels verschiedener Methoden einen kleinen Ast der Nervenwurzel. Das funktioniert unter C-Bogen oder CT-Kontrolle entweder mit einer Kältetherapie oder einer Radiofrequenzsonde, die eingeführt wird und den Nerv kurz auf 80 Grad erhitzt und so ausschaltet. Eine dritte Variante ist das Zerstören des Nervenwurzelastes durch einen Laser. In meiner Praxis bevorzuge ich die Radiofrequenzbehandlung, die rund 14 Monate anhält. Die oft angewandte Kryotherapie führt dagegen nur zu einer Schmerzunterbrechung von drei bis vier Monaten – und das bei fast gleichen Kosten.

- **Zahlen die Kassen?** Ja.

CT- oder MRT-gesteuerte Synovialzysten-Punktion

Eine operative Entfernung einer Synovialzyste ist relativ aufwendig, man kann sie wesentlich einfacher unter CT- oder MRT-Kontrolle mit einer von uns entwickelten Kohlefasernadel punktieren. Dadurch entfernen wir so weit wie möglich die Flüssigkeit und verabreichen gleichzeitig ein Mittel, das zur Verödung dieser Zyste führt. Diese Zysten sind übrigens gutartig. Der Eingriff wird ambulant durchgeführt, und die Patienten können nach einer Stunde Ruhezeit wieder nach Hause gehen und ihrer normalen Arbeit nachgehen.

- **Zahlen die Kassen?** Ja.

... dass es wissenschaftlich belegt ist, dass die meisten Rückenoperationen überflüssig sind?

10-Jahres-Studie der *Harvard Medical School* in Boston (USA):
In einer groß angelegten Studie wurden die Ergebnisse von operierten Patienten mit Spinalstenosen und Bandscheibenvorfällen mit den von konservativ behandelten verglichen – und zwar ein, fünf, acht und zehn Jahre nach der jeweiligen Therapie. Insgesamt nahmen 507 Rückenpatienten an der Studie teil. Während sich die operierten Patienten im ersten bis vierten Jahr noch besser als ihre nichtoperierten Leidensgenossen fühlten, war dies nach acht bis zehn Jahren nicht mehr so. Bezüglich der Schmerzen waren beide Gruppen sogar gleich. Und: Innerhalb der ersten fünf Jahre begaben sich 19 Prozent der operierten Patienten nochmal unters Messer. Schlussfolgerung: Die anfänglich gesteigerte Lebensqualität nach einer Rückenoperation nimmt also im Laufe der Zeit immer weiter ab. Letztlich sind die Ergebnisse von operierten und nichtoperierten Patienten nahezu gleich.

2-Jahres-Studie des *Leiden University Medical Center* in Leiden (Niederlande): An neun holländischen Kliniken wurden 283 Patienten untersucht, die seit sechs bis zwölf Wochen durch einen Bandscheibenvorfall bedingte Rückenschmerzen hatten. Die Hälfte von ihnen wurde konservativ behandelt, die andere Hälfte unterzog sich rasch nach der Diagnosestellung einer Operation. Nach ein und zwei Jahren waren die Schmerzen, die die operierten und nichtoperierten Patienten auf der visuellen Schmerzskala angaben, gleich stark.

Wirbelzement, Spreizer und endoskopische Eingriffe

Wirbelkörper restaurieren (Vertebroplastie, Kyphoplastie, Vesselplastie)

Eine weitere Form der Mikrotherapie sind Behandlungen mit Wirbelzement, die bei gebrochenen Wirbeln oder morschen Wirbelkörpern durch Osteoporose zum Einsatz kommen (Vertebroplastie). Dabei wird über eine Sonde und unter Sichtkontrolle flüssiger Wirbelzement in den brüchigen Wirbelkörper injiziert, der unter Hitzeentwicklung in kurzer Zeit aushärtet. Das richtet den Wirbelkörper wieder auf und stabilisiert ihn. Problematisch kann es werden, wenn der Knochenzement in eine Vene oder in den Spinalkanal fließt. Dann kann es zu Lähmungen, bei einer Leckage in Blutgefäßen sogar zu einer Embolie kommen.

Sicherer, aber auch rund zehnmal so teuer sind verfeinerte Verfahren wie die Kyphoplastie oder die Vesselplastie. Bei der Kyphoplastie wird zunächst ein Ballon in den Wirbelkörper eingebracht und aufgepumpt. Erst dann wird der Wirbelzement mit weniger Druck in die durch den Ballon vorgeformte Höhle gedrückt. Dadurch kommt es seltener zum Austritt von Zement in den Wirbelsäulenkanal. Bei der Vesselplastie ist es statt eines Ballons ein ballonähnliches Netz, das eine ähnliche Wirkung hat. Der Vorteil dieser Methode liegt in der fast augenblicklichen Schmerzarmut. Die Patienten können sofort wieder mit Krankengymnastik und Muskelaufbautraining mobil werden, und man erspart ihnen das langwierige Tragen eines starren Korsetts.

- **Zahlen die Kassen?** Ja.

Interspinöse Spreizer

Mein früherer Chef hat bei Spinalstenosepatienten immer gesagt: »Wenn ich könnte, wie ich wollte, würde ich den Patienten einfach einen Holzkeil zwischen die Dornfortsätze schlagen.« Klingt etwas martialisch, vom Prinzip her hatte er aber völlig Recht. Denn jeder Spinalstenosepatient fühlt sich besser, wenn er sich nach vorne beugt. Dadurch werden die gelben Bänder gestrafft, der Epiduralraum wird erweitert, und die Schmerzen und Gehstörungen werden verbessert. Das Prinzip des Holzkeils steckt – natürlich in verfeinerter Form – in den modernen Spreizern wie X-Stop®, Coflex u.a. Diese Hightechersatzteile aus Titanlegierungen funktionieren praktisch wie ein Abstandhalter zwischen den Dornfortsätzen, strecken die Wirbelsäule und erweitern so den zu engen Epiduralraum. Mit diesen Spreizern kann man in einem kleinen Eingriff in Kurznarkose leichte bis mittelgradige Spinalstenosen gut behandeln. Teilweise werden die Patienten dadurch in kürzester Zeit schmerzarm oder sogar schmerzfrei. Ich bevorzuge bei der Versorgung den Coflex gegenüber dem X-Stop®, weil die Verankerung dabei nicht nur zwischen den Dornfortsätzen erfolgt, sondern zwischen den Wirbelbögen, wo eine bessere Stabilität gewährleistet ist.

Spreizer haben leider eine wahre Inflation erlebt, teilweise sieht sie der Arzt im Rücken von Patienten auf zwei oder drei Etagen – bedauerlicherweise auch bei Patienten, bei denen die Beschwerden gar nicht von einer Spinalstenose kommen.

- **Zahlen die Kassen?** Ja.

Endoskopische Eingriffe

Bei einigen Erkrankungen hat sich die Endoskopie, auch Schlüsselloch-Chirurgie genannt, bewährt. Darunter versteht man einen minimal invasiven Eingriff über einen winzigen Schnitt, der mit ebenso kleinen Instrumenten und oft sogar in örtlicher Betäubung durchgeführt wird. Man kann damit Darmpolypen, einen entzündeten Blinddarm oder Gallensteine entfernen, eine Bauchspiegelung machen oder einen Leistenbruch behandeln.

In Sachen Wirbelsäule haben sich endoskopische Operationen nicht im gleichen Maß wie die moderne und sehr effektive Mikrotherapie bewährt. Von den gängigen endoskopischen Rückeneingriffen bin ich deshalb weniger überzeugt, ich möchte sie deshalb hier nur kurz aufzeigen.

Bei der perkutanen Bandscheibenentfernung, auch endoskopische Nukleotomie genannt, entfernt der Arzt über ein endoskopisches Rohr mit eingebauter Kamera mit winzigen Zangen und Haken lockere Knorpelmasse aus dem Wirbelsäulenkanal. Das Ganze wird am Bildschirm beobachtet. Dauer des Eingriffs: rund 30 Minuten. Klingt eigentlich gut und schonend, hat in der Praxis allerdings den Nachteil, dass wegen des eingeschränkten OP-Feldes oft Bandscheibengewebe übersehen wird und zu neuen Schmerzen führt.

Bei einem Bandscheibenvorfall im Bereich der Halswirbelsäule wird oft die transforaminale Bandscheibenentfernung propagiert. Hier wird das Bandscheibengewebe seitlich über das Nervenaustrittsloch, das Foramen, entfernt. Dadurch bleibt der sensible Wirbelkanal geschont, die Operation dauert aber oft länger als die normale OP, da durch die enge Öffnung immer nur wenig Gewebe herausgezogen werden kann.

Eine vielversprechende Methode der Zukunft ist dagegen die

Epiduroskopie, die allerdings nur im Bereich der Lendenwirbelsäule zum Einsatz kommt. Dabei ist mit einem ultrafeinen, flexiblen Katheter mit einer winzigen Kamera an der Spitze eine Spiegelung des Wirbelsäulenkanals möglich. Über dieses Epiduroskop können jedoch auch Spülungen vorgenommen, entzündetes Gewebe behandelt und Katheter zielgenau gelegt werden. Auch das Einführen von Instrumenten über einen Arbeitskanal zur Entfernung von Bandscheibengewebe ist möglich. Das Epiduroskop wird unter Lokalanästhesie durch die natürliche Öffnung im Steißbein eingeführt.

- **Zahlen die Kassen?** Ja.

Komplextherapie

Von allem das Beste –
zum Wohle des Patienten

Für Patienten, die mit einer ambulanten oder kurzstationären Therapie nicht ausreichend schmerzfrei werden, bei denen man aber die Operation unbedingt vermeiden möchte, ist eine stationäre Komplextherapie bei uns in der Klinik ideal. Besonders eignet sich diese für Patienten, bei denen eine psychische Komponente wie Stress im Beruf oder Probleme im Privatleben deutliche Mitverursacher für die Rückenprobleme sind. Gerade für sie ist es wichtig, dass sie für einige Zeit aus ihrem belastenden Alltagsgeschehen herausgeholt und in einem geschützten Umfeld schmerzfrei werden können.

Eine weitere Gruppe sind Patienten, die außer ihren Rückenproblemen auch noch massive Probleme bzw. Krankheiten haben wie etwa mangelnde körperliche Belastbarkeit, Übergewicht, Stoffwechsel- oder Herz-Kreislauf-Erkrankungen. Diese Erkrankungen können sich auch gegenseitig bedingen.

Und drittens ist die Komplextherapie für Patienten ideal, die seit längerer Zeit chronische Schmerzen haben und dadurch bereits unter psychischen Auswirkungen wie Depressionen oder Ähnlichem leiden.

Bei dieser Therapie wird idealerweise die interventionelle Schmerztherapie mit einer intensiven Physiotherapie einschließlich modernen Techniken wie Pilates oder Osteopathie kombiniert. Ergänzt wird das Ganze mit Wassergymnastik, anderen sportlichen Aktivitäten und – ganz wichtig – einer intensiven psychosomatischen Betreuung sowie Entspannungstechniken wie Reiki, Yoga oder alternativen Heilmethoden wie Traditionelle Chinesische Medizin (TCM) oder Ayurveda. Dabei müssen Orthopäden, Psychosomatiker, Ernährungsmediziner und TCM-Ärzte sowie die verschiedenen Therapeuten eng zusammenarbeiten. Besonderer Wert wird dabei auch auf die richtige Ernährung, auf Gewichtsregulierung und Steigerung der körperlichen und mentalen Fitness sowie auf Entspannung gelegt. Leider gibt es bislang erst wenige Kliniken in Deutschland mit einem so spezialisierten Therapiekonzept.

- **Kosten:** Sehr unterschiedlich je nach Länge des Aufenthalts und Ausstattung der Klinik.
- **Zahlen die Kassen?** Ja.

Die große Operation

Diese Behandlung von Rückenschmerzen versuchen mein Team und ich unter allen Umständen zu vermeiden. Und die große Operation sollte auch nur dann zur Diskussion kommen, wenn eine von geübter Hand ausgeführte interventionelle Schmerztherapie erfolglos geblieben ist. Alles andere ist gegenüber dem Patienten und auch der Versichertengemeinschaft wegen der daraus resultierenden enormen Kosten verantwortungslos. Denn der größte Teil aller Bandscheibenvorfälle oder Rückenschmerzen kann durch eine konservative Therapie sehr erfolgreich behandelt werden. Eine Operation kann nötig werden, wenn es sich um einen ungewöhnlich massiven Bandscheibenvorfall (Massen-Prolaps) handelt und es zu Störungen der Blase oder des Schließmuskels kommt. Oder wenn Nerven bereits so stark geschädigt sind, dass es zu Lähmungen der Beine und Füße oder Arme und Hände kommt. Das wiederum ist aber glücklicherweise nur selten der Fall.

Aus diesem Grund möchte ich Ihnen die verschiedenen Operationsmethoden auch nur in aller Kürze erklären. Wenn nämlich eine große offene Rückenoperation wirklich nötig werden sollte, sollten Sie selbstverständlich nicht nur anhand dieses Buches Informationen einholen, sondern auch und vor allem in einem langen Gespräch mit einem Arzt Ihres Vertrauens. Besser noch: mit zwei Ärzten. Wenn eine Operation unumgänglich ist, hängt der Erfolg in sehr hohem Maße von der genauesten Diagnose ab. Gerade bei älteren Leuten, deren Wirbelsäule ja in der Regel im Röntgenbild degenerative Veränderungen zeigt, muss der Arzt in Zusammenarbeit mit dem Patienten genau die Stelle herausarbeiten, die den Schmerz auch wirklich verursacht. Große Sanierungen, bei denen man präventiv schon mal die nächste Etage mit operiert oder mit versteift, lehne ich kategorisch ab. Nur so lässt sich die Operation auf das wirklich erforderliche Minimum mit den geringsten Nebenwirkungen für den Patienten reduzieren.

- **Zahlen die Kassen?** Ja.

Bandscheibenvorfall-Entfernung (mikroskopische Nukleotomie)

Diese Operation ist heute normalerweise das Mittel der Wahl, wenn es um therapieresistente Bandscheibenvorfälle geht. Dabei wird unter Vollnarkose über einen kleinen Schnitt unter dem Mikroskop ausgetretenes Bandscheibengewebe entfernt, das den Nerv reizt. Rund drei Tage müssen Sie dafür in der Klinik bleiben. Das größte Risiko bei dieser Operation sind neben der üblichen Möglichkeit einer Entzündung zurückbleibende Narben, die bei bis zu 15 Prozent der Patienten zu Dauerschmerzen führen und nur schwer behandelt werden können.

Wirbelbogenentfernung (Laminektomie)

Bei einer schweren Spinalstenose (Seite 146ff.) kann, wenn konservative Methoden keine Besserung bringen, eine Laminektomie oder Hemilaminektomie Linderung verschaffen. Dabei werden ein oder mehrere Wirbelbögen, bei der Hemilaminektomie nur die Hälfte des Wirbelbogens, entfernt. Dadurch wird das eingeengte Rückenmark von seinem Druck befreit. Das kann die klassischen Symptome einer Spinalstenose wie diffuse

Schmerzen in den Beinen, Unsicherheit und schnelle Ermüdung beim Gehen lindern. Auch dieser Eingriff wird in Vollnarkose durchgeführt, ein Krankenhausaufenthalt von höchstens einer Woche ist nötig. Mit diesem Verfahren kann ich mich anfreunden, sofern die Beschwerden der Spinalstenosepatienten so stark sind, dass sie nicht mehr gehen können und der Rollator oder gar der Rollstuhl droht. Wichtig dabei ist, dass man die Operation kurz hält und nur die Etage behandelt, die die Schmerzen verursacht, anstatt gleich noch weitere Etagen präventiv mit zu behandeln, weil man schon einmal dabei ist.

Nervenaustrittspunktserweiterung (Foraminotomie)

Wenn knöcherne Ausläufer der Wirbelkörper auf die Austrittskanäle der Nervenwurzeln drücken, nennt man das Ganze Foramenstenose (Seite 118). Die Symptome sind ähnlich wie bei einem Bandscheibenvorfall. Allerdings sind die Patienten meist im Sitzen und im Liegen schmerzfrei. Und die Schmerzen treten beim Stehen oder bereits nach einer kurzen Gehstrecke auf. Operativ behandelt wird diese Erkrankung, indem man das Loch, aus dem die Nervenwurzel austritt, mit Fräse und Stanze erweitert. Das hört sich an, als wäre dies ein kleiner Eingriff, es ist aber eine Operation, die größer als eine Bandscheibenoperation ist und mindestens eine Stunde dauert.

Versteifung (Spondylodese)

Dies ist ein Eingriff, von dem ich relativ wenig halte, weil er nur bei rund der Hälfte der Patienten wirklich zu einer Verbesserung des Zustandes führt. Leider haben diese Operationen in den letzten 20 Jahren explosionsartig zugenommen und sich ohne eine Verbesserung der Ergebnisse vervielfacht. Dabei werden jeweils zwei Wirbelkörper mit unterschiedlichen Elementen wie Schrauben, Drähten, Platten oder auch körpereigenen Knochen zu einem Wirbelkörper verbunden, man nennt das eine Etage. Dabei sind in manchen Kliniken Versteifungen über drei Etagen keine Seltenheit. Das sorgt einerseits für eine größere Stabilität der Wirbelsäule, führt aber leider auf Dauer zu einer Mehrbelastung der darüber und darunter liegenden Wirbelkörper und damit zu einem verstärkten Verschleiß. Nicht selten müssen dann auch die anschließenden Wirbelkörper nach einiger Zeit versteift werden.

Der relativ aufwendige Eingriff dauert zwischen zwei und sechs Stunden, Sie müssen danach rund eine Woche im Krankenhaus bleiben. Ihre Arbeit können Sie, wenn alles gut geht, nach sechs bis zwölf Wochen wieder aufnehmen.

Bandscheibenersatz (Bandscheibenprothese)

Das ist eine elegantere und teilweise auch effektivere Möglichkeit, um marode Bandscheiben wieder fit zu machen. Das gilt jedoch nur für den Bereich der Halswirbelsäule, denn im Bereich der Lendenwirbelsäule sind die langfristigen Ergebnisse nur wenig besser als bei der Versteifung. Zudem müsste man an der Lendenwirbelsäule über den Bauchraum operieren.

Vorteil der Prothese: Das Wirbelsegment bleibt weiter voll beweglich. Die künstlichen Bandscheiben bestehen aus zwei Metallplatten, dazwischen liegt ein Kern aus Kunststoff oder Metall samt Feder für die Beweglichkeit. Metallfortsätze sorgen anfangs dafür, dass die künstliche Bandscheibe an Ort und Stelle bleibt, später verwächst sie mit dem Knochen. Das Problem bei den Bandscheibenprothesen: Auch sie werden heute gerade im Bereich der Lendenwirbelsäule recht inflationär ohne allzu strenge Vorgaben eingesetzt. Aus diesem Grund kann man die Ergebnisse nur als zufriedenstellend bezeichnen. Gerade bei jungen Menschen sollte einem solchen Eingriff immer eine hochwertige Schmerztherapie vorangehen.

Kurt Klein (58), selbstständiger Kaufmann

»Für mich und meine Familie ist die Praxis von Dr. Marianowicz in München so etwas wie eine Hausarztpraxis geworden – und das, obwohl wir in Bonn leben. Vor zehn Jahren hatte ich bereits einen Bandscheibenvorfall des 5. Lendenwirbels, der damals aber minimalinvasiv recht gut und zügig behandelt werden konnte. Vor drei Jahren allerdings habe ich meiner Frau beim Umgestalten unseres Gartens geholfen, wollte ein ganzer Kerl sein – und habe einen schweren Bauerntrog aus Holz von A nach B getragen. Keine gute Idee, denn am nächsten Morgen konnte ich mich praktisch nicht mehr bewegen. Die Schmerzen im rechten Bein waren unerträglich. Ich habe dann sofort einen Flug nach München gebucht, musste auf einem Gangplatz bestehen, weil ich das Bein kaum mehr anwinkeln konnte. In der Praxis bekam ich dann erst einmal Schmerzspritzen, deren Wirkung ungefähr zwölf Stunden anhielt. Nach mehreren dieser Injektionen fühlte ich mich wieder fitter und flog nach Hause. Ein Fehler, denn die Schmerzen kamen wieder, diesmal fast noch heftiger als das erste Mal. Ich konnte nicht mehr schlafen und weder liegen noch sitzen oder laufen. Also wieder ein Flug gen München. Diesmal bekam ich Spritzen direkt in den Wirbelsäulenkanal. Die

Wirkung hielt etwas länger an, war aber nicht von Dauer. Ich erinnere mich noch daran, dass ich mir zusammen mit meinem Sohn einen neuen Porsche in Stuttgart abgeholt habe. Mit einer Riesendosis Ibuprofen bin ich damals übers Dach praktisch im Liegen in das Auto reingerutscht, weil ich vor Schmerzen gar nicht in der Lage war, normal einzusteigen. Inzwischen war dieser Schmerz zu meinem Begleiter rund um die Uhr geworden. Ich hatte wirklich 24 Stunden am Tag starke Schmerzen. Das hat mich so zermürbt, dass ich irgendwann zu Dr. Marianowicz gesagt habe: ›Ich lass mich jetzt operieren, schlimmer kann es nicht mehr werden.‹ Doch er hielt mich glücklicherweise zurück – und stellte mir sofort ein Bett in seiner Klinik Jägerwinkel am Tegernsee zur Verfügung. Dort bekam ich wieder Spritzen in den Wirbelsäulenkanal, zudem einen Schmerzkatheter und wurde neurologisch beobachtet. Als ich nach einer Woche nach Hause kam, waren meine Schmerzen allerdings nicht verschwunden. Fast tägliche Anrufe von Dr. Marianowicz hielten mich davon ab, mich doch unters Messer zu legen. Er bat mich immer wieder um Geduld, zwei Monate könne die akute Phase noch anhalten. Dann merkte ich eines Tages, wie der Schmerz wirklich weniger wurde. Das war dann irgendwie die Wende. Ich sagte mir: Komm, die sechs Wochen hältst du auch noch aus. Vielleicht auch unterstützt durch diese positive Einstellung spürte ich dann wirklich jeden Tag eine kleine Verbesserung. Nach insgesamt vier Monaten war ich völlig schmerzfrei. Das Ganze hält bis heute an. Ich gehe wieder joggen, mache sanfte Fitness und spiele ohne Probleme Golf. Nur, den ganzen Kerl beim Tragen, den werde ich so schnell nicht wieder rauskehren.«

Nachwort

*»Ein Krankenhaus ist kein besonders
guter Ort für kranke Menschen.«*

Patch Adams, US-Arzt,
politischer Aktivist und Profi-Clown

Ich hoffe sehr, dass dieser Spruch von Patch Adams niemals wahr wird. Und ich wünsche mir, mit meinem Buch dazu beizutragen, dass ein Krankenhaus ein Ort bleibt, an dem kranke Menschen gut aufgehoben sind – und an dem ihnen bestmöglich geholfen wird.

Denn wir haben ein Gesundheitssystem, das zu den besten auf der Welt gehört. Die Qualität der deutschen Medizin ist überall hoch angesehen. Das höre und erlebe ich auf meinen zahlreichen Vortragsreisen in anderen Ländern immer wieder. Dazu möchte ich gerne meinen Kollegen, Professor Dietrich Grönemeyer, zitieren, der sagt: »Wir müssen endlich anfangen, eine exzellente medizinische Versorgung der Bevölkerung als eine kulturelle Errungenschaft zu betrachten und aufhören, sie nur als lästigen Kostenfaktor zu sehen.«

Ich hoffe zudem, dass mein Buch dabei helfen kann, Rückenleidenden die Angst zu nehmen, ihre Probleme würden zwangsläufig in einer Operation oder sogar in lebenslangen Schmerzen mit eventueller Invalidität enden. Ich würde mich freuen, wenn ich Ihnen als Leserin oder Leser durch neues Wissen den Mut geben konnte, sich gegen überflüssige Operationen zu wehren. Und ich hoffe, dass ich in meinem Buch einen Weg aufzeigen konnte, wie Rückenprobleme sowohl bei jungen als auch bei älteren Menschen schonend, risikoarm und mit einem so minimal wie nötigen Aufwand gelöst werden können.

Außerdem ist es mein großer Wunsch, dass auch die Kostenträger wie Versicherungen diesen Weg, der das Gesundheitssystem ja nur entlasten kann, in Zukunft stärker unterstützen. Das kann nur im Sinne jedes Einzelnen, der gesamten Versichertengemeinschaft und damit der Volkswirtschaft sein. Es sollte unsere gemeinsame Aufgabe sein, unser an sich gutes Gesundheitssystem weiter zu verbessern. Und daran zu arbeiten, dass sich der Satz von Patch Adams niemals bewahrheitet.

Anhang

Auch wenn ein Gespräch für die Diagnostik unersetzlich ist, brauchen Arzt und Neurologe bestimmte Geräte, um ihre Verdachtsdiagnose seriös zu untermauern. Hier ein kurzer Überblick über die wichtigsten Verfahren:

EMG (Elektromyographie) Mit der Elektromyographie macht sich der Neurologe die Tatsache zunutze, dass jeder Muskel von einem bestimmten Spinalnerv versorgt wird und umgekehrt jede Nervenwurzel bestimmte Muskeln motorisch versorgt. Für ein Elektromyogramm (EMG) nimmt der Neurologe Nadeln, die eigentlich die Funktion von Antennen haben, und sticht sie in die Nerven. Wenn nun der Patient die Muskulatur gezielt aktiviert, können die Art und die Stärke der elektrischen Reaktionen gemessen werden. So kann der Arzt feststellen, ob der Nerv geschädigt ist und wie viele Impulse in der Muskulatur ankommen, ob er sich nach einer Schädigung bereits regeneriert hat oder auch, ob der Nerv gerade stirbt.

Röntgen Röntgenaufnahmen sind für die Diagnostik von Bandscheibenleiden ungeeignet. Röntgen hat seine Domäne bei Verletzungen der Knochen, bei Fehlstellungen oder bei Arthrose in den Gelenken.

CT (Computertomographie) Das Computertomogramm (CT) wird neben der Diagnostik vorwiegend für die interventionelle Schmerztherapie verwendet. Gerade im Bereich der Brust- und Halswirbelsäule ist die Methode hilfreich für die zusätzliche Darstellung von Weichteilen wie Lunge oder Gefäßen, was im C-Bogen (siehe nächste Seite) nicht möglich ist. Diagnostischer Schwerpunkt ist die Darstellung knöcherner Strukturen bei Einengungen, Verletzungen und Verschleißerscheinungen.

MRT (Magnetresonanztomographie) bzw. Kernspintomographie Ein Magnetresonanztomogramm (MRT) wird neben der Diagnostik mit den gleichen Indikationen wie das CT verwendet, allerdings mit neuartigen Nadeln, die wegen des starken Magnetfelds aus nicht metallischen Kohlenstofffasern hergestellt sind, da es sonst zu Fehldarstellungen auf den Bildern kommen kann. Diagnostischer Schwerpunkt ist die Darstellung von Weichteilen bei Bandscheibenerkrankungen, Knorpelverschleiß und Nerven. Im Gegensatz zum CT ist ein MRT ohne Strahlen. Bisher sind keine Nebenwirkungen bekannt.

C-Bogen Der C-Bogen wird in der Unfallchirurgie zur Kontrolle von Knochenoperationen verwendet. Wir benutzen ihn zur zielgenauen Einbringung von Medikamenten, Kathetern, Spreizern oder Laserfasern an eine bestimmte Stelle. Zusätzlich werden dabei Kontrastmittel verwendet, um den genauen Fluss der Medikamente kontrollieren zu können.

Wenn Sie eine ganz exotische Krankheit haben … Zu den häufigsten Krankheitsbildern gehören Bandscheibenvorfälle und knöcherne Veränderungen der Wirbelsäule. Tumore kommen hingegen in diesem Bereich glücklicherweise nur sehr selten vor. Es gibt tatsächlich Ärzte, die unbedingt auch einmal eine sehr »exotische« Krankheit diagnostizieren wollen. Vielleicht passen Ihre Beschwerden dann sogar zufällig halbwegs ins Krankheitsbild einer solchen seltenen Erkrankung – und schon sind Sie Vorzeigepatient dafür. Holen Sie im Zweifelsfall eine zweite Meinung ein. Und beherzigen Sie den Satz meines früheren Chefs: »Was häufig ist, ist häufig.« Oder wie die Amerikaner sagen: »Think simple.«

Mit dem folgenden Test können Sie sich Klarheit über den Zustand Ihres Rückens verschaffen. Beantworten Sie die folgenden Fragen jeweils mit Ja oder Nein.

	Ja	Nein
Ich hatte schon einmal stärkere Rückenschmerzen	☐	☐
Ich hatte schon einen Bandscheibenvorfall	☐	☐
Ich leide an einer Erkrankung oder Veränderung der Wirbelsäule	☐	☐
In meiner Familie treten Rückenschmerzen oder Wirbelsäulenerkrankungen häufiger auf	☐	☐
Ich leide unter anderen chronischen Schmerzen, wie beispielsweise Migräne	☐	☐
Ich mache keinen regelmäßigen Sport	☐	☐
Ich bin auch sonst wenig aktiv, bewege mich meistens mit dem Auto, gehe wenig spazieren	☐	☐
Meine Rücken- und Bauchmuskulatur ist eher schwach ...	☐	☐
Ich habe deutliches Übergewicht, mein BMI (Seite 188f.) liegt weit über 25	☐	☐
Ich rauche regelmäßig	☐	☐
Ich ernähre mich wenig ausgewogen, d.h. Obst und Gemüse stehen nicht so oft auf meinem Speiseplan	☐	☐
Ich habe Arthrose in den Hüft- oder Kniegelenken........	☐	☐
In meinem Beruf sitze ich sehr viel	☐	☐
In meinem Beruf muss ich häufig schwer heben oder in unangenehmer Haltung arbeiten	☐	☐
Die Arbeit »frisst« mich auf, ich habe zu wenig Freizeit	☐	☐
Mein Job bestimmt über mich und nicht umgekehrt	☐	☐
In meinem Job fühle ich mich eher unwohl	☐	☐

Ich fühle mich oft scheinbar grundlos traurig oder
niedergeschlagen und habe wenig Antrieb . . . . ☐   ☐

Ich habe im Privatleben wenig Unterstützung, muss
Probleme meist mit mir alleine ausmachen . . . . ☐   ☐

Ich habe in der letzten Zeit belastende Ereignisse
(Scheidung, Verlust des Arbeitsplatzes, großer Umzug,
Tod eines nahen Verwandten) durchleben müssen . . . . ☐   ☐

Auswertung

1 bis 3 Antworten mit Ja: Glückwunsch, momentan müssen Sie sich
keine allzu großen Gedanken um Ihren Rücken machen. Beobachten
Sie aber Veränderungen genau. Falls Ihr Knackpunkt wie bei so vielen
Menschen die mangelnde Bewegung sein sollte: Planen Sie öfter Spaziergänge, Radtouren, eine Runde Schwimmen in Ihren Alltag ein,
lassen Sie Rolltreppen und Lifte links liegen.

4 bis 10 Antworten mit Ja: Bei Ihnen gibt es einige Faktoren, die zu
chronischen Rückenbeschwerden führen können. Versuchen Sie, dem
Ganzen so gut es geht vorzubeugen: mit gesünderer Ernährung und
vor allem durch Stärkung der Rücken- und Bauchmuskulatur. Spezielle Übungen dafür finden Sie auf Seite 162ff., in seriösen Fitnessstudios und bei Physiotherapeuten.

11 bis 15 Antworten mit Ja: Bei Ihnen kommt eine Menge Belastendes
für den Rücken zusammen. Neben einer Linderung der bereits vorhandenen Beschwerden braucht eventuell auch Ihre Psyche Entlastung. Denken Sie über Entspannungsmethoden nach und suchen Sie
ruhig einmal einen Orthopäden auf.

16 bis 20 Antworten mit Ja: Ihr Rücken ruft geradezu nach mehr Aufmerksamkeit. Sie sollten dringend ein Programm in Angriff nehmen,
das Ihren Rücken sowohl körperlich als auch mental stärker macht.
Lesen Sie dieses Buch in Ruhe durch, versuchen Sie die eine oder andere Entspannungsübung, besuchen Sie einen Rückenschulkurs, fragen Sie einen Rückenexperten um Rat und denken Sie eventuell über
eine psychologische Unterstützung nach.

	Foramenstenose HWS	Bandscheiben- vorfall HWS	Impingement Schulter*
Schmerz bei Schulterbewegung	nein	nein	ja
Nacken-/Hinter- kopfschmerz	nein	nein	ja
Schmerz in Arm/ Schulter	ja	ja	nein
Ruhe/Schlafen	besser	besser	schlechter
Bewegung/Tag	schlechter	schlechter	besser
Armheben über Kopf	besser	besser	schlechter
Armbeugen	schlecht	schlecht	gut
Kopf vorbeugen	besser	besser	schlechter
Kopf rückbeugen	schlechter	schlechter	besser
Kribbeln/ Ameisenlaufen/ Hand/Finger	ja	ja	nein

* Nackenschmerzen, die vom Schultergelenk herrühren

	Bandscheiben-vorfall LWS	Spondylarthrose (Facettensyndrom)	Foramenstenose	Spinalstenose	Hüftgelenks-arthrose
Sitzen	eher schlecht	gut	gut	gut	gut
Langes Stehen	eher schlecht	gut	eher schlecht	eher schlecht	gut
Gehen	gut	gut	schlecht	eingeschränkte Gehstrecke	eingeschränkte Gehstrecke
Liegen	seitlich mit angezogenen Beinen	gut	eher gut	gut	gut
Aufstehen/Steifigkeit, »Anlaufschmerz«	häufig	häufig	häufig	selten	fast immer
Schmerzverstärkung beim Husten/Niesen/Pressen	häufig	nein	nein	nein	nein
Schmerzausstrahlung in Hüfte/Bein	häufig bis Wade	möglich	häufig bis Wade	häufig bis Gesäß	häufig bis Knie
Schmerzen beim Durchbewegen von Hüfte/Schulter	nein	nein	nein	nein	ja
Schwäche/Gefühlsstörungen (»Kribbeln«, »Ameisenlaufen«)	häufig	nein	häufig	möglich	nein
Besserung beim Vorneigen des Kopfes/Oberkörpers	nein	nein	nein	fast immer	nein
Rückneigen Oberkörper	besser	unverändert	schlechter	schlechter	unverändert
Vorneigen Oberkörper	schlechter	unverändert	besser	fast immer besser	unverändert

World Institute of Pain
Sektion Deutschland und
Osteuropa
Augustenstraße 106
80798 München
Tel.: 089-41353506
www.worldinstituteofpain.org

Deutsche Schmerzhilfe e.V.
Sietwende 20
21720 Grünendeich
Tel.: 04142-810434
Fax: 04142-810435
geschäftsstelle@schmerzhilfe.org

Deutsche Schmerzliga e.V.
Adenauerallee 18
61440 Oberursel
Tel.: 0700-375375375
Fax: 0700-37537538
info@schmerzliga.de
www.schmerzliga.de

Deutsche Gesellschaft zum
Studium des Schmerzes e.V.
(DGSS)
DGSS-Geschäftsstelle
Obere Rheingasse 3
56154 Boppard
Tel.: 06742-8001-21
Fax: 06742-8001-22
info@dgss.org
www.dgss.org

Deutsche Gesellschaft
für Orthopädie und
Orthopädische Chirurgie e.V.
Geschäftsstelle DGOOC
Langenbeick-Virchow Haus
Luisenstraße 58/59
10117 Berlin
Tel.: 030-84712131
Fax: 030-84712132
info@dgooc.de

Aktion Gesunder Rücken e.V.
Postfach 103
27443 Selsingen
Tel.: 04284-9269990
Fax: 04284-9269991
info@agr-ev.de
www.agr-ev.de

Bundesverband Skoliose
Selbsthilfe e.V.
Mühlweg 12
74838 Limbach
Tel.: 0177-73233344
Fax: 06287-4792
admin@bundesverband-skoliose.de
www.bundesverband-skoliose.de

Aktion Rückenwirbel e.V.
Roswitha Ram-Devrient
Geschäftsstelle: 83703 Gmund
Tel.: 08022-82556
Fax: 08022-85253
info@aktion-rueckenwirbel.de
www.aktion-rueckenwirbel.de

»Durchdacht und fesselnd ... Sie werden kaum eine bessere Darstellung darüber finden, wo genau Ihre Nahrung herkommt.«

(New York Times Book Review)

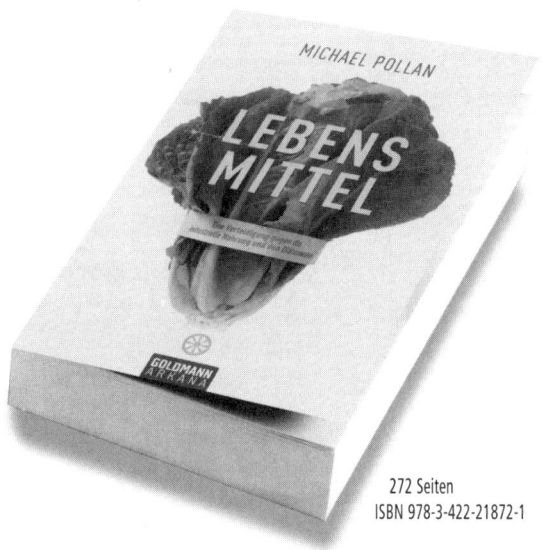

272 Seiten
ISBN 978-3-422-21872-1

Pollan reduziert seine Ernährungstipps auf den Satz: »Esst Nahrung, nicht zu viel und überwiegend Pflanzen« und plädiert im Übrigen dafür, das Essen dem gesunden Menschenverstand zu überlassen. Ein vergnüglicher Antiratgeber, der uns endlich die Lust am Essen zurückgibt.

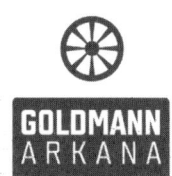

Überall, wo es Bücher gibt, und **GOLDMANN ARKANA** unter www.arkana-verlag.de